2024

합격 선배들의 맥 one pick!

퍼시픽 작업치료사 국시대비 개념서

OCCUPATIONAL THERAPY

신경계작업치료

1

V·O·L·U·M·E

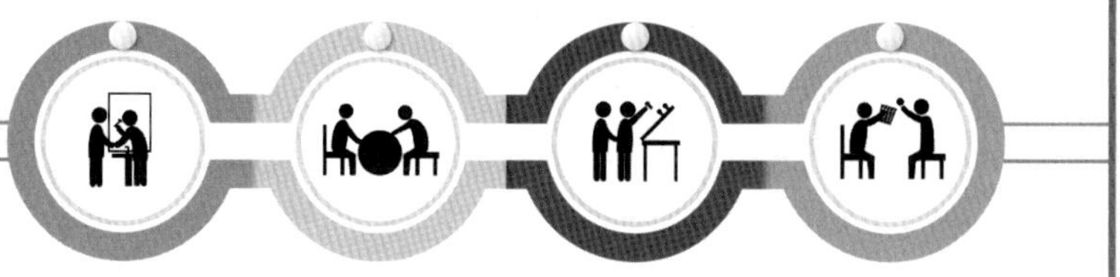

Pacific Books

작업치료사 국가시험
시험시간표 및 합격기준

시험과목

시험종별	시험 과목 수	문제수	배점	총점	문제형식
필기	3	190	1점/1문제	190점	객관식 5지선다형
실기	1	50	1점/1문제	50점	객관식 5지선다형

시험시간표

구분	시험과목(문제수)	교시별 문제수	시험형식	입장시간	시험시간
1교시	1. 작업치료학 기초 (70) 2. 의료관계법규 (20)	90	객관식	~08:30	09:00~10:10 (70분)
2교시	1. 작업치료학 (100)	100	객관식	~10:30	10:40~12:20 (100분)
3교시	1. 실기시험 (50)	50	객관식	~12:40	12:50~13:55 (65분)

* 의료관계법규 : 「의료법」, 「의료기사 등에 관한 법률」, 「장애인복지법」, 「정신건강증진 및 정신질환자 복지서비스 지원에 관한 법률」, 「노인복지법」과 그 시행령 및 시행규칙

합격기준

- 필기시험에 있어서는 매 과목 만점의 40퍼센트 이상, 전과목 총점의 60퍼센트 이상 득점한 자를 합격자로 하고, 실기 시험에 있어서는 만점의 60퍼센트 이상 득점한자를 합격자로 합니다.
- 응시자격이 없는 것으로 확인된 경우에는 합격자 발표 이후에도 합격을 취소합니다.

머·리·말

작업치료 분야는 그 어떤 영역보다 광범위하고 다차원적인 분야이다. 의학, 심리학, 사회학 등 인간 관련 다영역적 학문으로 매우 다양하고 복합적 성격을 지닌 학문이다. 국내 작업치료 역사는 한국전쟁을 시작으로 이미 반세기가 지났으며, 매우 다양한 분야로 진출하고 있다. 반면, 국내 작업치료의 교육 현실은 예전보다 많이 발전하였으나 전공 교육과정에 필요한 교재는 여전히 부족한 상태이며, 이로 인해 국가시험을 준비해야 하는 재학생들에게 큰 부담이 되고 있다. 이에 본 교재는 부족한 교육과정을 보충하고 중요한 내용들을 요약정리하므로 보다 쉽게 작업치료사 국가고시를 준비할 수 있도록 구성하였다.

최근 국가시험은 보다 전문적이고, 과학적이며, 다양한 문제들이 출제되는 경향을 보이고 있다. 과거 출간된 서적들 대부분이 암기형 문제 풀이식으로 구성되어 있어 국가시험을 준비하는 학생들에게 큰 도움을 주지 못했던 반면, 본 서적은 다양한 분야의 실기형·사례형 문제들을 탑재하는 동시에 풍부한 해설을 통해 체계적이고, 논리적 학습이 가능하도록 편집하였다.

본 교재는 학생들의 이해도를 높이기 위해 구체적이고, 보다 체계적인 해설과 매뉴얼을 제공하고 있으며, 실전 문제와 같은 문제들을 통해 국시 및 임상대비 능력을 극대화하고자 하였다. 국시에 필요한 전공과목의 체계적인 정리는 학생들 스스로 학습이 가능하도록 하였으며, 출제 비중이 높은 이론과 실기, 그에 따른 해설을 통해 학생들의 학습효과를 극대화하여 국가시험에 대한 자신감을 높여주고자 한다.

작업치료사 국가시험을 준비하는 모든 학생들에게 등대와 같은 교재가 되기를 희망하며…

2024년 4월

작업치료 국시연구회

CONTENTS

CONTENTS

OCCUPATIONAL THERAPY

1

C·H·A·P·T·E·R

감각운동접근법 (Sensorimotor approaches)

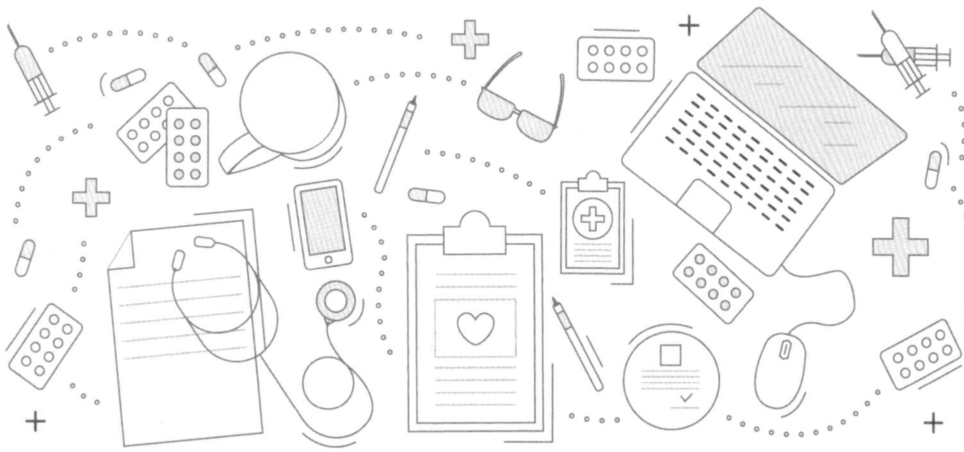

꼭! 알고 넘어가기!!

- 중추신경계 작업치료에 사용되는 접근법들을 정의할 수 있어야 한다.
- 뇌졸중 환자에게 적용되는 일반적 접근법들을 이해해야 한다.
- 대표적인 신경계 작업치료의 접근법들의 개념을 이해해야 한다.
- 중추신경계 손상 질환과 관련된 운동, 인지, 지각 요소를 잘 이해해야 한다.

1.1 NDT(Neurodevelopmental(Bobath) treatment)

1. 개념

초기 개념	• '촉진법(facilitation)과 핸들링(handling)'을 통해 비정상적 반사활동들을 억제하며, 정상 동작들을 재학습하는 것이 기본 개념
현재 개념	• 중추신경계(CNS) 손상으로 인한 근 긴장도의 변화, 비정상적 움직임, 기능장애 등을 가진 개인을 평가하고 치료하는 접근법 • 치료 목표 : 촉진(facilitation)을 통한 자세조절 및 선택적(selective) 움직임의 향상을 통해 기능을 최적화하는 것

2. 기초 이론(Theoretical base)

관련 이론	• 정상발달(normal development), 신경생리(neurophysiology)
5가지 가정 (assumption)	• 정상발달은 운동발달 지표를 구성하는 기본적 기술(skill)에 의해 결정되기 때문에 정상 운동발달의 지표를 따르는 것은 올바른 치료의 초점(focus)이 아니다. • 비정상적 근 긴장에 정상적 움직임을 제공할 수 없다. • 보다 상위의 뇌 손상은 'release phenomenon'을 생산한다. • 정상적 움직임이란 '정상적 움직임의 경험'에 의해 학습된다. • 뇌는 가소성(plastic)이 있으며, 또한 현저한 회복 능력을 가진다.
일반적 목표 (general goals)	• 억제 테크닉(inhibition techniques)을 사용해 상위 운동신경(upper motor neuron lesion)의 증상들을 감소시킨다. • 촉진 테크닉(facilitation techniques)을 통해 손상된 쪽을 사용하므로 신체 양측의 협응능력을 증진시킨다(정상 패턴을 이용함). • 보상적 적응도구(compensation adaptive equipment)의 사용은 줄이며, 손상된 쪽의 기능적 사용은 증진시킨다.

1) 기능과 장애 연속체(function-dysfunction continua)

기능(function)	〈3가지 개념의 상호작용〉 ① 축 조절(axial control) • 자세 조절(postural adjustment)은 모든 사지의 움직임과 같이 발생됨 ② 자동 반응(automatic reaction) • 정위반응(righting reaction)과 평형반응의 조합으로 발생됨 • 넘어지는 것에 대한 두려움 없이 난이도 높은 움직임을 만들 수 있게 됨 • 문제 발생 시에는 일정한 자세로 안정성 유지를 보임 ③ 사지 조절(limb control) • 먼쪽 기능을 위해 어깨 및 골반의 몸쪽 구조가 중요한 역할을 함 • 소운동(fine motor) 기능이 향상됨 • 몸쪽 안정성(proximal stability)을 바탕으로 먼쪽의 움직임(distal movement)이 가능하게 됨
장애(dysfunction)	• 기능적 활동에 비정상적 움직임이 나타남 • 내용 – 비정상적 긴장도(abnormal tone) – 자세조절의 상실(loss of postural control) – 비정상적 협응력(abnormal coordination) – 비정상적 기능 수행(abnormal functional performance)

3. 편마비 환자의 전형적 문제들(Typical problems)

1) 운동 문제들(motor problems)

자세조절 (postural control)	• 편마비 환자의 운동에서 가장 큰 문제점은 수의적 움직임(voluntary movement)에 영향을 미치는 자세조절(postural control)의 문제임
근 긴장(tone)의 변화	• 이완(flaccidity)은 뇌졸중(CVA) 초기의 대표적 증상이 됨 • 혼합된 긴장(mixed tone)이 이완기 이후에 나타남 – 이완과 경직(spasticity)이 혼합된 형태로 나타남
경직	• 뇌졸중 이후 운동을 방해하는 가장 일반적인 요소가 됨 • 비정상적인 감각되먹임(sensory feedback)을 제공함 • 길항근(antagonist muscle)을 약화시킴 • '통증의 증가 → 통증은 두려움을 증가시킴 → 두려움은 경직을 증가시킴' 악순환의 고리가 반복됨 • 감정, 온도, 신체적 노력, 수행 등이 영향을 미칠 수 있음

(1) 편마비 환자의 전형적인 자세

상지(U/E)	• 어깨뼈 : 내림(depression), 퇴거(retraction) • 어깨관절 : 모음(adduction), 안쪽돌림(internal rotation) • 팔꿉관절 : 굽힘(flexion) • 아래팔 : 엎침(pronation) • 손목 : 굽힘(flexion), 자뼈 편위(ulnar deviation) • 손가락 : 굽힘(flexion)	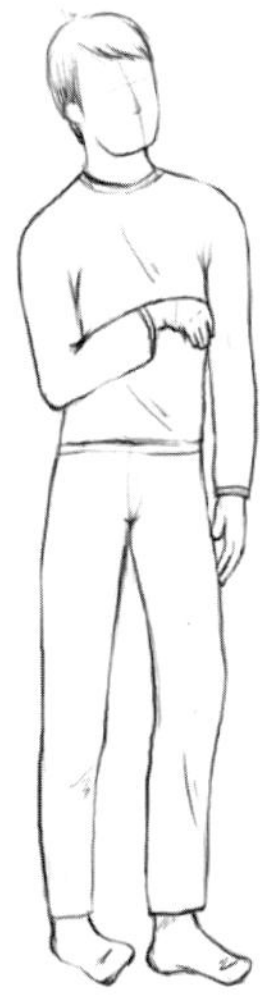 그림 1-1 전형적인 자세
하지(L/E)	• 골반 : 후방 올림(posterior elevation), 퇴거(retraction) • 엉덩관절 : 안쪽돌림(internal rotation), 모음(adduction), 폄(extension) • 무릎관절 : 폄(extension) • 발목 : 발바닥쪽 굽힘(plantar flexion), 뒤침(supination), 내번(inversion) • 발가락 : 굽힘(flexion)	

2) 부가적인 문제들(additional problems)

체중지지(weight bearing)의 회피	• 전반적으로 손상된 쪽으로의 체중지지를 피하게 됨 • 넘어짐에 대한 두려움으로 체중지지를 피하게 됨 − 근력상실, 감각상실 등으로 체중지지의 두려움을 가지게 됨
두려움(fear)의 발생	• 감각상실, 균형감 손실, 방어적 폄(protective extension)의 결핍 등이 원인이 됨
기타	• 감각상실(sensory loss) • 무시(neglect)

4. 치료 방법

1) 근 긴장 정상화 기술들(techniques)

손상된 쪽으로 (affected side) 체중지지하기	• 근 긴장을 조절(regulate)하며, 정상범위로 근 긴장을 유도할 수 있는 가장 효과적인 방법이 됨 • 저긴장(low tone)을 지닌 환자의 경우 − 긴장을 촉진시킴 • 고긴장(high tone)을 지닌 환자의 경우 − 긴장을 억제함

<table>
<tr>
<td>손상된 쪽으로
(affected side)
체중지지하기</td>
<td>
• 고유수용성(proprioceptive) 감각의 입력을 제공함
– 측면에 대한 인식(awareness)을 제공하므로 편측 무시(neglect)를 감소시킴
– 회복의 매 단계에서 긍정적인 효과를 제공할 수 있음
• 체중지지의 사례
– 침대에서 손상된 쪽으로 눕기(side lying position)
– 보행 훈련 시 입각기(stance phase) 시기에 체중지지하기
• 상지(U/E)에 체중지지하기
<table>
<tr><td>어깨뼈의 자세</td><td>• 전방돌출(forward protraction), 올림(elevation), 상방돌림(upward rotation)</td></tr>
<tr><td>방법</td><td>• 전어깨뼈의 자세를 만든 후 환자의 손이 매트(또는 긴 의자)에 올려짐
• 손목의 과도한 폄을 예방하기 위해 엉덩관절(hip)에서 조금 떨어진 곳에 손을 위치시킴(위팔뼈는 바깥돌림 되며, 팔꿈치는 폄을 유지함)
• 환자의 팔꿈치가 무너지지 않도록 적절히 보조해주어야 함(그림 1–2)
• 손에 통증이 있거나 부종이 있는 경우에 이 테크닉을 사용할 수 없음</td></tr>
</table>
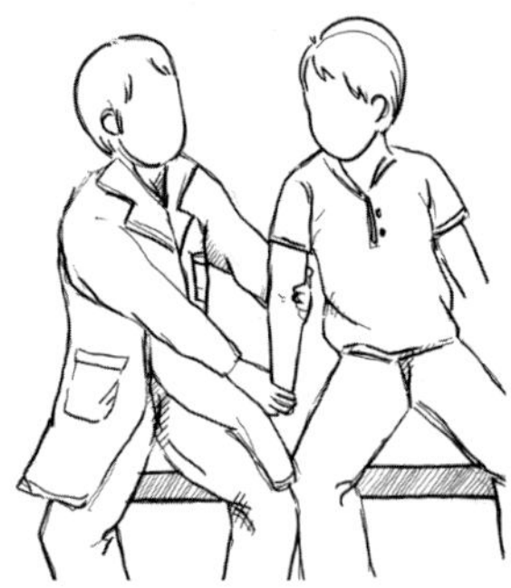
그림 1–2 손상된 쪽에 체중지지하기
</td>
</tr>
<tr>
<td>몸통 돌림
(trunk rotation)
만들기</td>
<td>
• 상지와 하지를 분리(dissociation)시키는 효과가 있음
• 근 긴장 조절과 정상적 움직임을 촉진함
• 편마비 환자는 나무토막과 같은 움직임(block like pattern)이 나타남
– ‘팔이음뼈(shoulder girdle)’와 ‘다리이음뼈(pelvic girdle)’의 분리가 거의 일어나지 않음
– 치료사는 정상적 움직임을 촉진시키기 위해 몸통 돌림이 일어나는 활동들을 준비함
• 앉은 자세와 직립 자세 모두에서 돌림을 촉진할 수 있음
– 치료사는 작업(task)의 높이를 다양하게 제공할 수 있음
<table>
<tr><td>효과</td><td>• 돌림(rotation)을 위한 움직임의 요소들을 통합하게 만듦
• '팔이음뼈(shoulder girdle)'와 '다리이음뼈(pelvic girdle)'의 유동성을 증가시킴
• 체중 이동을 증가시킴
• 손상된 쪽의 감각입력을 촉진함
• 손상된 쪽의 지각(awareness)을 증진시킴
• 시야(visual field) 결손에 대한 보상훈련이 됨</td></tr>
</table>
</td>
</tr>
</table>

몸통 돌림 (trunk rotation) 만들기	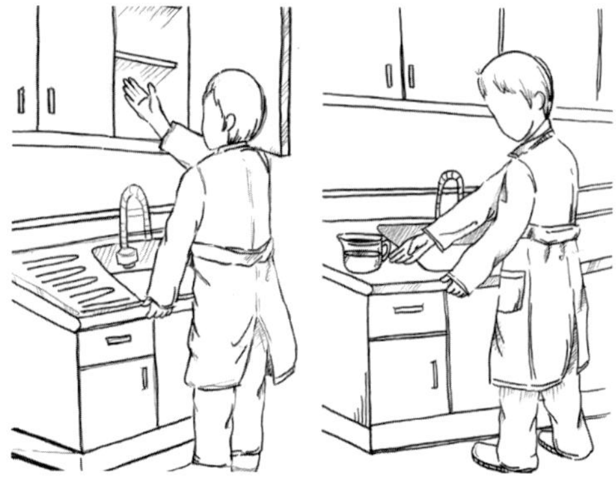 **그림 1-3 측면에서 측면으로의 몸통 돌림**(높은 곳, 카운터 높이) 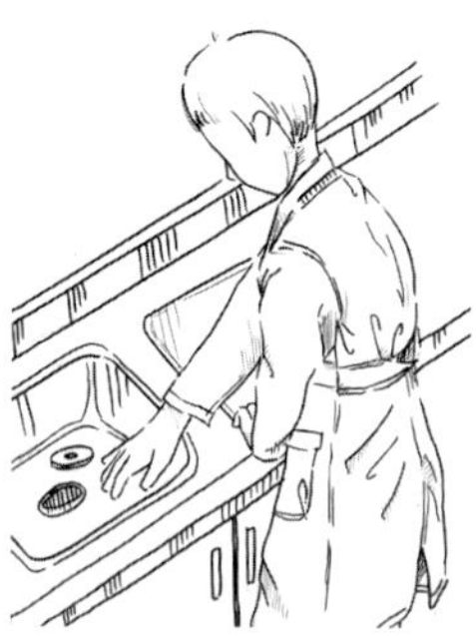 **그림 1-4 몸통 돌림**(낮은 곳으로) 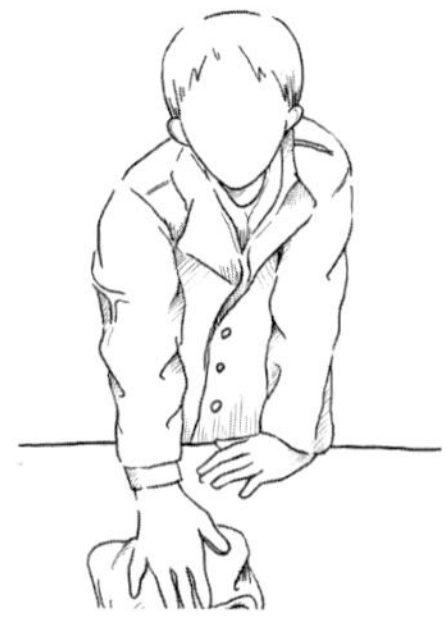 **그림 1-5 마비된 쪽으로 체중지지**
어깨뼈 돌출 (scapular protraction) 시키기	• 상지에 굽힘 시너지(flexor synergy)를 지닌 환자에게 유익한 동작이 됨 • 치료사는 환자의 어깨뼈를 앞쪽으로 돌출(protraction)시킴 • 어깨뼈가 전방으로 돌출된 후 제자리로 돌아가기 전 돌출 자세를 몇 초간 유지해야 함
전방 골반자세 취하기 (positioning pelvic forward)	• 골반의 중립은 편마비 환자의 올바른 앉기 자세가 됨 • 휠체어에 앉은 환자가 미끄러져 후방 골반자세(posterior tilting)를 취할 경우의 문제점 – 비정상적인 자세(후방 골반자세)가 됨 – 엉덩관절의 폄이 증가됨 → 종종 하지(L/E)의 폄 시너지(extension synergy)가 발생됨 – 흉추 부위(thoracic region)가 둥글게 됨 → 'Kyphosis'가 발생함 – 삼킴(swallow)에도 부정적인 영향을 미침 – 정상적인 신체정렬(alignment)을 방해함 – 상지(U/E)의 굽힘 시너지(flexor synergy)를 유발시킴

<table>
<tr>
<td>전방 골반자세 취하기
(positioning pelvic forward)</td>
<td><table><tr><td>효과</td><td>• 하지(L/E)의 폄 시너지(extension synergy)를 억제할 수 있음
• 양측 하지에 균등한 체중지지를 촉진함
• 양측 어깨뼈의 전방돌출(protraction)을 통해 중력에 대한 저항을 유도함
• 앉은 자세에서 앞쪽으로 넘어지려는 경향을 지닌 환자의 목을 폄(extension)시킬 수 있음
• 앞으로 나아가기(coming forward)를 두려워하는 환자의 공포를 감소시킬 수 있음</td></tr></table></td>
</tr>
<tr>
<td>느리고 조절된 움직임 촉진하기
(facilitation of slow, controlled movement)</td>
<td>• 높은 근 긴장도를 지닌 환자에게는 유익함
• 빠른 움직임을 만들려는 환자에게 느린 움직임을 제공하는 것이 유익함
• 빠른 움직임의 결과
– 근 긴장을 증가시킴
– 결과적으로 상지의 굽힘 시너지(flexor synergy)를 유발시킴
• 정상 수준의 근 긴장을 만들기 위해 가장 효과적인 방법이 됨
– 치료사는 보다 느리고 조절된 움직임을 환자에게 교육시켜야 함
– 환자의 반응에 맞춰 적절한 되먹임(feedback)을 제공해야 함</td>
</tr>
<tr>
<td>적절한 자세 취하기
(proper positioning)</td>
<td>• 회복기 동안보다 정상적인 움직임을 촉진하게 됨
• 급성기(acute stage)에 매우 중요하지만 매 단계에도 중요한 내용이 됨
<table><tr><th>피해야 할 자세</th><th>좋은 자세</th></tr><tr><td>• 과도한 후방골반자세(posterior pelvic tilt)
• 하지(L/E)의 바깥돌림(external rotation)
• 몸통과 머리의 비대칭(asymmetry)
• 어깨뼈의 후퇴(retraction)</td><td>• 발 : 바닥과 수평(flat)이 됨
• 엉덩관절 : 90° 가까운 굽힘 자세
• 무릎과 발목 : 90° 미만의 굽힘 자세
• 몸통 : 폄(흉수 부위의 굽힘을 억제) 자세
• 머리 : 정중선(midline)에 위치함
• 체중지지 : 양 하지에 균등하게 제공함</td></tr></table></td>
</tr>
<tr>
<td>상지를 활동에 통합시키기
(incorporating the upper extremity into activity)</td>
<td>• 3가지 방법
– 체중지지(weight bearing)
– 양측 활동(bilateral activity)
– 가이딩(guiding)
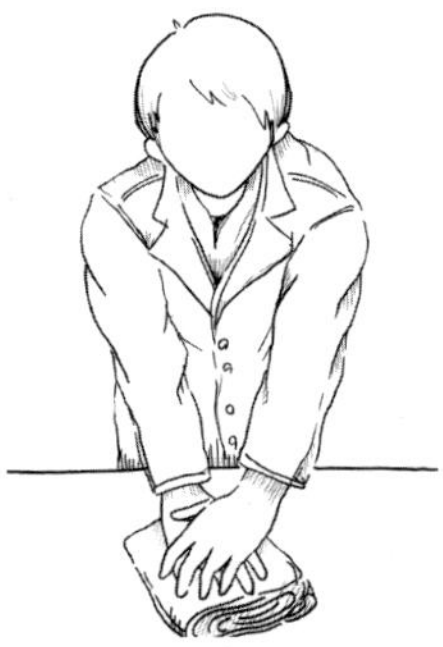
그림 1-6 기능적 활동 시 양손의 사용
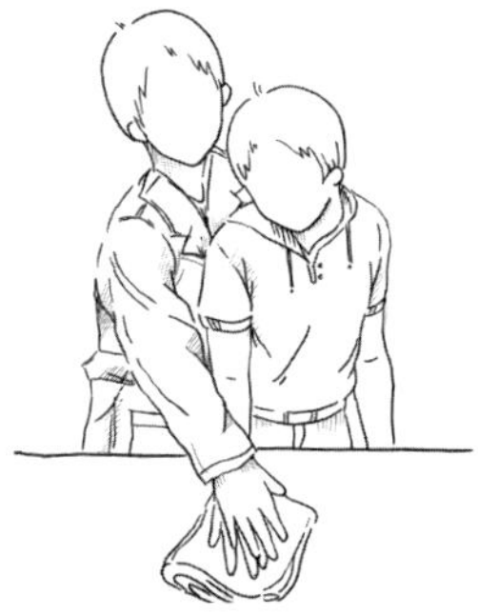
그림 1-7 상지 유도(guiding) 테크닉</td>
</tr>
</table>

<table>
<tr>
<td>상지를 활동에 통합시키기
(incorporating the upper extremity into activity)</td>
<td>• 두 손 합쳐 잡기(clasped together)의 7가지 목적
– 환측의 지각(awareness)을 증진시키기 위해
– 환측에 감각입력을 증진시키기 위해
– 환측을 시야(visual field) 내로 가져오기 위해
– 환측 팔의 목적 있는 움직임을 만들기 위해
– 굽힘 시너지를 억제하기 위해
– 엄지 및 손가락들의 벌림을 발달시키기 위해
– 도움 없이 수행 가능한 반사억제(reflex-inhibition) 패턴을 교육하기 위해</td>
</tr>
</table>

2) 뇌졸중 후 단계별 NDT

<table>
<tr>
<td>1단계 : 손과 팔의 기능이 없음</td>
<td>• 이동
– 의자에서 일어날 때 깍지를 끼고 몸을 앞으로 기울이며 일어남
• 상지 관리
– 공과 같은 부드러운 물체를 손에 넣어 두어 굽힘근 긴장으로 인한 쥐기를 막아줌
– 어깨 탈구를 예방함
→ 휠체어 랩보드(lapboard) 위에 손을 올려놓음
→ 건측(sound side)으로 환측의 팔을 감싸주므로 어깨의 탈구를 예방함
– 부종을 예방함
– 지각이 낮은 팔을 보호해야 함
– 적절한 자세를 취해야 함
• 치료 활동
– 양손을 이용한 양측 활동을 수행함
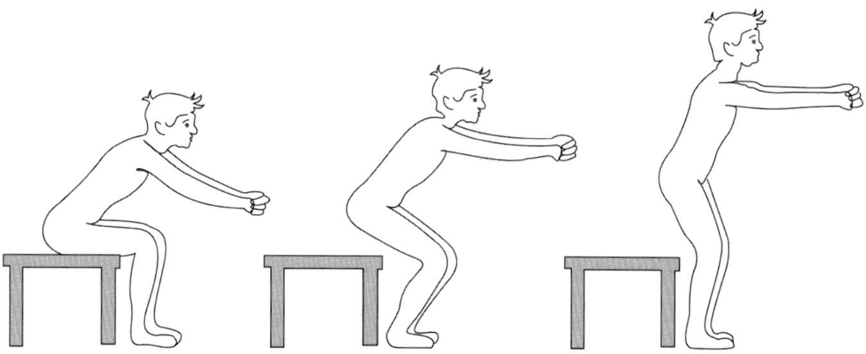
그림 1-8 대칭적인(symmetrical) 앉기 및 서기
자신의 손으로 깍지를 끼고 활동하므로 경직(spasticity)을 억제하고 있음</td>
</tr>
</table>

1단계 : 손과 팔의 기능이 없음	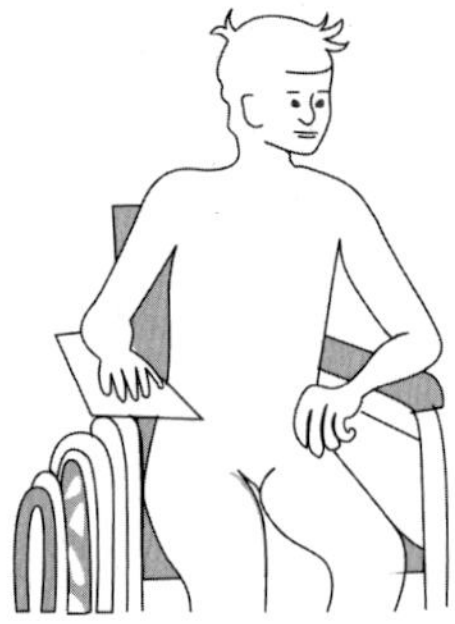 **그림 1-9** 확장된 팔걸이(armrest) 위에 팔을 올려놓았지만 팔은 시야밖에 위치함 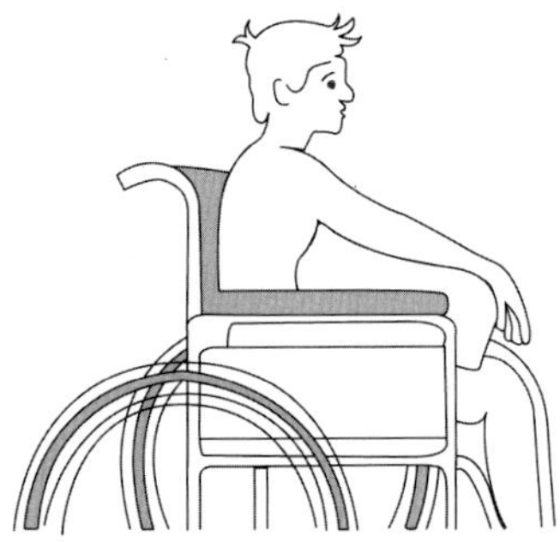 **그림 1-10** 올바르지 못한 팔의 자세(unsuitable positioning) 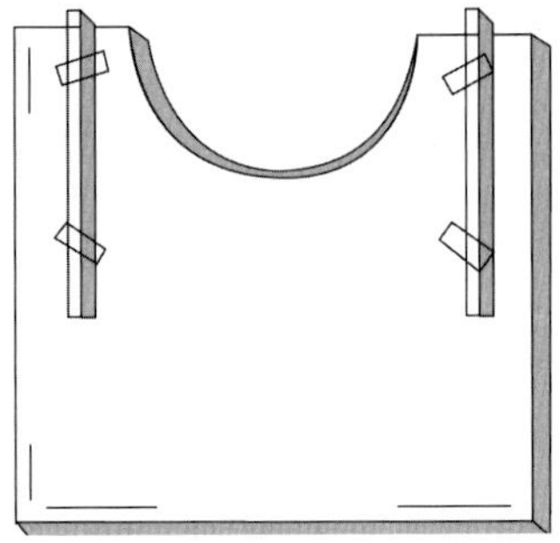 **그림 1-11** 바닥에서 본 휠체어 판(wheelchair table) 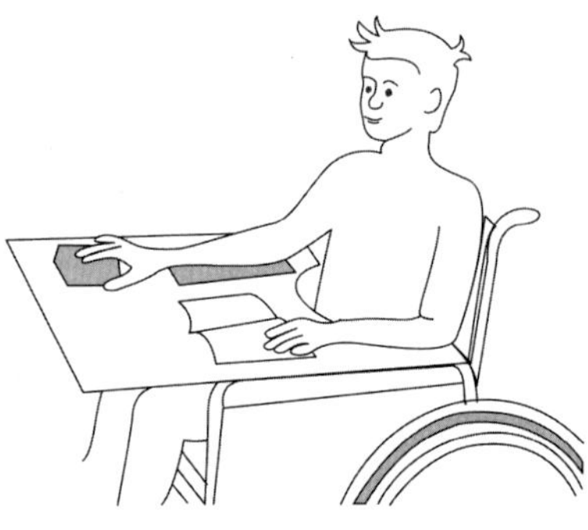 **그림 1-12** 휠체어 판(wheelchair table)의 용도

1단계 : 손과 팔의 기능이 없음

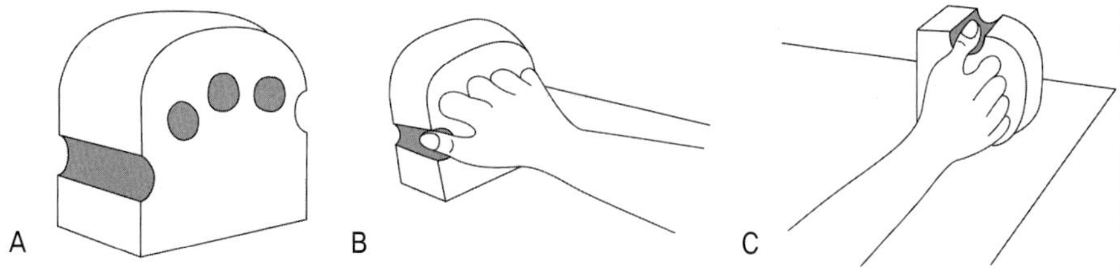

그림 1-13 A. 손가락 벌림을 만드는 폼(foam) B. 손가락 벌림 틀을 이용한 손의 자세 C. 손가락 벌림과 약간의 뒤침(supination) 자세를 하고 있는 상지

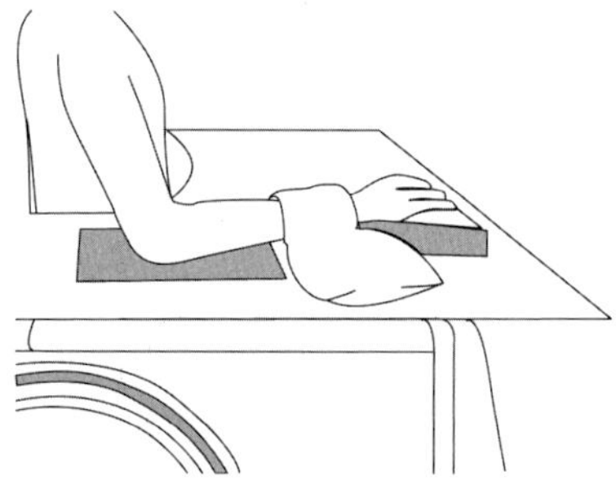

그림 1-14 모래주머니를 이용한 상지의 자세

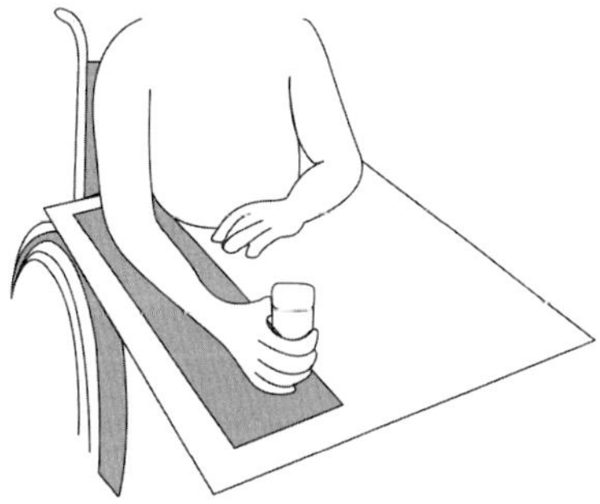

그림 1-15 엎침(pronation)을 막아주는 상지의 자세

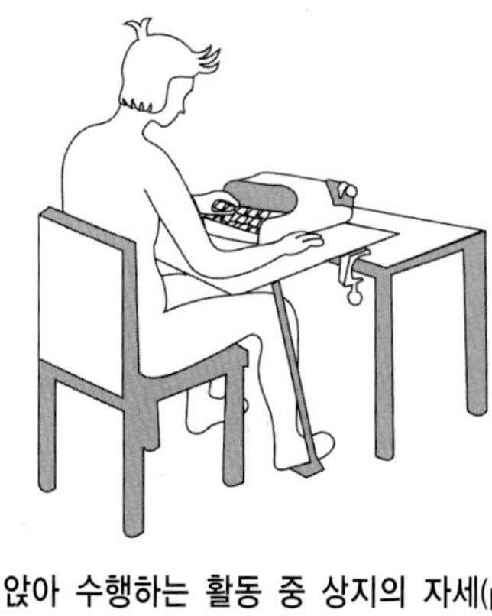

그림 1-16 테이블 가장자리에 앉아 수행하는 활동 중 상지의 자세(positioning) : 한손으로 타이핑하기

1단계 : 손과 팔의 기능이 없음

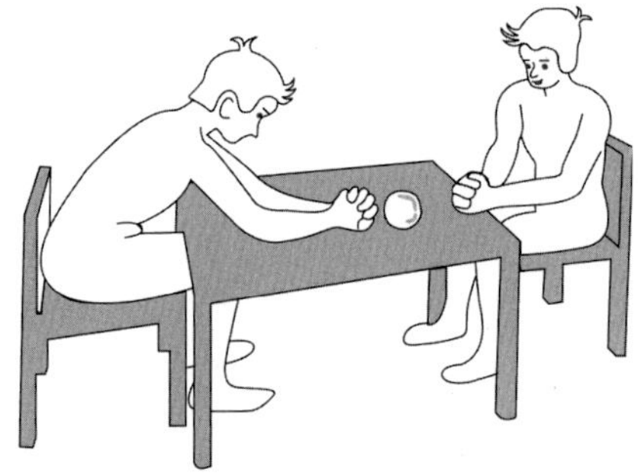

그림 1-17 양손으로 공굴리기

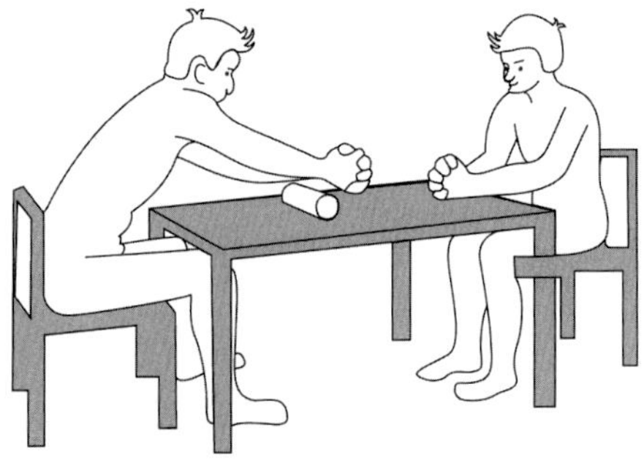

그림 1-18 양손으로 밀대(rod) 굴리기

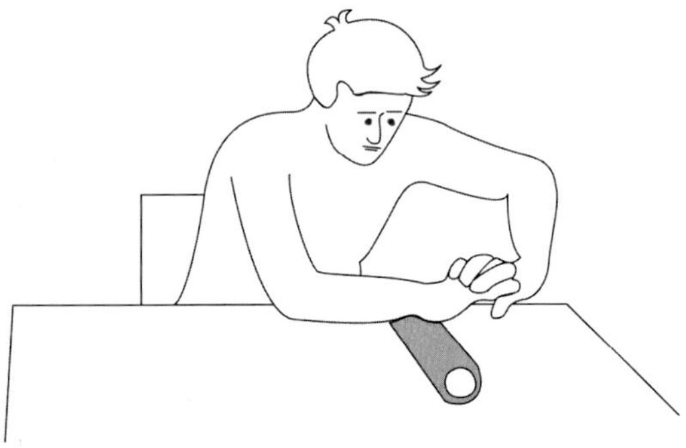

그림 1-19 양손을 이용한 측면 방향으로 밀대(rod) 굴리기

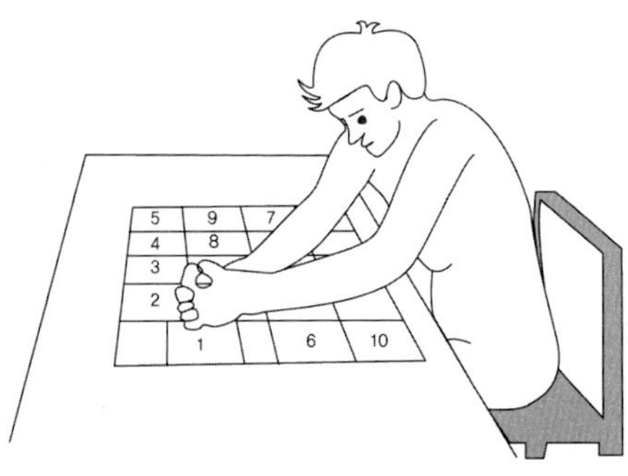

그림 1-20 양손으로 숫자 맞추기 게임하기

1단계 : 손과 팔의 기능이 없음

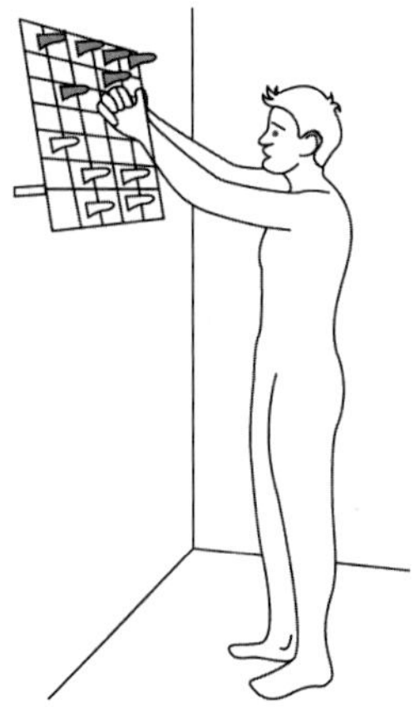

그림 1-21 선 자세로 변형된 보드게임 하기

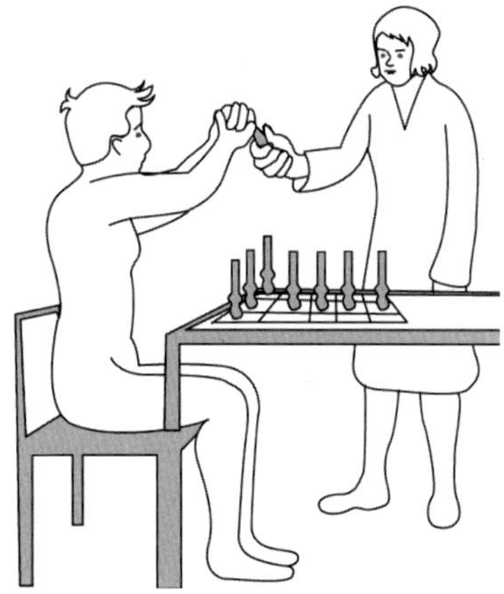

그림 1-22 양손으로 변형된 보드게임하기
: 몸통의 돌림과 어깨의 돌출을 촉진함

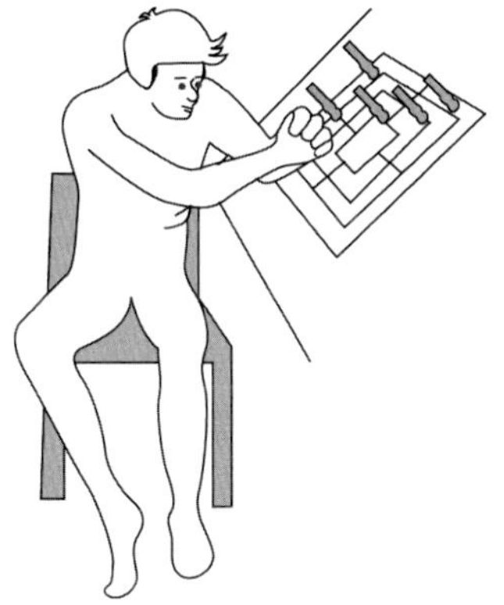

그림 1-23 마비된 다리의 비정상적 자세
: 변형된 보드게임하기

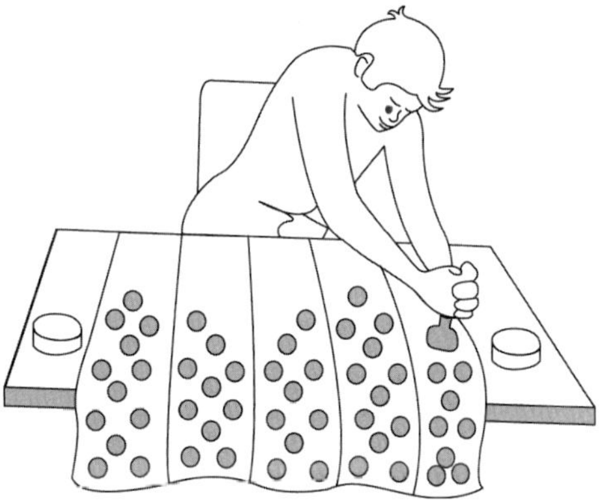

그림 1-24 양손으로 도장 찍기(block printing)

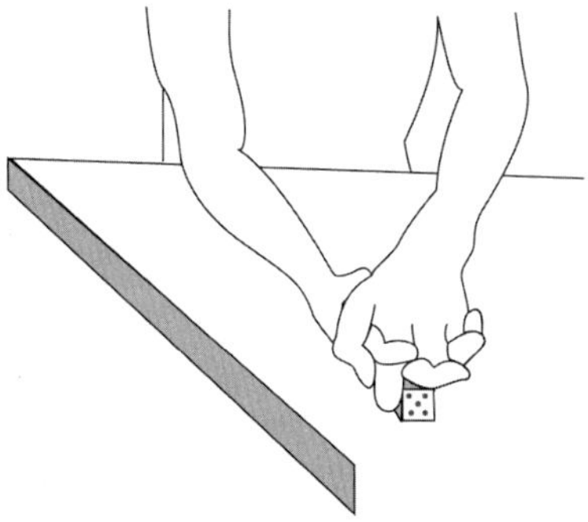

그림 1-25 양손으로 사물잡기
: 손상된 상지의 뒤침 동작과 건측 상지의 손가락을 이용해 주사위 집기

<table>
<tr><td>1단계 :
손과 팔의
기능이 없음</td><td>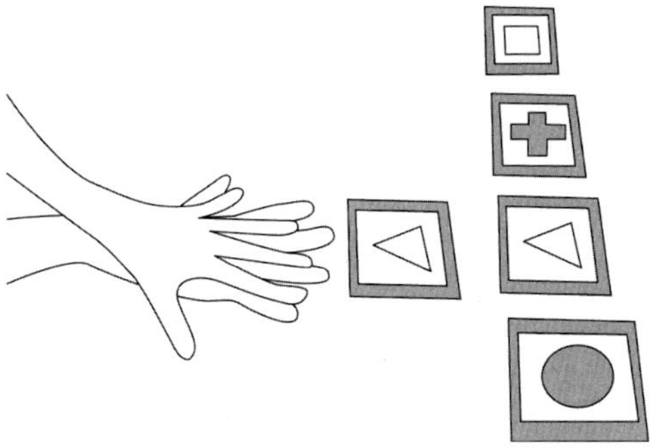
그림 1-26 손가락 벌림 동작과 도형 맞추기 : 도형 앞으로 밀기
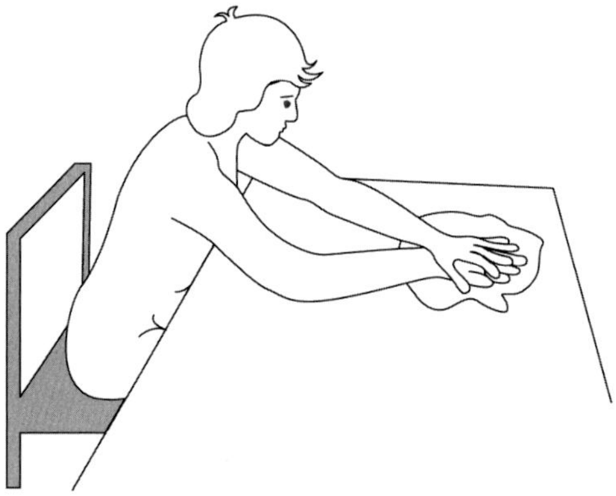
그림 1-27 양손으로 넓은 테이블 광내기(polishing)</td></tr>
<tr><td>2a 단계 :
팔의 기능은
조금 있지만
손의 기능은 없음</td><td>• 편측 활동(unilateral activity)
– 느리고 조절된 움직임을 수행함
– 치료사의 도움을 받아 수행할 수 있음
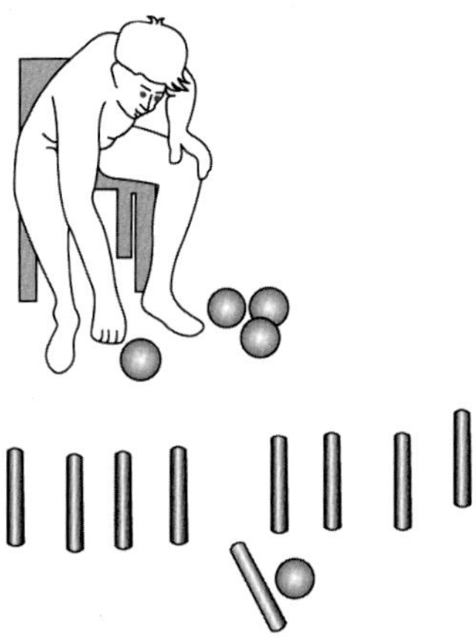
그림 1-28 잡기(grip) 기능이 없는 스키틀(skittle) 수행하기</td></tr>
</table>

2a 단계 :
팔의 기능은 조금 있지만 손의 기능은 없음

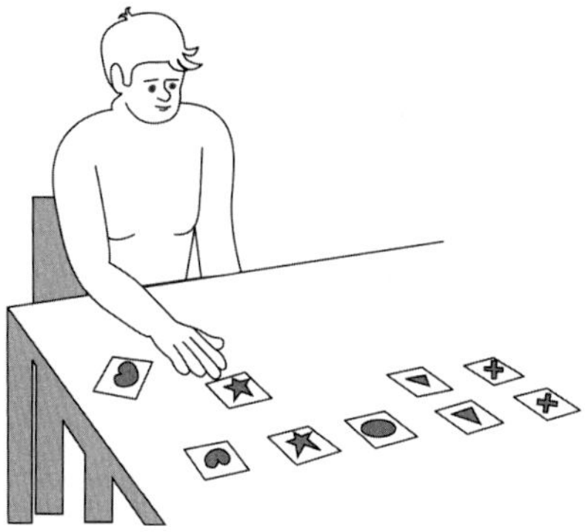

그림 1-29 한 손으로 도형 맞추기

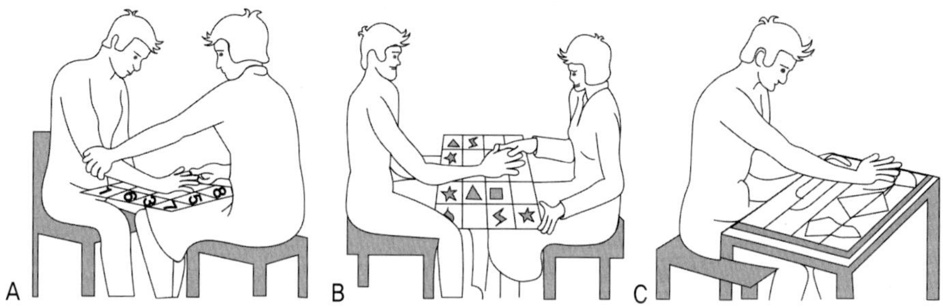

그림 1-30 A. 치료사의 도움이 동반된 숫자 맞추기 게임 B. 최소의 도움만을 이용한 도형 맞추기 게임 C. 도움 없이 한 손을 펴(벌리고) 도형 맞추기

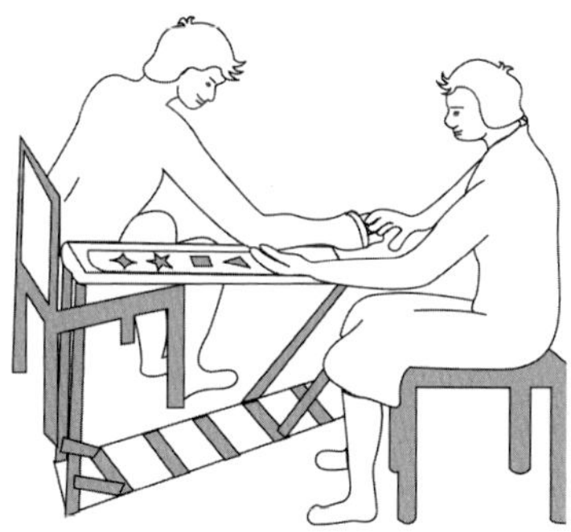

그림 1-31 아랫방향으로 움직임 : 컬러링(colouring) 활동

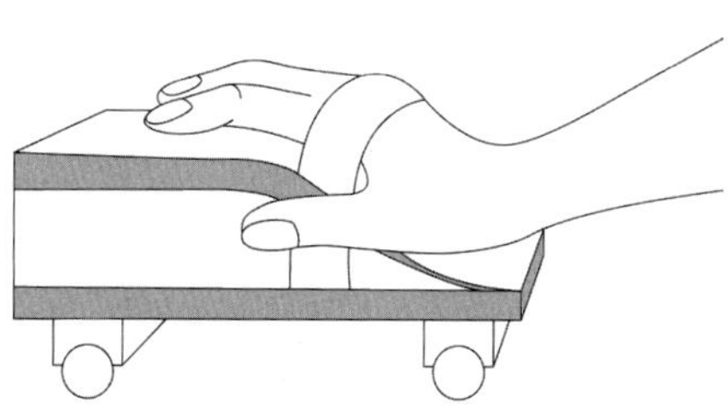

그림 1-32 컬러링 블록(colouring block) 위의 손 자세

2a 단계 : 팔의 기능은 조금 있지만 손의 기능은 없음	• 양손 활동(bimanual activity) – 손상된 쪽 상지에 체중을 지지하거나 양손 모두를 사용함 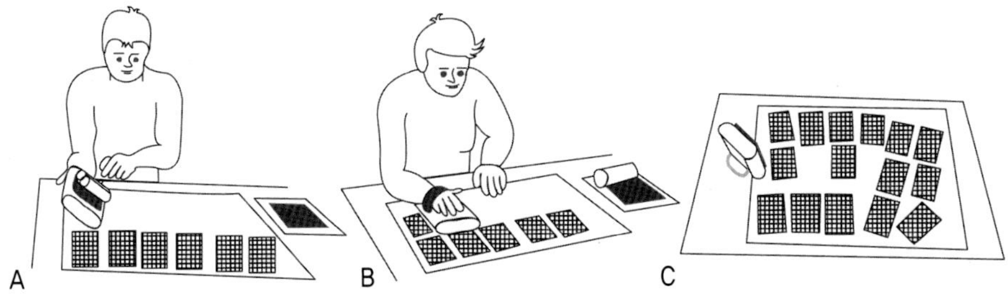 **그림 1-33** A. 뒤침(supination) 동작이 있는 'Lino block printing' B. 엎침(pronation) 동작이 있는 프린팅 C. 종이 위의 프린팅 결과물 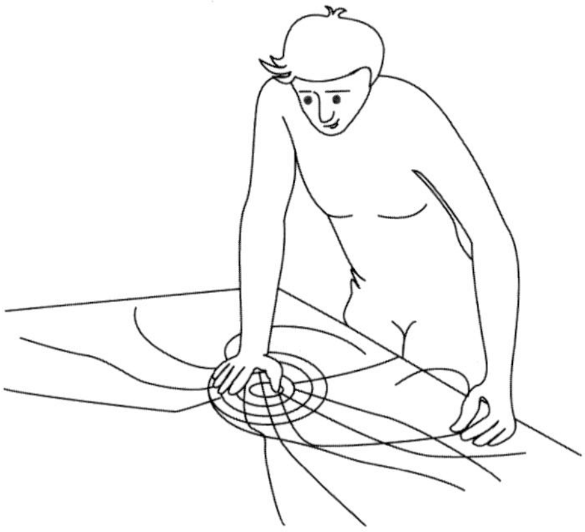 **그림 1-34** 손상된 팔에 체중을 지지하고 직물짜기 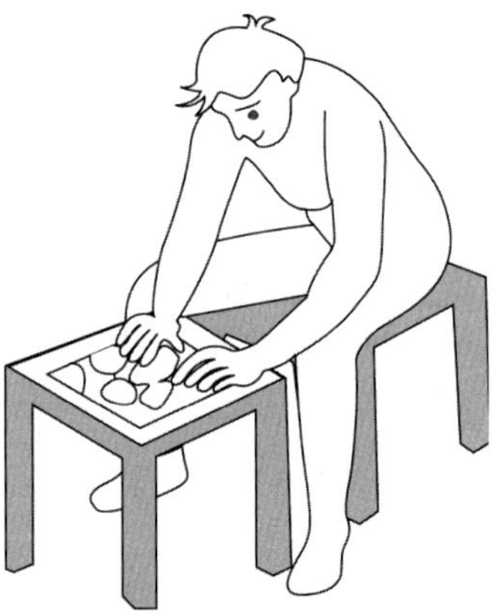 **그림 1-35** 앉은 자세에서 체중지지하기 형판(template) 위에 그림 그리기(drawing)

2a 단계 : 팔의 기능은 조금 있지만 손의 기능은 없음	• 양측 활동(bilateral activity) – 손상된 쪽의 상지에 체중을 지지하거나 양손을 사용하는 활동 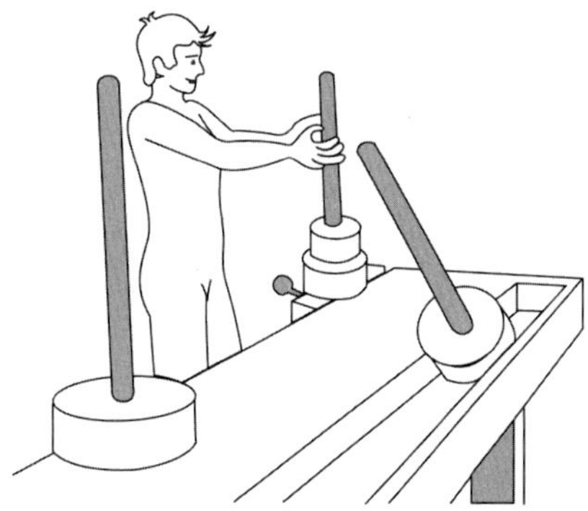 **그림 1-36** 양손을 이용한 원판 바꿔끼기 게임
2b 단계 : 손의 잡기 기능은 있으나 팔의 기능이 없거나 아주 조금 있음	• 치료 활동 – 손을 사용한 잡기와 놓기 – 다양한 모양의 물체를 다양한 위치에 제공하기 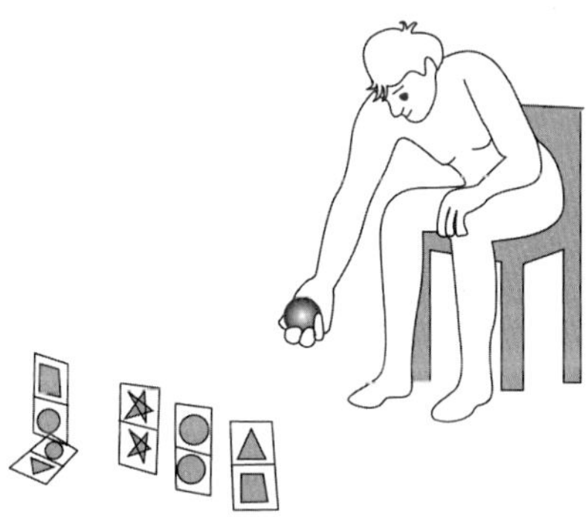 **그림 1-37** 초기 잡기(grip) 기능을 이용한 스키틀(skitles) 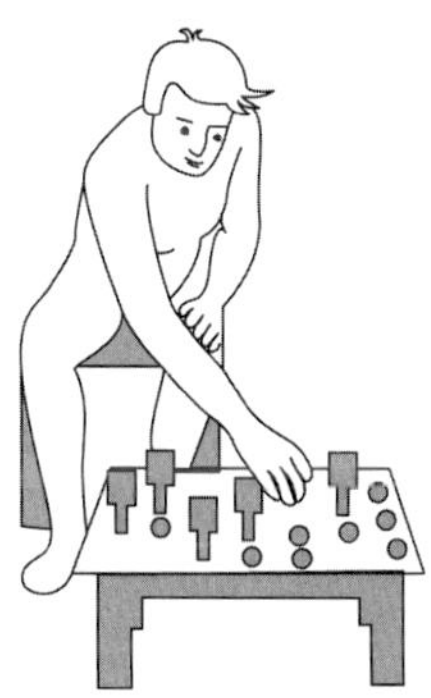 **그림 1-38** 초기의 잡기(grip) 기능을 이용해 높이가 낮은 테이블에서 물건 넣기 활동 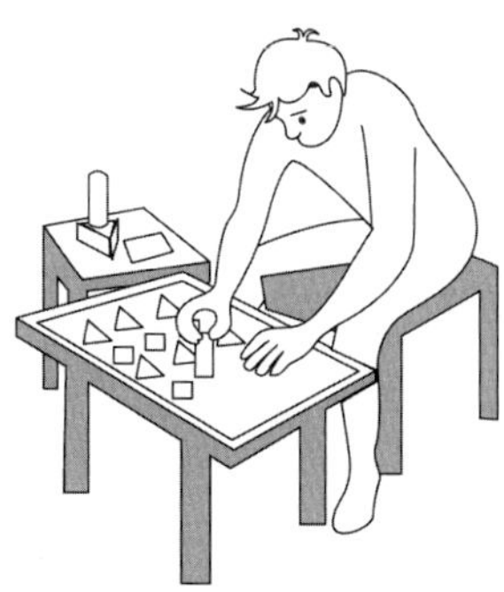 **그림 1-39** 서로 다른 모양을 가진 핸들을 이용해 도장 찍기(block printing)

3단계 : 팔의 기능이 있으며 손은 전체잡기 (gross grasp)가 가능함

• 치료 활동
  - 손과 팔을 이용할 수 있는 다양한 활동
  - 목공예 베틀, 조립 등

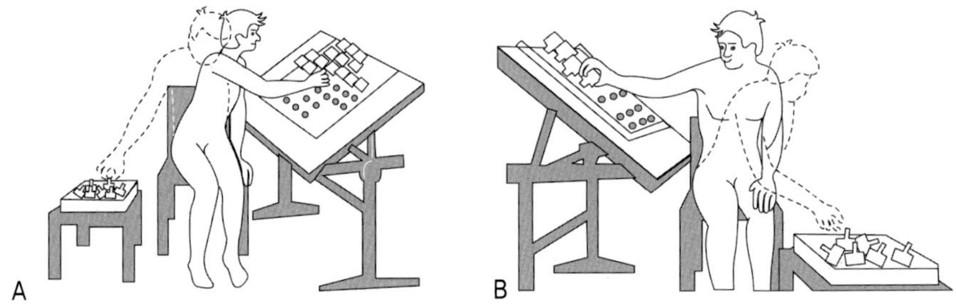

그림 1-40 A. 치료적 활동을 이용한 협력 훈련 : 손, 팔, 어깨, 몸통의 협력 B. 다양한 위치를 이용한 치료적 게임 : 다양한 사물을 이용

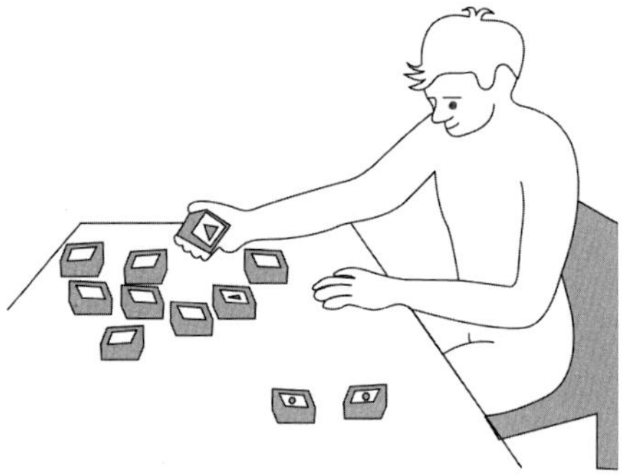

그림 1-41 엎침(pronation)과 뒤침(supination) 동작을 만드는 잡기와 놓기(grip and release)

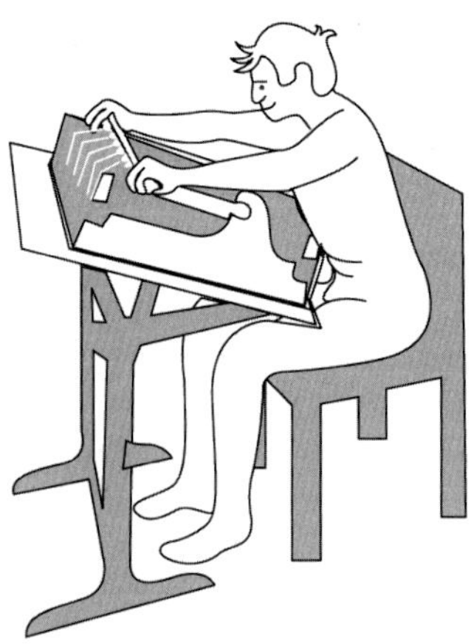

그림 1-42 180° 회전된 테이블 베틀(loom)로 직물 짜기(weaving)

4단계 : 섬세한 손 운동 기능의 저하나 대립(opposition) 운동의 저하	• 치료 활동 – 엄지의 대립이 있는 활동 – 빠른 대립운동과 상호교환적 움직임이 있는 활동 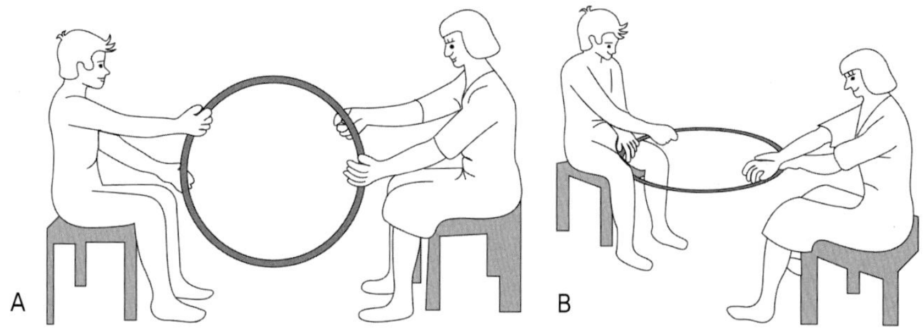 **그림 1-43** A. 원(훌라후프)을 이용하여 빠른 교차적 놓기와 잡기 활동 B. 수평면에서 원(훌라후프)을 이용한 놓기와 잡기 활동 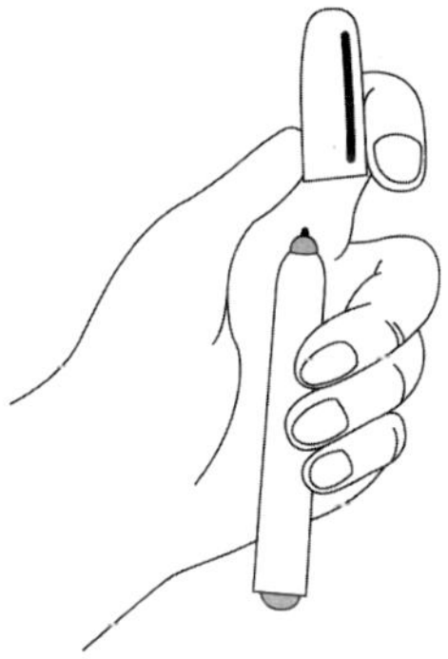 **그림 1-44** 엄지의 대립 활동의 예

3) 급성기 및 재활기의 NDT

<table>
<tr><td>방 배치
(room arrangement)</td><td>• 환자의 환측으로 자극이 들어오도록 배치함
• 문, TV, 야간 스탠드, 전화기 등을 환측으로 배치함
• 자극을 통해 신체의 양측 통합(integration)이 증가됨
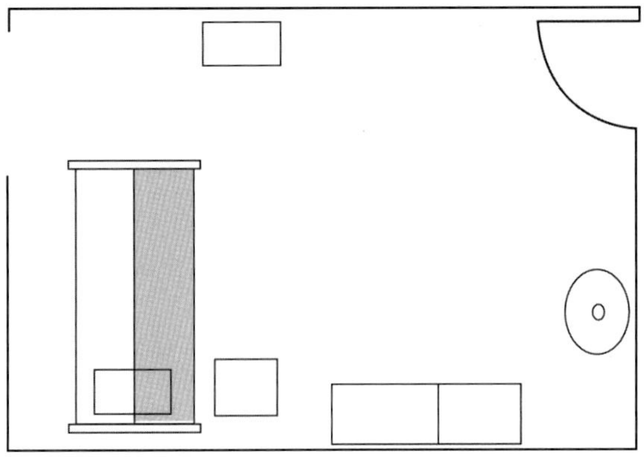
그림 1-45 방 배치의 사례</td></tr>
<tr><td>접근
(approach)</td><td>• 눈 마주침(eye contact)을 촉진하기 위해 항상 환자의 환측으로 접근함</td></tr>
<tr><td>이름 불러주기
(naming)</td><td>• 목욕과 같은 활동 시 신체지각을 증진시킬 목적으로 신체 각 부위의 이름을 알려줌</td></tr>
<tr><td>독립성 촉진
(encouraging independence)</td><td>• 환자가 독립적으로 특정 활동을 수행하지 못할 경우 치료사는 환자의 손을 유도(guide) 하므로 필요한 움직임 패턴을 알려줄 수 있음
- 보다 빨리 그 활동을 수행할 수 있도록 도와줌</td></tr>
<tr><td>침상 자세
(bed positioning)</td><td>• 적절한 자세의 장점
- 체중지지는 근 긴장을 정상화시키며, 경직(spasticity)을 억제함
- 체중지지는 환측의 인식(awareness)과 감각입력을 증진시킴
- 환측의 체중지지는 환자의 두려움을 줄여주는데 도움이 됨
- 환측의 신장(lengthening)은 경직을 억제함
• 자세변화(repositioning)
- 환자에게 약 2시간에 한 번 이상의 자세변화를 요구해야 함</td></tr>
</table>

침상 자세 (bed positioning)		
	환측으로 눕기 (lying on the hemiplegic side)	• 머리 : 베개 위에 대칭적으로(symmetrical) 위치함 • 어깨 : 돌출(protraction)+굽힘(flexion) • 아래팔 : 뒤침 • 팔꿈치 : 굽힘 • 손 : 베개 아래에 위치시킴
	건측으로 눕기 (lying on the nonhemiplegic side)	• 머리 : 베개 위에서 대칭적으로(symmetrical) 위치함 • 어깨 : 완전 돌출(full protraction)+최소 굽힘 • 팔과 손 : 베개 위에서 온전히 지지됨(fully supported) • 손목 : 베개에서 떨어져 굽힘 되는 것을 방지함(not to drop off) • 하지 : 엉덩관절 및 무릎관절 모두 굽힘이 되어 베개 위에서 온전히 지지됨(fully supported) • 발과 발목 : 외번(eversion)이 유지되도록 지지됨
	바로 눕기 (lying supine)	• 머리 : 베개 위에서 대칭적으로(symmetrical) 위치함 • 몸통 : 대칭적으로 유지함 • 어깨 : 아래에 베개를 넣음 • 팔 : 베개 위에서 온전히 지지되며(fully supported), 전반적으로 높게 유지함 • 팔꿈치 : 폄 • 아래팔 : 뒤침 • 손목 : 베개에서 떨어져 굽힘 되는 것을 방지함(not to drop off) • 하지 : 엉덩관절 아래에 베개를 넣을 수 있음 → 퇴거(retraction) 감소가 목적임

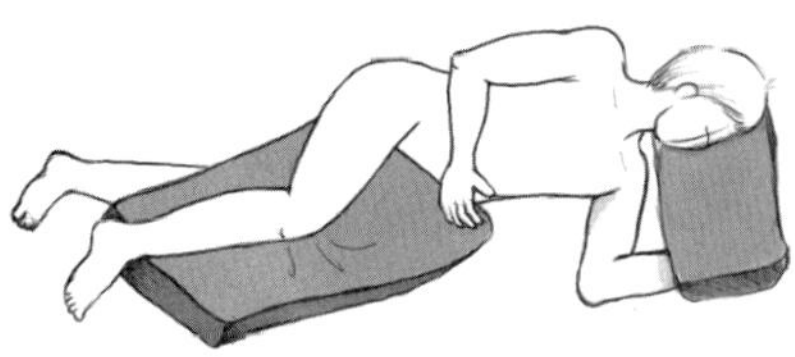

그림 1-46 환측으로 눕기

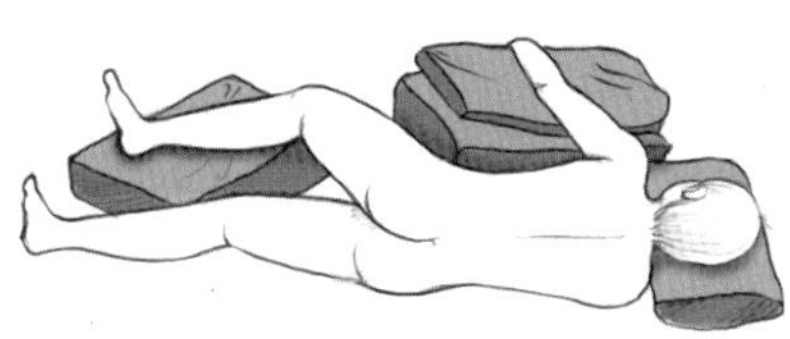

그림 1-47 건측으로 눕기

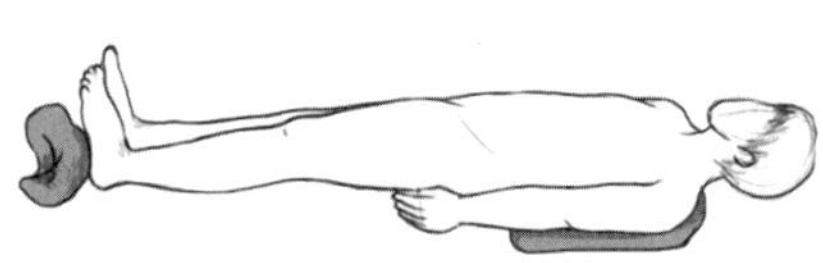

그림 1-48 바로 눕기(supine)

1.2 Rood 접근법(Approach)

1. 개요

창시자	• Margaret S. Rood – 물리치료와 작업치료를 모두 전공함 – 1940년대 Rood 이론을 창시함 – 저술활동보다는 임상적 가르침에 더 주력함
연구 결과	• 운동 피드백의 회로(loop)와 감각신호는 서로 영향을 미침 • 감각–운동 행동(behavior)의 패턴은 시간이 지남에 따라 나타남 • 심리적 기능들, 육체적 기능들, 그리고 자동적 기능들은 상호작용 시스템을 통해 작동됨

2. 작업 중심의 치료를 위한 Rood 이론의 재구성 (Reconstruction od Rood's theory for occupation-based practice)

• Rood 이론의 주요 개념

전통적 Rood 이론	• 근 긴장 정상화는 움직임이 전제조건이 됨 • 치료는 기능발달의 수준에서부터 시작됨 • 근육 반응(response)에 대한 재교육은 반복을 통해 일어남 • 움직임은 기능적 목표를 향하게 됨 • 실생활 속에서의 근사치(approximation)는 치료의 효율성과 일반화 능력을 증진시킴 • 치료적 도구로서의 자아는 클라이언트의 요구에 부합해야 함
신개념의 Rood 이론	• 근 긴장과 운동조절은 서로 영향을 미침 • 굽힘과 폄 패턴은 서로 영향을 미침 • 근육 반응의 반복적(repetition) 움직임은 패턴을 만듦 • 의지(intention) 또는 목표의 방향은 서로에게 영향을 미침 • 실생활 속에서의 근사치(approximation)는 치료의 효율성과 일반화 능력을 증진시킴 • 치료사는 클라이언트와의 상호작용을 위해 'somatic markers'를 사용함

3. Rood의 운동조절 4요소(Four components of motor control)

상호억제 : 신경지배 (reciprocal inhibition : innervation)	• 방어적 기능(protective function)을 위한 초기 움직임의 패턴을 말함 • 길항근(antagonist)의 이완 시 주동근(agonist)의 수축이 일어남 • 척수 수준의 원시반사 패턴이 해당됨

동시수축 : 동시적 신경지배 (cocontraction : coinnervation)	• 안정성(stability)을 제공함 　– 긴장 및 정적 근육의 패턴이 필요함 • 장시간 동안 물체(또는 자세)를 유지하는 능력을 말함 • 길항근(antagonist)과 주동근(agonist)의 동시 수축이 일어남
무거운 일 (heavy work)	• 안정성에 기초를 둔 유동성(mobility)을 말함 • 몸쪽의 근육들은 움직이고 먼쪽의 요소(distal segment)들은 고정됨 　– 사례 : 네발서기자세 → 손목과 손은 고정되며, 어깨 및 엉덩관절에서는 유동성이 일어남 • 들기(lifting), 옮기기(moving), 당기기(pulling)와 같은 작업들이 높은 연관성을 지님
기술(skill)	• 운동조절에 있어 가장 상위 수준을 말함 • 유동성과 안정성의 연합작용이 일어남 • 먼쪽이 자유롭게 움직이는 동안 몸쪽은 안정되어 있음 　– 사례 : 붓으로 그림 그리기 　　→ 팔을 펴고 유지한 뒤 손을 자유롭게 움직여 붓을 조작함 　– 사례 : 컴퓨터 작업 　　→ 눈과 손의 협응력(eye hand coordination)을 이용해 타이핑을 수행함

4. 운동 패턴(Motor patterns)

Supine withdrawal (supine flexion)	• 전반적인 굽힘반응(total flexion respond)을 말함 • 방어적(protective) 자세가 나타남 　– 바로 누운(supine) 자세에서 목의 굽힘 　– 양팔의 교차(crossing) 　– 양 다리의 신체 전면(anterior surface) 보호 　　→ 상호적 신경지배(reciprocal innervation)가 필요함 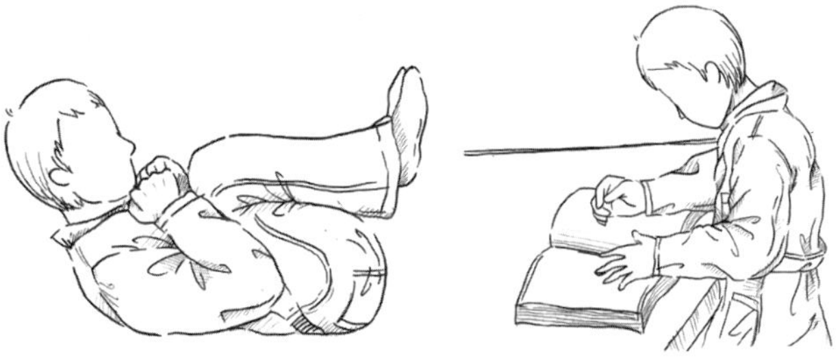 **그림 1-49** Supine withdrawal(Supine flexion)
뒤집기 : 측면 방향으로 (toward side lying)	• 뒤집기 시 같은 방향의 팔과 다리에서 굽힘이 일어남 • 측면의 몸통 근육들(lateral trunk musculature)을 활성화시킴 • 뒤집기는 전정감각계(vestibular system)의 반고리관(semicircular canal)을 자극함

뒤집기 : 측면 방향으로 (toward side lying)	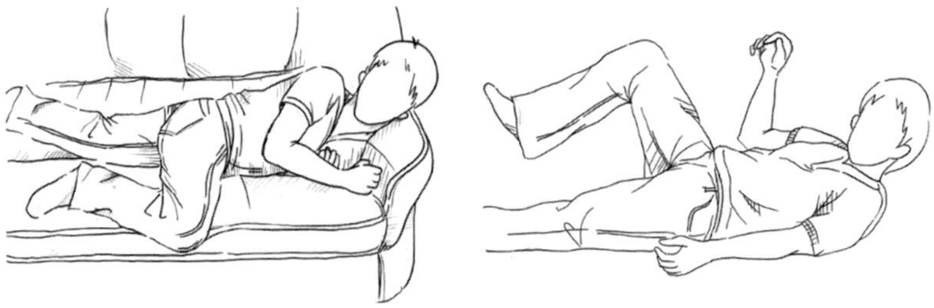 **그림 1-50** 뒤집기(Rollover). 측면으로
Pivot prone (prone extension)	• 목, 몸통, 어깨, 사지의 완전한 ROM이 필요함 • '유동 패턴(mobility pattern)' 및 '안정 패턴(stability pattern)'이라 부름 • 항중력 자세를 시작하고 유지하기가 어려움 • 직립자세를 만들기 위해 폄근의 안정성이 중요한 역할을 함 • 자세유지 능력은 곧 STNR과 TLR의 통합을 의미함 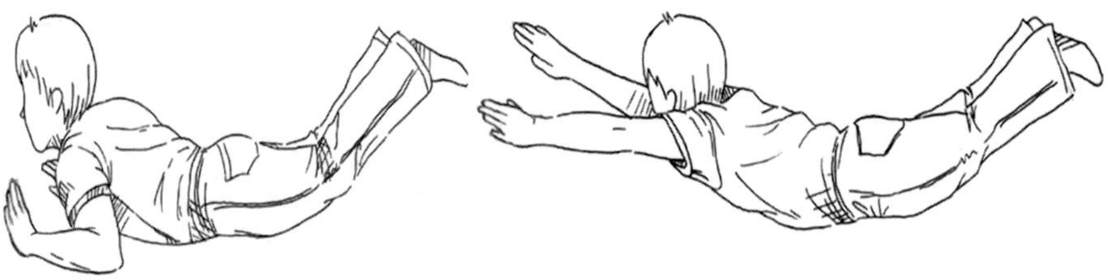 **그림 1-51** Pivot prone(prone extension)
목의 협력수축 (neck cocontraction : coinnervation)	• 최초의 순수 안정성(genuine stability)을 의미함 • '머리－꼬리(cephalo-caudal)' 법칙을 따름 　– 목의 협력수축은 몸통과 사지의 협력수축을 이끌어냄 • 머리를 상하로 움직일 때 　– 폄근들과 돌림근들이 신장됨 • 중력을 이기고 머리를 들 때 　– 목의 폄근과 굽힘근의 협력수축이 필요함 　– 목의 안정성과 눈동자의 움직임(extraocular)을 촉진함 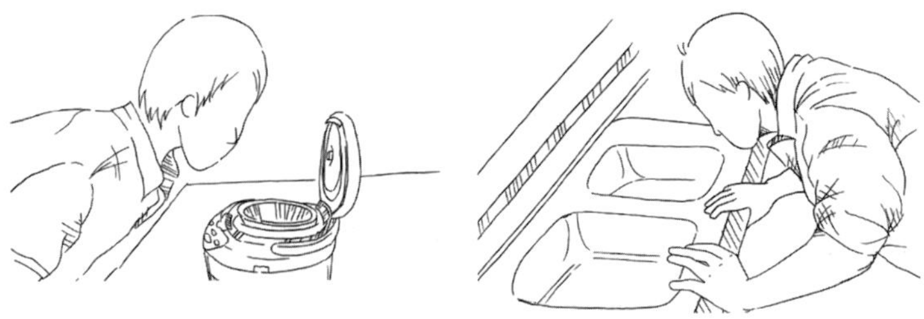 **그림 1-52** 목의 협력수축(Neck cocontraction : coinnervation)

5. 개체발생적 발달 패턴(Ontogenetic development patterns)

<table>
<tr><td>on elbow
(prone on elbow)</td><td>• 이 패턴은 목의 협력수축 및 ‘prone extension’ 후 나타나는 패턴임
– 팔꿈치에 체중지지(prone on elbow)가 일어남
→ 어깨뼈와 어깨관절 부위를 신장시킴
→ 환경으로부터 더 많은 시각적 자극이 들어옴
→ 측면에서 측면으로의 체중이동을 허락함
→ STNR을 억제함
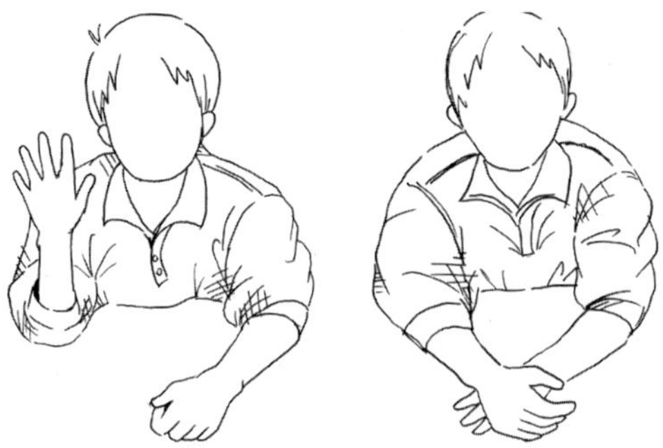
그림 1-53 On elbow(prone on elbow)</td></tr>
<tr><td>all four
(quadruped position)</td><td>• 목과 어깨의 안정성 확보 후 나타나는 패턴임
• 하지와 상지의 협력수축이 일어남
• 초기에는 정적인 형태로 나타남
• 후기에는 체중의 전후좌우 이동이 가능해지는 동적 형태로 나타남
– 안정성을 바탕으로 한 ‘대각선 움직임(diagonal mobility)’이 나타남
– 체중이동은 평형반응의 준비과정이 됨
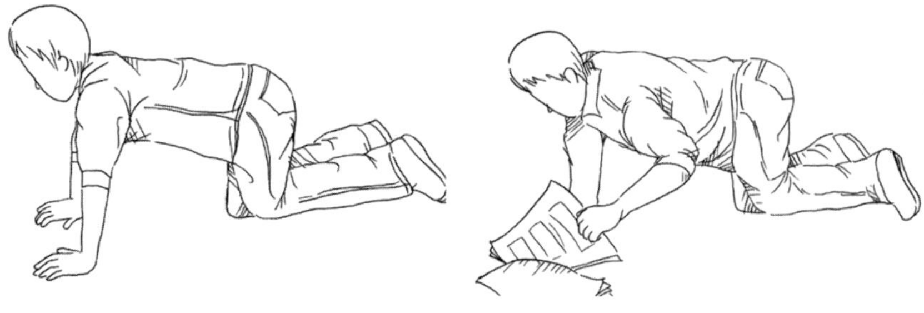
그림 1-54 All four(quadruped position)</td></tr>
<tr><td>static standing</td><td>• 두 발을 이용해 직립자세의 유지가 시작됨
• 상부 몸통의 기술들이 나타남
– 상지의 조작 및 잡기가 자유로워짐
① 초기
• 양발에 균등한 체중이 실리게 됨</td></tr>
</table>

static standing	② 후기 • 양발 사이에서 체중이동이 일어남 – 보다 상위 레벨의 신경학적 통합으로 인해 발생되는 결과임 – 정위반응(righting reaction)과 평형반응(equilibrium reaction)의 발달에 의한 결과임
walking	• ‘이동/안정/기술(mobility/stability/skill)’이 통합된 형태임 • 정상적 보행이 내포됨 – 체중지지 – 균형유지 – 걷기(stepping)의 실행

6. 전형적인 Rood 치료 테크닉
(Traditional Rood treatment techniques for occupation based practice)

1) 촉진 테크닉(facilitation techniques)

촉각자극 (tactile stimuli)	가벼운 접촉 (light touch)	• 피부를 가볍게 터치하거나 스트로킹(stroking)해줌 – 표층 근육들의 반사활동을 촉진하는 낮은 역치(threshold)의 ‘A size 감각섬유’를 활성화시킴 • 가벼운 스트로킹(stroking) – 적용위치 : 손가락 및 발가락의 등쪽 갈퀴(web), 발바닥(sole of foot) 또는 손바닥에 적용함 – 반응 : 자극받은 상하지에 빠르고 짧은 퇴거반응이 나타남 – 적용방법 → 약 10초 동안에 초당 2회 정도의 스트로킹을 제공함 → 휴식 후 위 과정을 3~5회 정도 반복함 – 저항의 제공 → 반사반응이 나타날 때 저항을 제공함 → 수의적(voluntary) 조절을 발달시키는 데 도움이 됨
	빠른 솔질 (fast brushing)	• 적용 및 원리 – 머리 빗기, 또는 부드러운 낙타털로 만든 붓을 이용해 근육 위의 피부에 솔질하기 → 높은 빈도와 강도의 자극을 만드는 전동 막대 믹서로 대신할 수 있음 → 머리카락을 당기거나 머리카락이 끼이는 것을 예방하기 위해 측면으로 회전하는 솔을 사용할 수도 있음

촉각자극 (tactile stimuli)	빠른 솔질 (fast brushing)	– ‘C-size 감각섬유’를 자극함 • 효과 – 즉각적인 효과를 얻을 수 있지만, 그 효과는 30~45초 동안만 지속됨 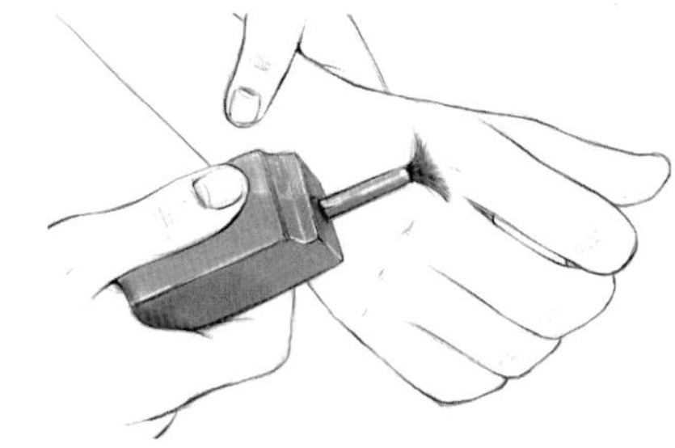 **그림 1-55 빠른 솔질**(fast brushing)
온도자극 (thermal stimuli)	개요	• 얼음/아이싱(icing)은 솔질 및 스트로킹과 유사한 효과를 지닌 것으로 알려짐 • 빠른 솔질보다는 얼음(icing)이 편마비 환자의 운동단위 모집(motor unit recruitment)에 있어 더 작은 효과를 가지고 있음
	A 아이싱 (A-icing)	• 적용 – 반사적 퇴거(withdrawal)를 생산하기 위해 육각 얼음 덩어리를 ‘3회 빠르게 문지르기(wipe)’ 방법을 사용함 – 손이나 발의 등쪽 사이(web) 또는 손바닥이나 발바닥에 적용함 – 적용 시마다 물방울이 피부에 맺혀 남아있게 됨 • 적용 사례 – $T_{7\sim9}$의 피부분절(dermatome)이 있는 상복부 우측 1/4 부위에 아이싱 적용하기 → 호흡근(diaphragm)과 공기흡입(inspiration)을 촉진함 – 입술에 아이싱 적용하기 → 퇴거 반응(withdrawal response)을 촉진함 – 혀와 입술 내부에 아이싱 적용하기 → 구강을 닫아줌 – 복장패임(sternal notch) 위의 피부에 아이싱 적용하기 → 삼키기(swallowing)를 촉진함
	C 아이싱 (C-icing)	• ‘C size 감각섬유’를 통해 ‘긴장성 자세 반응들(postural tonic responses)’을 촉진하기 위해 사용됨 • 높은 역치(high threshold)의 자극이 됨 • ‘C섬유’를 활성화시키는 아이싱임 – 육각 얼음을 특정 위치에 3~5초간 유지한 뒤 얼음물을 쓸어내며 제거함(wiping away)

온도자극 (thermal stimuli)	C 아이싱 (C icing)	– 자극받는 피부 부위는 빠른 솔질과 같지만 등쪽의 'posterior primary rami' 영역(distribution)은 피해야 함
고유 수용성 자극 (proprioceptive stimuli)	빠른 신장 (quick stretch)	• 가벼운 근육 신장이며 낮은 역치의 자극 – 길항근(antagonist)을 억제함 – 신장되는 근육을 활성화시킴 • 적용 – 사지의 빠른 운동 또는 근육의 힘줄 위를 태핑(tapping)하는 형태로 적용함 – 치료사의 손가락 끝을 이용함 → 환자가 자신의 특정 근육을 수축시키는 동안 그 근육이나 힘줄 위에 피부 태핑을 적용함 • 효과 – 보다 강한 반응을 발생시킴 → 간헐적인 기계적 신장(mechanical stretch)을 만들어 냄 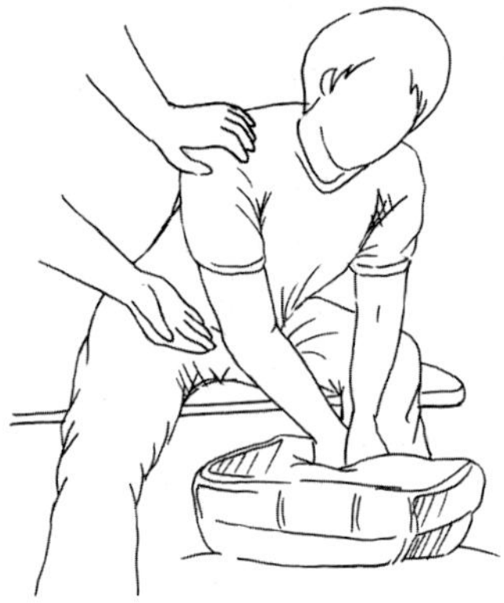 **그림 1-56** 치료사는 더 많은 근 수축 촉진을 위해 세갈래근(triceps) 위의 피부를 태핑한다. 환자는 팔을 피며 폄 동작을 만들어 체중을 지지한다.
	진동 (vibration)	• 고주파(high frequency)의 진동이 사용됨 – '100～125Hz'가 선호됨 – '1～2mm' 정도의 움직임이 있는 전기 진동기를 사용함 • 근육의 배(belly) 또는 '힘줄'에 약간의 신장(stretch)이 일어나게 하는 신장의 한 종류가 됨 – 운동단위(motor unit) 모집(recruitment) 숫자를 늘리는 효과가 있음 → 'TVR(tonic vibratory reflex)'이라고 부름 • 보다 강한 반응은 힘줄에 적용했을 경우 나타남 • 네발기기 자세를 하고 있는 환자에게 지속적인 팔꿉 폄을 유지하도록 세갈래근의 힘줄에 '전동 바이브레이터'를 적용함

고유 수용성 자극 (proprioceptive stimuli)	진동 (vibration)	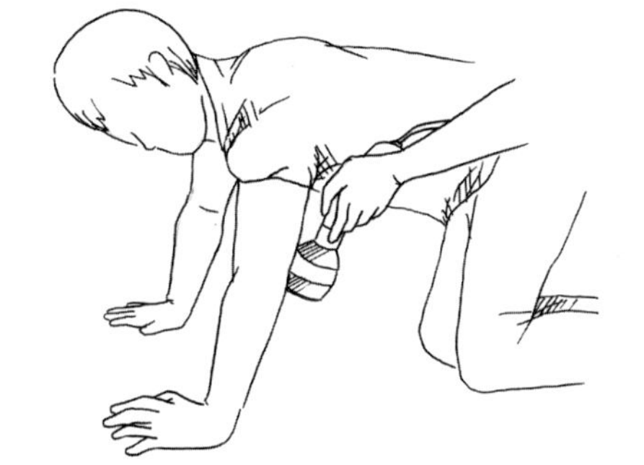 **그림 1-57 전기 진동.** 네발기기자세(quadruped)로 체중지지 동안 지속적으로 '팔꿉 폄힘줄(elbow extensor)'의 반응을 이끌어 내기 위해 세갈래근(tricpes)의 힘줄 위에 제공한다.
	손가락 내재근 (finger intrinsic)의 신장(stretch)	• 손의 내재근 신장은 어깨관절 주변에 있는 근육들의 수축을 촉진하기 위한 것임 • '물건의 손잡이를 강하게 쥐기'가 사례가 됨 • 콘 모양의 핸들(손잡이) – 손허리뼈사이(intermetacarpal)의 신장이 증가됨 – 먼 곳의 움직임은 있지만 가까운 곳의 움직임이 약한 환자에게 적용함 – 구(spherical) 모양이나 콘(cone) 모양이 모두 사용될 수 있음
	무거운 관절압박 (heavy joint compression)	• 관절 주변의 근육들을 협력수축(cocontraction)시키는 효과가 있음 – 활동시 안정성을 촉진시키는 결과를 만듦 • 정의 – 체중보다 더 큰 저항을 제공하는 것을 의미함 → 뼈의 장축(long axis)을 통해 발생하는 관절면의 체중지지보다 더 큰 힘을 말함 – 사례 → 한 다리를 들고 체중지지하기 → 한 팔에 평소보다 더 큰 체중을 제공하기 → 무거운 모자(weighted cap) 착용하기
	저항 (resistance)	• 지속적 움직임 또는 지속적 자세유지를 위한 저항은 또 하나의 신장(stretch) 형태가 됨 – 대상이 되는 근육방추(music spindle)에서 신장이 나타남

2) 억제 테크닉(inhibition technique)

<table>
<tr><td>촉각 자극
(tactile stimuli)</td><td>느린 쓰다듬기
(slow stroking)</td><td>① 개요
• 후방 일차 신경가지(posterior primary rami) 분포지역(distribution)에 느린 스트로킹(strocking)을 제공함
– 일반적으로 이완(relaxation)을 만듦
– 지속적인 접촉(touch) 대신 운율과 리듬이 있는 동적 접촉(moving touch)을 사용함
② 적용방법
• 환자는 소음이 없는 조용한 환경에서 등(back)으로 엎드려 눕거나(lie prone), 또는 지지(support) 없이 앉은 자세를 취함
• 치료사는 환자의 'occiput'에서 시작해 'coccyx'까지 견고한 압박(firm pressure)을 제공함
– 한 손의 손바닥(또는 손가락)의 폄을 이용해 실시함
– 척추의 근육을 따라가며 실시함
– 한 손이 끝나면 반대 손으로 후두(occiput)에서부터 다시 시작함
– 한 손은 항상 환자의 몸에 닿아 있어야 함
– 위 과정을 약 3~5분 동안 또는 환자가 이완(relax)될 때까지 실시함
→ 느리고 운율적인(rhythmical) 스트로킹을 두 손으로 반복함</td></tr>
<tr><td rowspan="2">온도 자극
(thermal stimuli)</td><td>자연열
(neutral warmth)</td><td>• 특정 신체부위를 감싸주므로(wrapping) 신체의 자연 열을 유지하는 테크닉을 말함
– 억제가 요구되는 부위에 적용함
– 후방 일차 신경가지(posterior primary rami)가 지배하는 부위에 적용함
• 재료 및 시간
– cotton flannel, fleece blanket, down comforter
– 약 10~20분 정도 적용함
– 탄력붕대와 에어 스플린트(air splint)도 사용될 수 있음
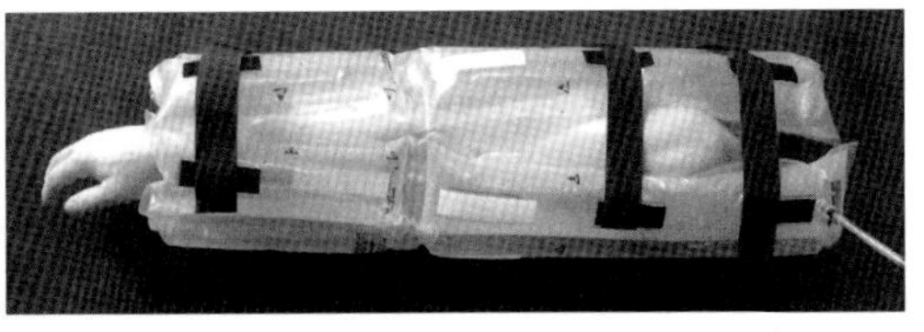
그림 1-58 에어 스프린트</td></tr>
<tr><td>장시간의 냉
(prolonged cooling)</td><td>• 10℃(50°F) 정도의 지속적인 냉(cooling)을 피부에 적용하는 것임
– 단일연접반사(monosynaptic stretch reflex) 자극을 감소시킴
– 콜드 팩(cold pack)을 약 20분 정도 적용할 경우 위에서 언급한 효과들을 얻을 수 있음</td></tr>
</table>

<table>
<tr><td rowspan="3">고유 수용성 (proprioceptive) 자극</td><td>장시간의 신장 (prolonget stretch)</td><td>• 장시간의 수기 신장(manual stretch)
– 경직된 근육(spastic muscle)을 이완시키기 위해 사용됨
→ 환자는 보다 쉬운 움직임을 만들 수 있게 됨
– 약 20초 이상 근육을 최대 길이로 신장시켜 유지함
→ 근육이 신장되었다는 느낌이 들 때까지 지속함
– 엄지손가락에 적용할 경우
→ 엄지를 벌림과 폄 자세로 잡고 유지함 : 강한 쥐기(tight grasp)를 풀어줌
• 스플린트 또는 자세유지(positioning) 이용하기
– 과긴장이 있는 근육에 몇 시간 또는 몇 주 동안 적용함</td></tr>
<tr><td>가벼운 관절 압박 (joint approximation)</td><td>• 가벼운 관절 압박(light joint compression)을 'joint approximation'이라고 함
• 경직이 있는 근육을 억제하기 위해 사용되는 테크닉임
• 편마비 환자의 어깨 통증을 감소시키기 위해 자주 사용됨
– 치료사는 환자의 팔꿈치를 잡고 위팔뼈(humerus)를 관절오목(glenoid fossa) 내에서 부드럽게 움직여줌
→ 경직된 근육이 이완될 때까지 지속함
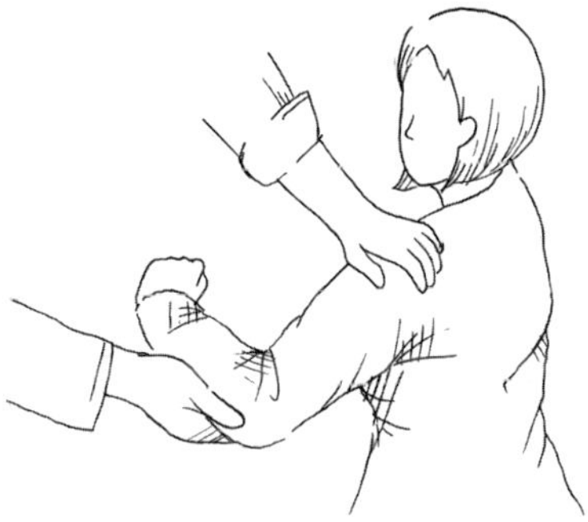
그림 1-59 가벼운 관절 압박 또는 어프록시메이션(joint approximation). ROM을 제공하며 근육의 경직을 억제한다.</td></tr>
<tr><td>힘줄 압박 (tendon pressure)</td><td>• 근육의 힘줄 기시부(insertion)에 압박을 가하는 테크닉임
– 근육을 이완시키는 효과가 있음</td></tr>
<tr><td>전정 자극 (vestibular stimli)</td><td>롤링 (rolling)</td><td>• 느리고 리드믹한(rhythmical) 움직임은 억제의 기능을 가짐
• 느린 롤링(slow rolling)
– 치료사는 환자의 어깨와 엉덩관절 부위를 잡고 천천히 굴려줌
– 엎드린(supine) 자세에서 측면(side lying) 자세를 굴려줌</td></tr>
</table>

전정 자극 (vestibular stimli)	롤링 (rolling)	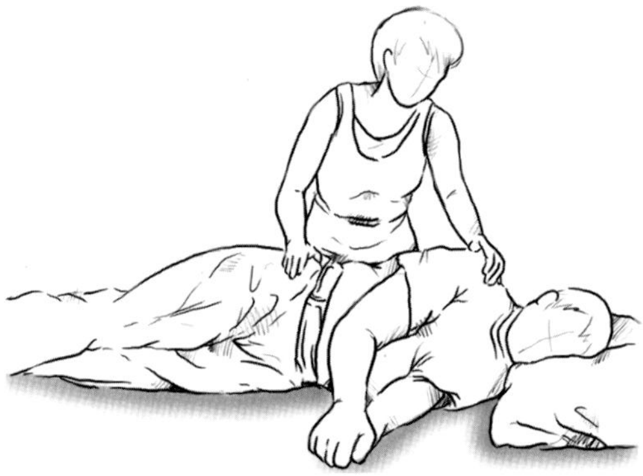 **그림 1-60** 느린 롤링(slow rolling)
기타	청각 등	• 청각 – 음악, 소음, 목소리, 화법, 언어의 톤 등이 환자의 수행에 영향을 미칠 수 있음 • 기타 시각, 후각, 미각 등도 수행에 영향을 미칠 수 있음

촉진 테크닉 : 피부	촉진 테크닉 : 고유수용성	억제 테크닉
• 가벼운 접촉(light touch) • 빠른 솔질(fast brushing) • 얼음(icing) – A 아이싱 – C 아이싱	• 관절중압박(heavy joint compression) • 저항(resistance) • 전정감각자극(vestibular stimulation) • 신장 압박(stretch pressure) • 빠른신장(quick stretch) • 내재근 신장(intrinsic stretch) • 태핑(tapping) • 진동(therapeutic vibration) • 골압박(osteopressure)	• 자연열(neural warmth) • 장시간의 냉(prolonged cooling) • 근사치(joint approximation) • 느린 쓰다듬기 • 부드러운 흔들기(gentle shaking) • 힘줄압박(tendon pressure) • 지속적 신장(prolonged stretch) • 지속적 압박(maintained pressure) • 느린 구르기(slow rolling) • 전정자극(vestibular stimuli)

1.3 Brunnstrom 접근법(Movement therapy, Brunnstrom approach)

1. 개요

<table>
<tr><td>창시자</td><td>• Signe Brunnstrom에 의해 개발됨
– 스웨덴 출신의 물리치료사</td></tr>
<tr><td>정의</td><td>• movement therapy라고도 함
• 편마비(hemiplegia) 환자의 운동 조절(motor control) 문제를 해결하기 위한 접근법임</td></tr>
<tr><td>치료 개념</td><td>• 치료의 순서
– '반사(reflex) → 수의적(voluntary) 움직임 → 기능적 사용(functional use)' 순으로 진행됨</td></tr>
</table>

2. 기초 이론

1) 사지의 시너지(limb synergies)

<table>
<tr><td>개요</td><td colspan="2">• 뇌졸중 후 굽힘이나 폄 시너지가 나타남
• 원시적(primitive)이며, 반복적인(stereotypical) 형태를 지님
• 시너지의 개념
– 한 묶음의 근육의 움직임 패턴을 의미함
– 근육들이 신경생리학적으로 연합되어 독립적 움직임이 어려워짐</td></tr>
<tr><td>시너지 패턴
(synergy patterns)</td><td>(1)
상지의 굽힘
시너지
(flexion
synergy)</td><td>• 어깨뼈 : 모음(adduction) + 올림(elevation)
• 어깨관절 : 벌림(abduction) + 바깥돌림(external rotation)
• 팔꿉관절 : 굽힘(flexion)
• 아래팔 : 뒤침(supination)
• 손목 : 굽힘(flexion)
• 손가락 : 굽힘(flexion)
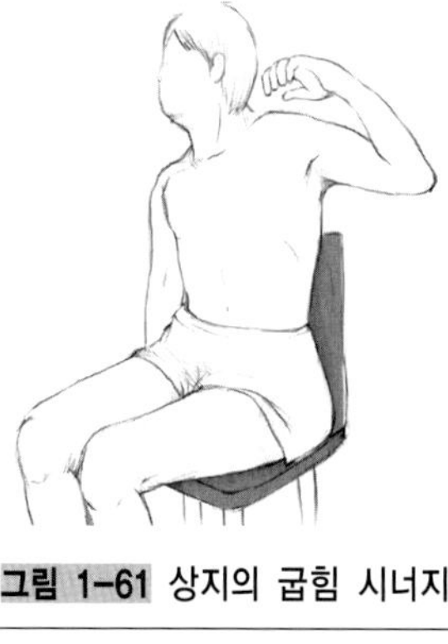
그림 1-61 상지의 굽힘 시너지</td></tr>
</table>

<table>
<tr>
<td rowspan="3">시너지 패턴
(synergy patterns)</td>
<td>(2)
상지의 폄
시너지
(extension synergy)</td>
<td>• 어깨뼈 : 벌림(abduction) + 내림(depression)
• 어깨관절 : 모음(adduction) + 안쪽돌림(internal ratation)
• 팔꿉관절 : 폄(extension)
• 아래팔 : 엎침(pronation)
• 손목 및 손가락 : 굽힘 또는 폄(flexion or extension)
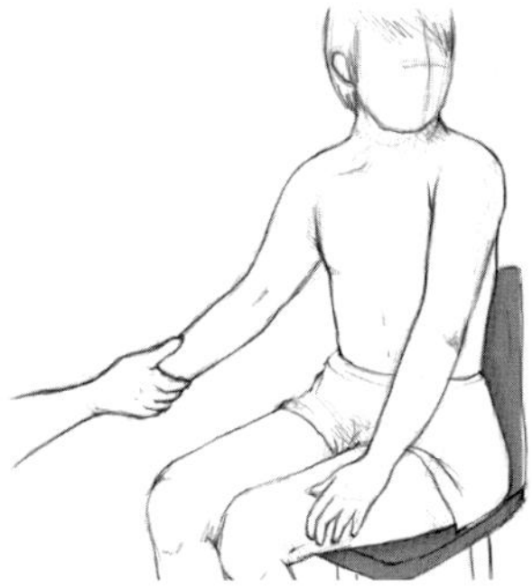
그림 1-62 상지의 폄 시너지</td>
</tr>
<tr>
<td>(3)
하지의 굽힘
시너지
(flexion synergy)</td>
<td>• 엉덩관절 : 굽힘(flexion) + 벌림(abduction) + 바깥돌림(external rotation)
• 무릎관절 : 굽힘(flexion)
• 발목 : 발등굽힘(dorsiflexion) + 내번(inversion)
• 발가락 : 폄(extension)
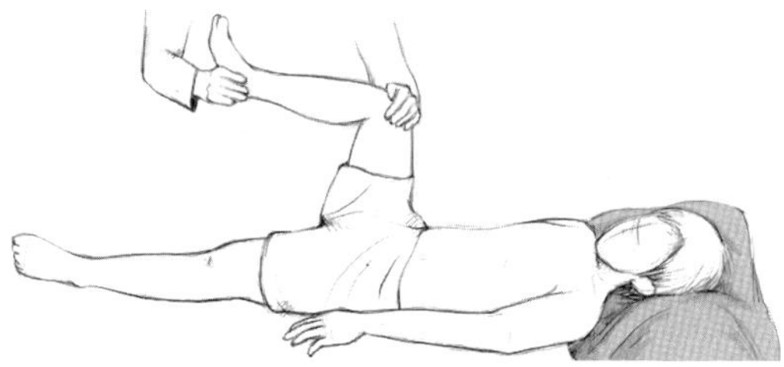
그림 1-63 하지의 굽힘 시너지</td>
</tr>
<tr>
<td>(4)
하지의 폄
시너지
(extension synergy)</td>
<td>• 엉덩관절 : 모음(adduction) + 폄(extension) + 안쪽돌림(internal rotation)
• 무릎관절 : 폄(extension)
• 발목관절 : 발바닥쪽굽힘(plantar flexion) + 내번(inversion)
• 발가락 : 굽힘(flexion)
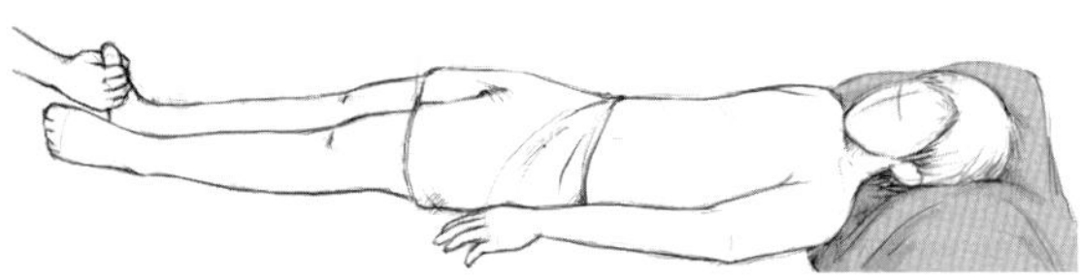
그림 1-64 하지의 폄 시너지</td>
</tr>
</table>

2) 뇌졸중 후에 나타나는 시너지(characteristics of synergic movement)

상지	• 굽힘 시너지가 더 우세함(굽힘 시너지와 동일하지 않음)
하지	• 폄 시너지가 더 우세함(폄 시너지와 동일하지 않음)

3) 뇌졸중 후 운동회복 과정(motor recovery process)

(1) 일반적 특성

개요	• 뇌졸중 후 편마비는 연속적인 회복단계를 통해 운동회복이 진행되는 특징을 지님 • 상지의 시너지 – 굽힘이 폄보다 먼저 형성됨 • 반사적 움직임이 먼저 나타남 – 이후 수의적(voluntary) 움직임이 나타남 • 큰 움직임(gross movement)이 먼저 나타남 – 이후에 독립적(isolated)이고, 선택적(selective)인 움직임이 나타남
회복	• 운동회복은 일반적으로 몸쪽에서 먼쪽으로 진행됨 – 어깨의 움직임이 손의 움직임보다 먼저 기대됨 • 회복은 특정 단계에서 멈출 수 있음 • 회복은 여러 요소에 의해 영향을 받음 – 감각, 지각, 인지, 동기유발, 감정적 상태, 의학적 상태 등에 의해 • 일반적으로 손목과 손의 기능상실이 가장 큼 • 회복이 동일한 환자는 없음 – 운동장애 및 회복과정은 환자마다 모두 다양하기 때문임

(2) 팔의 운동회복 단계(Brunnstrom stage : arm)

1단계	• 완전 이완(flaccidity) 상태임 • 어떤 움직임도 수행할 수 없음
2단계	• 시너지 발달이 시작되는 시기임 • 연합반응(associated reaction)으로 시너지 또는 시너지 일부가 나타남
3단계	• 경직(spasticity)의 증가가 특징임 • 시너지 패턴 및 관련 요소들이 수의적으로 나타나기 시작함
4단계	• 경직의 감소가 나타나기 시작함 • 시너지로부터 벗어나는 움직임의 조합(combination)이 가능해짐 – 손을 등 뒤로 가져갈 수 있음

4단계	– 팔을 앞으로 90° 들어 어깨 높이(forward horizontal)까지 들 수 있음(flexion) – 팔꿉 관절을 90° 굽힘 시킨 상태로 엎침과 뒤침이 가능함
5단계	• 시너지가 더 이상 우세하지 않음 • 시너지로부터 벗어난 움직임의 조합(combination)이 보다 쉽게 수행됨 – 팔을 앞으로 90° 들어 어깨 높이(forward horizontal)까지 들 수 있음(flexion) – 팔을 앞으로 뻗어 머리 위로 들어 올릴 수 있음 – 팔꿉 관절의 완전 폄 상태에서 엎침과 뒤침이 가능함
6단계	• 빠른 움직임을 제외하고는 경직이 사라지게 됨 • 독립된(isolated) 관절의 움직임을 쉽게 수행할 수 있음

(3) **손의 운동회복 단계**(Brunnstrom stage : hand)

1단계	• 손의 기능이 전혀 없음
2단계	• 큰 잡기(gross grasp)가 시작됨 : 최소의 손가락 굽힘을 이용한 잡기
3단계	• 큰 잡기 및 갈고리(hook) 잡기가 가능해짐 : 놓기는 불가능함
4단계	• 큰 잡기가 존재함 • 측면 쥐기(lateral prehension)의 발달이 이루어짐 • 약간의 손가락 폄 및 엄지의 움직임이 가능함
5단계	• 삼점 쥐기(palmar prehension), 구형 쥐기(spherical grasp), 원통형 쥐기(cylindrical grasp), 그리고 놓기(release)가 가능함
6단계	• 모든 종류의 쥐기가 가능함 • 각각의 손가락 움직임이 가능함 • 수의적 폄 시 완전한 ROM이 가능함

(4) **다리의 운동회복 단계**(Brunnstrom stage : leg)

1단계	• 완전 이완(flaccidity) 상태임
2단계	• 경직(spasticity)의 발달이 시작됨 • 최소의 수의적(voluntary) 움직임이 가능함
3단계	• 최고조의 경직이 나타남 : 굽힘 및 폄 시너지 • 엉덩관절/무릎관절/발목관절의 굽힘(앉기 및 서기 상태)
4단계	• 앉은(sitting) 자세에서 무릎관절 굽힘을 90° 이상 수행함 • 바닥 면에서 발을 뒤로 끌어당길 수 있음(sliding backward)

4단계	• 바닥 면 위에서 발등굽힘(dorsiflexion)이 가능함 • 무릎관절이 90°까지의 굽힘이 가능함
5단계	• 선(standing) 자세에서 엉덩관절의 폄과 동시에 무릎관절의 굽힘이 나타남 • 엉덩관절 및 무릎관절의 폄과 동시에 발목의 발등굽힘이 나타남
6단계	• 앉은 자세 또는 선 자세에서 엉덩관절의 벌림이 나타남 • 엉덩관절의 안쪽돌림과 바깥돌림의 교차가 일어남 • 앉은 자세에서 발목의 내번과 외번이 가능함

3. 치료 목표 및 내용(Treatment goals and method)

1) 개요

치료의 목표	• 발병 후 회복단계를 촉진하는 것이 목표가 됨
목표 성취 방법	• 구심성 및 원심성 메카니즘(afferent-efferent mechanism)의 조절을 이용함 • 자세반사 및 태도반사(postural & attitudinal reflex)를 이용함
근육 긴장도를 증가(또는 감소) 시키는 방법	• 사례 : 긴장성 목 반사(TNR), 긴장성 요추 반사, 긴장성 미로반사(TLR) 등 • 피부자극 – 손 끝(fingertip)으로 피부를 문질러 자극하여 근 수축을 유도함 → 근육의 시너지를 촉진함

2) 침상 자세(bed positioning)

개요	• 적절한 자세가 뇌졸중 초기부터 시작되어야 함 • 과긴장으로 인한 방해 없이 적절한 자세를 취할 수 있어야 함 • 물리치료사와 작업치료사는 침상 자세에 대한 정보를 제공해야 함 – 사지의 시너지가 자세에 미치는 영향에 대한 정보
폄 시너지가 (extensor synergy) 하지에 우세할 경우	• 바로 누운(supine) 자세가 추천됨 • 엉덩관절 및 무릎관절에 약간의(slight) 굽힘이 필요함 – 무릎관절 아래에 작은 베개를 놓음 – 무릎관절 및 발목관절의 폄근을 억제함 → 과도한 폄은 보행을 방해하기 때문 • 측면 지지(support) – 무릎 주변에 베개 또는 말아놓은 담요, 볼스터(bolster) 등을 이용해 엉덩관절의 모음과 안쪽돌림을 막음

폄 시너지가 (extensor synergy) 하지에 우세할 경우	• 발목 – 과도한 발바닥쪽굽힘(plantar flexion)을 막음 : 침대커버를 이용할 수 있음
굽힘 시너지가 (flexor synergy) 하지에 우세할 경우	• 무릎관절을 폄 자세로 유지해야 함 • 엉덩관절의 바깥돌림을 예방(앞의 방법처럼 지지물을 이용)해야 함
상지의 (upper extremity) 자세	• 지지 – 편안한 자세를 취한 후 베개를 이용하여 지지해줌 • 어깨뼈 및 위팔뼈 – 위팔뼈의 벌림(abduction)을 피함 → 위팔뼈 머리(humeral head)의 아탈구(subluxation)가 일어날 수 있음 – 환자를 다룰 때 환측(affected) 상지(U/E)의 당김(traction)은 금기사항이 됨 • 이동 – 이동 시 환자의 건측(nonaffected) 팔을 이용해 도움을 제공해야 함

3) 침상 이동(bed mobility)

구르기의 일반적 원칙	• 환측(affected) 면으로 돌기(turning) – 건측(unaffected) 면으로 돌기보다 쉬우므로 선호되는 방법이 됨 → 환측 사지의 활동이 적기 때문임 • 환측 팔을 몸에 붙이고 환측으로 구르기를 실시해야 함 • 환측으로 돌 때 건측의 근육들을 이용해야 함
구르기 순서	① 건측 손을 이용해 환측 손을 잡아 머리 위로 들어 올림 ② 어깨관절은 80~90° 굽힘을 유지함 ③ 얼굴을 수직으로 들어 올려 구르기(rolling)를 수행함 ④ 환측 무릎관절과 엉덩관절은 부분적으로 굽힘시킴 ⑤ 팔을 던지며 구르기를 마무리함

4) 몸통 움직임 및 균형 잡기(trunk movement and balance)

몸통 균형 잡기와 앉기(sitting)	• 초기의 주요 치료목표 중 하나가 됨
편마비 환자의 균형잡기	• 대부분의 경우 환측으로 잘 넘어지는 특징을 지님 – 평형반응(equilibrium response)의 부재가 원인이 됨

평형반응 촉진 테크닉	• 의자, 침대 끝단, 매트 등에 앉아 전후좌우로 흔들어 주기를 실시함 – 처음에는 부드럽게 점차 강하게 진행함 – 환측 어깨를 보호하기 위해 건측 팔로 환측 팔을 감싸주는(cradle) 자세를 만들도록 환자에게 요구함 • 몸통 앞으로 구부리기 및 대각으로(obliquely) 구부리기를 실시함 – 초기 몸통 흔들기 이후 보다 상위의 단계가 됨 – 이전과 같이 환측 팔을 지지함 → 치료사의 손으로 환자의 팔꿈치를 잡아줌 – 필요 시 치료사의 무릎으로 환자의 무릎을 고정시킬 수 있음 → 치료사의 두 무릎사이에 넣어 고정함
몸통 돌림 (trunk rotation) 촉진	• 초기에는 제한된 범위 내에서 실시함 • 점차 범위를 확대해 나아감

5) 어깨관절

ROM 유지	• 초기 치료의 두 번째 목표가 됨 – 어깨관절(glenohumeral joint)을 통증 없는(pain free) 범위 내에서 ROM 유지하기 • 편마비 환자의 경우 어깨관절 통증이 매우 흔한 증상이 됨 • 강한 PROM 운동은 금기가 됨
아탈구 (shoulder subluxation) 예방	• Brunnstrom의 주장 – 돌림근띠(rotator cuff) 근육의 기능장애가 어깨관절의 아탈구로 이어진다고 주장함 • 돌림근띠(rotator cuff) 근육 – 가시위근(supraspinatus), 가시아래근(infraspinatus), 작은원근(teres minor), 어깨밑근(subscapularis) – 아탈구(subluxation)를 최소화하거나 막을 수 있음

6) 상지 훈련(upper limb training)

1~2단계 (stage 1~2)	① 회복 상태 • 팔은 이완 상태이거나 약간의 시너지 형태를 보임 ② 치료 목표 • 반사를 기초로 한 '근 긴장도 및 시너지 패턴들의 생산' ③ 치료 내용 • 연합반응(associated reaction) 및 긴장성 반사(tonic reflex)를 이용함

1~2단계 **(stage 1~2)**	– 긴장도에 영향을 미침 – 반사적(reflexive) 움직임을 만들어냄 • 몸쪽 견인(proximal traction) – 굽힘 시너지를 활성화시킴 • 탭핑(tapping) – 등세모근(trapezius), 마름근(rhomboid), 두갈래근(biceps)을 태핑(tapping)함 : 상지의 굽힘 시너지를 유발시킴 – 위팔세갈래근(triceps), 앞톱니근(serratus anterior) 등을 태핑함 : 폄 시너지를 유발시킴 • 빠른 신장(quick stretch) 및 표피 스트로킹(surface stroking) – 근육의 활성도를 촉진함
2~3단계 **(stage 2~3)**	① 회복 상태 • 시너지가 있지만 가끔 수의적 움직임이 발생하는 단계 • 과긴장성은 3단계에 최고조에 달함 ② 치료 목표 • 시너지 패턴의 수의적 조절 ③ 치료 내용 • 처음에는 치료사의 도움을 받아 시작함 • 시너지 패턴을 반복적으로 수행함 – 촉진(facilitation) → 수의적 움직임에 저항을 제공함 : 언어적 지시(verbal cue), 태핑(tapping), 피부자극(cutaneous stimulation) 등을 이용함 – 양측으로 노 젓기(bilateral rowing) → 치료사는 환자의 손을 잡고 '노 젓는 동작'을 만들어 줌 → '교차적인 시너지' 운동을 만들기 위해 실시함 – 환측 팔에 체중지지하기 → 팔꿉관절 폄을 촉진하기 위해 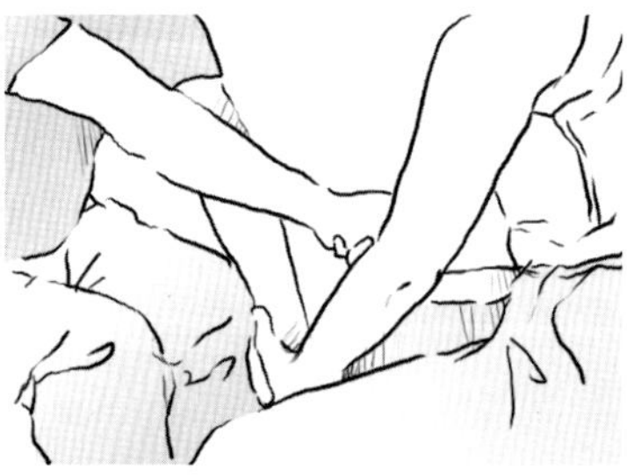 **그림 1-65 노젓기**(rowing). 치료사는 팔꿈치의 폄(extension)과 엎침(pronation)을 유도함 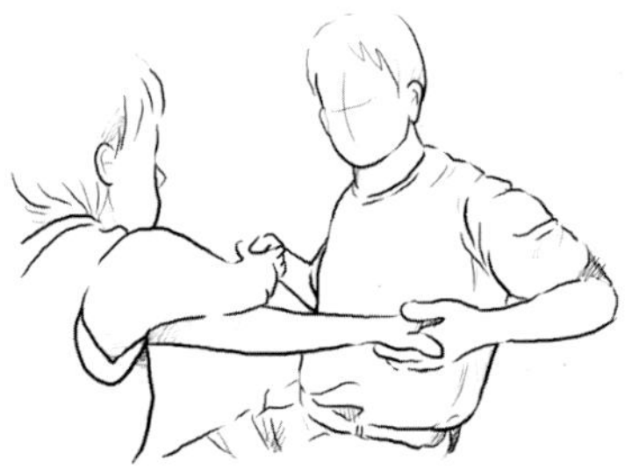 **그림 1-66 노젓기**(rowing). 팔꿈치의 굽힘(flexion)과 뒤침(supination)을 유도함

<table>
<tr><td>2~3단계
(stage 2~3)</td><td>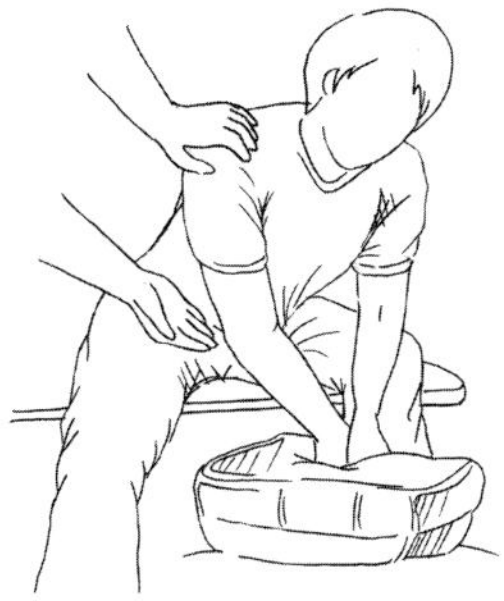
그림 1-67 양쪽 체중지지를 통해 팔의 폄을 촉진함</td></tr>
<tr><td>4~5단계
(stage 4~5)</td><td>① 회복 상태
• 시너지로부터 벗어나 수의적 움직임이 나타나기 시작함
② 치료 목표
• 새롭고 보다 복잡한 움직임 패턴 수행하기
• 시너지로부터 벗어나기
③ 치료 내용
• 팔꿉관절의 호(arc) 운동
– 팔꿈치 굽힘을 만들기 위해 호를 그리는 운동을 실시함
– 스케이트보드(skate board), 파우더 보드(powder board) 등을 이용함
– 두 가지 형태의 움직임이 교차적으로 반복됨
→ 어깨관절 수평모음(horizontal adduction)+아래팔 엎침(forearm pronation) +팔꿉관절 굽힘(elbow flexion)
→ 어깨관절 수평벌림(horizontal abduction)+아래팔 엎침((forearm pronation) +팔꿉관절 폄(elbow extension)
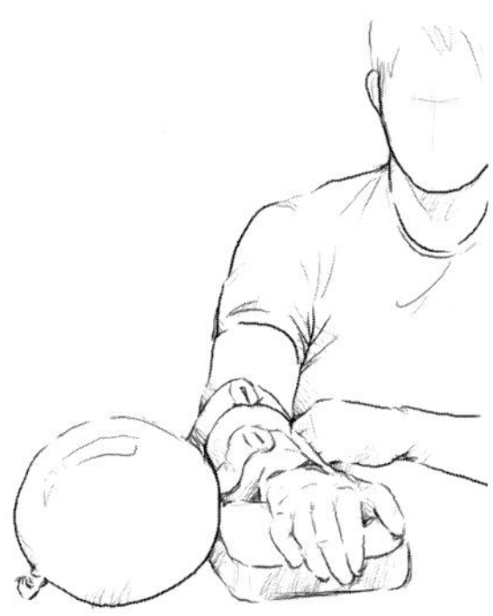
그림 1-68 볼베어링 케스터를 이용해 상지를 최소 노력으로 움직일 수 있음(스케이트 판을 활용함)</td></tr>
</table>

<table>
<tr>
<td>5~6단계
(stage 5~6)</td>
<td>

① 회복 상태

- 복잡한 움직임의 조합(combination) 및 독립적(isolated) 움직임 모두가 가능해 짐

② 치료목표

- 움직임의 조합 및 독립적 움직임의 성취
- 운동 속도의 증진

③ 치료 내용

- 상지의 완전한 회복이 없더라도 양측 활동(bilateral activity)들이 폭넓게 이루어짐
- 건측(sound side)으로 상지를 보조하는 훈련을 포함함

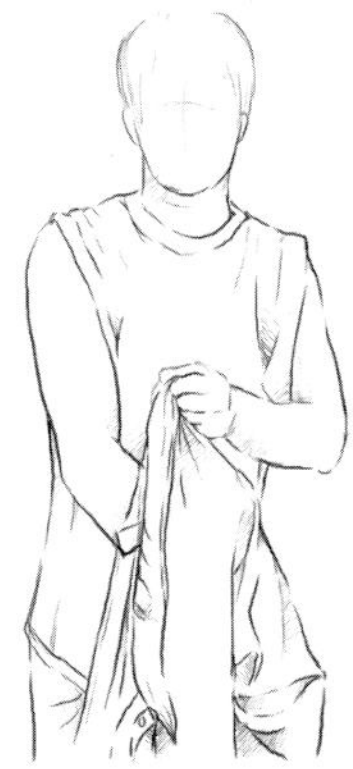

그림 1-69 환자는 폄 기능을 연습하고 있다.

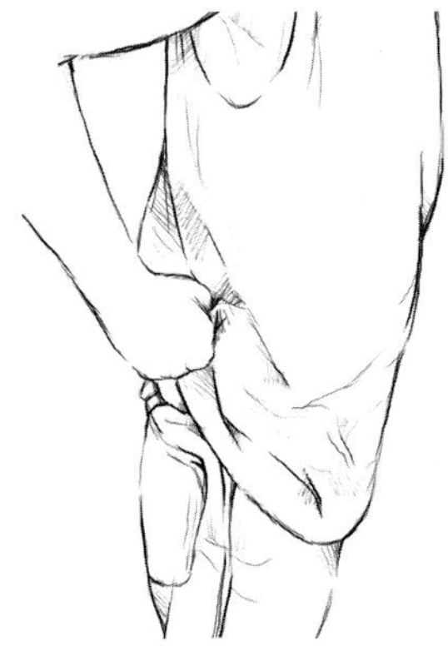

그림 1-70 팔을 뒤로 가져가 기능적인 움직임을 사용해 바지 안에 옷을 넣고 있다.

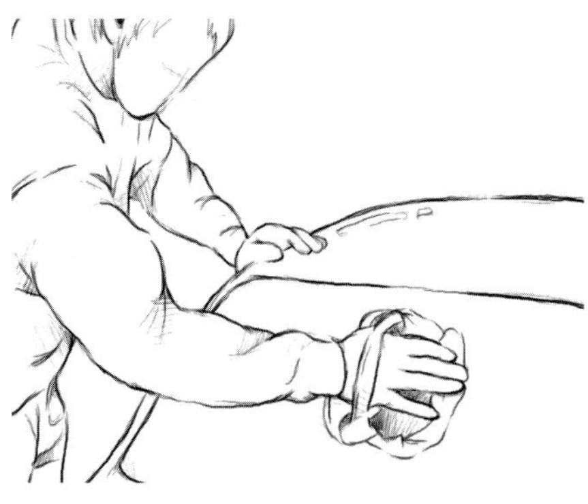

그림 1-71 기능적 굽힘(flexion)과 폄(extension)이 교차적으로 나오는 자동차 유리 닦기 활동이다. 쥐기(grasp)가 어려운 환자에게 도움(assist)이 되는 활동된다.

</td>
</tr>
</table>

7) 손 훈련(hand training)

<table>
<tr>
<td>'큰 쥐기'의
(mass grasp) 수행</td>
<td>• 재훈련(retraining)의 첫 번째 목표가 됨
• 초기 쥐기동작을 유도하는 방법이 됨
  – 몸쪽 견인반응(proximal traction response)을 이용할 수 있음
• 환자는 손목 폄(wrist extension) 상태에서 "손을 꽉 쥐세요."라는 지시를 제공함
  – 쥐기 반사(grasp reflex)를 촉진하는 동작이 됨</td>
</tr>
<tr>
<td>쥐기를 위한
손목고정
(wrist fixation for grasp)</td>
<td>• 재훈련의 두 번째 목표가 됨
• 손목 폄은 폄 시너지와 같이 동반됨
<table>
<tr><td>치료사의 저항</td><td>• '몸쪽 손바닥' 또는 '주먹'에 저항을 제공함
• 자세 : 팔을 지지한 상태로 어깨관절의 벌림 후 팔을 상승(elevation) 시킴</td></tr>
<tr><td>손목 폄근 타진</td><td>• 손목 폄을 촉진할 수 있음
• 자세는 '팔꿉관절의 폄+팔의 올림(elevation)+치료사의 지지'
• 몸쪽 폄근의 타진과 동시에 환자에게는 "손을 꼭 쥐세요."라고 지시함
• 쥐기/멈추기를 촉진하는 과정 중 적절한 시기에 타진을 제공함</td></tr>
<tr><td>팔꿉관절의
굽힘과 폄</td><td>• 팔꿉관절 폄 : 손목의 폄+주먹 쥔 상태+치료사의 당김(carry forward)
• 팔꿉관절 굽힘 : 손목과 손가락의 휴식(relaxation)+치료사의 밀기(carry back)</td></tr>
<tr><td>주먹 쥔 상태로
손목 폄
유지하기</td><td>• 환자가 주먹을 쥔 상태에서 치료사는 지지(support)를 제거(withdraw)함
• 치료사는 "그대로 유지하세요."라는 지시를 내림
• 자세가 유지되는 동안(또는 동시에) 치료사는 폄근을 타진(percussion)할 수 있음
• 목적은 '손목 폄 및 주먹 쥐기 근육들'의 동시작용을 유도함</td></tr>
<tr><td>손가락의
굽힘 및 폄</td><td>• 손가락 펴기 : 손목 쳐짐(drop)+팔꿉관절 굽힘+손가락 펴기(open)
• 손가락 쥐기 : 앞의 손목 폄 과정의 주먹 쥐기와 같음
  – 팔꿉관절 굽힘을 점진적으로 늘려나감 : 팔을 다양한 위치에 놓고 쥐기를 학습시키기 위해 실시함</td></tr>
</table>
</td>
</tr>
<tr>
<td>자발적 놓기
(active release of grasp) 훈련</td>
<td>• 재훈련의 세 번째 목표가 됨
• 일반적으로 자발적 놓기(release)는 굽힘근의 과긴장(hypertonicity)으로 인해 수행하기 어려움
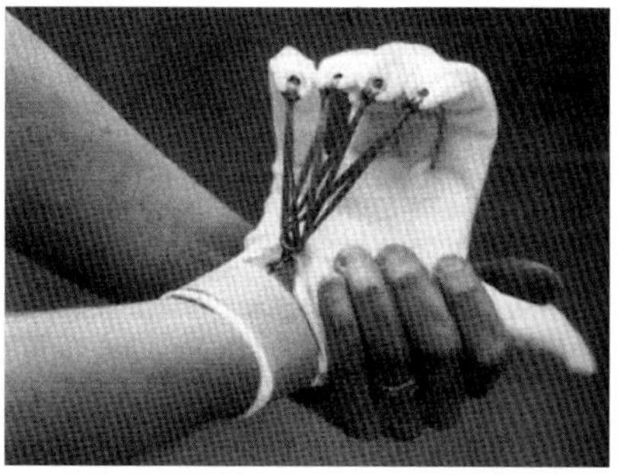
그림 1-72 고무밴드가 달린 운동 장갑(glove)</td>
</tr>
</table>

구분	항목	내용
자발적 놓기 (active release of grasp) 훈련	자세	• 치료사는 환자와 마주보고 앉게 됨 • 치료사는 환자의 엄지융기(thenar eminence)를 잡고 손의 바깥쪽으로 엄지를 당김 – 환자는 팔의 뒤침(supination)과 손목의 약한(slight) 굽힘을 유지하게 됨 • 치료사는 위와 같은 방법으로 엄지잡기를 유지하며, 아래팔의 엎침(pronate)과 뒤침(supinate)을 교차 반복적으로 실시함 – 뒤침(supination)이 더 강조되는 동작이 됨 • 엄지에 압력 제공하기 – 엎침 시에는 압력을 감소시키고, 뒤침 시에는 압력을 증가시킴
	피부자극	• 아래팔의 뒤침(forearm supination)이 일어나는 동안 손과 손목의 등(dorsum)쪽을 자극함 – 손가락 폄근에 긴장을 유발시킬 수 있음 – 손가락 폄을 유도함
	아래팔의 뒤침	• 아래팔 뒤침 시 환자는 손가락 펴기에 참여할 수 있음
	과도한 노력	• 환자의 과도한 노력(애씀)은 오히려 굽힘을 유발시키므로 피해야 함
	손가락 폄근의 신장	• 굽힘근의 신장은 부정적 영향을 미치므로 피하는 것이 바람직함
	능동적 손가락 폄	• 고무밴드가 달린 '운동 장갑(glove)'을 이용할 수 있음
	팔의 올림	• 어깨선(shoulder line) 이상 팔을 올리는 것은 손가락의 '폄 반사'를 유발함
교차적인 주먹 쥐기와 펴기 (alternate fit opening and closing)		• 손가락 폄(extension)의 회복이 어느 정도 완성되었을 때 시작할 수 있음
	자세 및 순서	• 환자의 팔은 아래로 내려짐 • 환자의 팔꿉관절은 굽힘자세를 유지함 • 환자의 위팔과 손목은 지지됨(supported) • 치료사는 주먹쥐기를 지시한 후 멈추라는 지시를 함 • 손가락의 이완(relax)이 발생하는 순간 손가락 폄을 촉진하는 동작을 수행함 • 앞의 두 단계(주먹 쥐기와 폄을 촉진하는 동작)를 교대로 수행함
굽힘근의 이완 (relax) 단계		• 굽힘근이 이완(relax) 상태일 때 – 환자의 손은 무릎 위에 올려짐 – 자뼈(ulnar) 쪽이 아래를 향하게 됨 – 엄지를 검지로부터 멀어지게 하는 동작을 시도됨 • 치료사의 자극 – 엄지벌림근(abductor pollicis)과 짧은 엄지 폄근(extensor pollicis brevis)의 힘줄을 자극함 → 손목을 지나는 부위에 태핑(tapping) 또는 마찰(friction)을 제공함

1.4 PNF 접근법(Proprioceptive neuromuscular facilitation approach)

<table>
<tr><td>개요</td><td colspan="2">• 1940년대에 시작된 접근법
• Herman Kabat
– PNF 창시자
– 의사
– 신경생리학자
• 1951년경 대각선 패턴 외 여러 테크닉들이 확립됨
• 고유수용기(proprioception)를 자극하여 신경근육계 반응을 촉진/억제하는 치료법임
• PNF의 효율적 사용을 위해서는 정상적 발달을 먼저 이해하고 운동기술들을 학습해야 함
• 정상적 움직임과 운동발달에 기초한 접근법임
• 대상 질환 : 파킨슨 병(Parkinson's disease), 척수손상, 관절염, 뇌졸중, 두부 외상 등</td></tr>
<tr><td rowspan="3">치료 원칙
(Principles of treatment)
: Voss가 제안한 11가지 원칙</td><td>모든 인간은 완전히 발달되지 않을 가능성을 지니고 있다.</td><td>• PNF의 기초철학이 됨
• 평가 및 치료계획에 있어 환자의 능력과 가능성이 강조됨
• 사례
– 편측에 약함(weakness)이 있는 환자는 건측을 이용하여 환측을 보조할 수 있음
– 이완된 팔을 가진 경우 건측(sound side)의 머리, 목, 몸통 등의 근육을 이용할 수 있음</td></tr>
<tr><td>정상 운동발달은 '머리에서 꼬리(cervicocaudal)' 순으로, '몸쪽(proximal)에서 먼쪽(distal)' 순으로 진행된다.</td><td>• 평가와 치료는 머리에서 꼬리로, 몸쪽에서 먼쪽 방향으로 진행됨
• 심각한 장애를 가진 경우
– 치료 포커스는 '시각 → 청각 → 전정감각 → 몸통 상부 및 사지'의 순으로 나아감
• '몸쪽에서 먼쪽' 방향으로의 진행함
– 사지(팔다리)의 기능 발달보다 머리와 목의 기능발달을 먼저 추구함</td></tr>
<tr><td>초기 운동행동(motor behavior)은 반사활동(reflex activity)에 의해 지배받는다.</td><td>• 인간은 성숙할수록 원시(primitive) 반사들을 통합하거나 이용할 수 있게 됨
• 구르기(rolling), 기기, 앉기 등과 같은 진보적 발달을 강화시킬 수 있음</td></tr>
</table>

<table>
<tr>
<td rowspan="3">치료 원칙
(Principles of treatment)
: Voss가 제안한 11가지 원칙</td>
<td>초기의 운동행동 (motor behavior)은 자발적(spontaneous) 움직임이 특징이며, 또한 팔/다리의 굽힘과 폄 사이를 오간다. 이러한 움직임의 특징은 율동적(rhythmic)이며 전환적(reversing)이다.</td>
<td>• 치료 시 양방향(both direction) 움직임의 사용이 중요함
• 활동의 사례 : 의자에서 일어나기 훈련
– 의자에 다시 앉기에 대한 고려가 필요함
– 앉기 시 필요한 원심성(eccentric) 수축이 손상된 경우는 회복이 어려움
◦ 적절히 치료되지 않을 경우 부적절한 운동조절이 나타남
◦ 결국 의자에 부드럽게 앉지 못하게 됨 : 넘어짐(drop)이 나타남</td>
</tr>
<tr>
<td>운동행동(motor behavior)의 발달은 움직임 및 자세의 패턴으로 표현된다.</td>
<td>• 정상 아동의 발달 패턴 순서
– 뒤집기(roll) → 기기(crawl & creep) → 서기 → 걷기
• 이동(locomotion)
각 단계에서 아동은 다른 패턴과 자세에서 팔/다리의 사용법을 학습하게 됨
– 첫 단계
◦ 아동은 안정된(지지된) 자세(prone/supine)에서 손 뻗기(reaching) 또는 쥐기를 할 수 있게 됨
– 이후의 단계
◦ 자세조절이 더 발달하게 되며, 옆으로 누운(side-lying) 자세, 앉은 자세, 선 자세에서도 손을 사용할 수 있게 됨
• 운동수행의 극대화
– 운동수행의 극대화를 위해 다양한 발달적 자세에서 수행(work)할 수 있는 기회가 자주 제공되어져야 함</td>
</tr>
<tr>
<td>운동행동(motor behavior)의 성숙은 '순환적 경향(cyclic tend)'을 지닌다. 이것은 굽힘근과 폄근 사이의 '우세성 이동(dominance shift)'에 의해 이뤄진다.</td>
<td>• 길항근(antagonist)들 사이의 이동(shift)
– 근육의 ‘균형 및 조절’의 발달에 도움이 됨
– PNF의 주요 목표 중 하나는 ‘길항근(antagonist)들 사이의 균형’임
• 균형감의 형성
– 발달상 균형감의 형성은 기기(creeping) 활동 이전에 나타남
– 손과 무릎의 지지를 통해 앞으로 흔들기(폄근의 우세)와 뒤로 흔들기(굽힘근 우세)가 나타남
– 자세조절 및 균형감은 기기가 시작되기 전에 성취되어야 하는 과제임</td>
</tr>
</table>

<table>
<tr>
<td rowspan="3">치료 원칙
(Principles of treatment)
: Voss가 제안한 11가지 원칙</td>
<td>정상 운동발달은 순서에 의해 진행되지만, 한 단계 한 단계씩(step by step) 구분되는 것이 아니라 중복되어 발생된다.</td>
<td>• 아동이 보다 진보된 활동을 하기 전 그 전단계의 활동들이 반드시 완성되는 것은 아님
• 원하는 결과를 얻기 위해 특정 테크닉이나 한 가지 발달적 자세만을 사용하는 것은 비효율적 방법이 됨
• 발달순서가 오르내리는 경향은 매우 자연스런 현상임
• 활동에 필요한 인지적 요구가 고려되어야 함
- 자세변화에 따라 인지 및 시각처리 수준은 영향을 받음
사례
<table>
<tr><td>실조증(ataxic) 환자</td><td>• 앉은 자세에서 쓰기의 어려움이 있음
• 보다 안정된 지지가 만들어진 상태에서 쓰기 연습을 실시해야 함
- 팔꿈치 지지(prone on elbow)를 통한 수행
- 복잡하고 섬세한 운동의 수행보다는 안정된 자세를 먼저 추구함</td></tr>
<tr><td>평평한 바닥에서 걷기가 어려운 환자</td><td>• 계단 오르내리기 같은 보다 높은 수준의 활동을 제공함
- 평평한 바닥에서 잘 걸을 수 있도록 도움을 제공함</td></tr>
</table>
</td>
</tr>
<tr>
<td>이동(locomotion)은 폄근과 굽힘근의 상호 교환적 수축에 의해 이루어진다. 자세(posture) 유지는 불균형에 대한 지속적 수정을 요구한다. 짝을 이루는 길항근(antagonist)의 움직임, 반사(reflex), 근육, 관절 등은 필요 시(움직임 또는 자세 시) 서로 상호작용한다.</td>
<td>• 길항근(antagonist) 사이의 균형의 성취를 의미함
• 치료
- 불균형들을 교정시켜줌
- 먼저 경직(spasticity)을 억제한 후 길항근, 반사, 자세 등을 치료함
사례
<table>
<tr><td>불균형의 예 1</td><td>• 두부 손상(head injured) 환자가 앉기 균형을 유지하지 못함
• 몸통의 폄근 긴장으로 인해 적절한 앉기가 어려움</td></tr>
<tr><td>불균형의 예 2</td><td>• 편마비 환자의 손에 굽힘 시너지로 인해 굽힘근이 긴장된 상태(tight)가 나타남</td></tr>
</table>
</td>
</tr>
<tr>
<td>운동능력의 향상은 운동학습(motor leaning)에 의해 결정된다.</td>
<td>• 치료사에 의해 제공되는 다양한 감각입력(multisensory input)
- 환자의 운동학습을 촉진시킴
- PNF의 중요한 부분이 됨</td>
</tr>
</table>

신경계작업치료

<table>
<tr>
<td rowspan="3">치료 원칙
(Principles of treatment)
: Voss가 제안한 11가지 원칙</td>
<td>운동능력의 향상은 운동학습(motor leaning)에 의해 결정된다.</td>
<td>• 사례 : 컵 잡기
– 어깨관절의 굽힘을 이용한 선반 위의 컵 잡기
– 치료사의 언어적 지시(input)가 추가될 수 있음
◦ "컵을 향해 뻗으세요." : 시각을 이용하므로 운동 반응이 촉진됨(언어적 촉진으로 목표물을 보기 때문)
• 촉각, 청각, 시각 입력과 운동학습
– 외부 신호(촉각, 청각, 시각)들이 더 이상 필요하지 않을 때 운동학습이 이루어짐</td>
</tr>
<tr>
<td>잦은(frequency) 자극(stimulation) 및 활동의 반복(repetition)은 운동학습의 촉진과 유지에 사용되며, 또한 근력과 지구력 향상에 유용한다.</td>
<td>• PNF를 배우는 치료사처럼 환자 역시 새로운 운동기술(motor skill)을 연습할 기회가 필요함
• 아동의 발달과정 중 특정 운동기술이 성숙해질 때까지 아동은 다양한 상황과 자세에서 지속적으로 그 기술을 반복함
▌사례
<table>
<tr><td>걷기</td><td>• 수많은 실패를 경험하지만 그 노력은 그 기술이 습득될 때까지 반복하게 됨
• 걷기 활동이 학습되면 그 기술은 아동의 일부분이 됨
• 경우에 따라 자동적 또는 의도적으로 걷기 기술을 사용하게 됨</td></tr>
<tr><td>피아노(또는 테니스)를 배우기</td><td>• 연습의 기회가 없으면 운동학습의 성공도 일어날 수 없음</td></tr>
</table></td>
</tr>
<tr>
<td>촉진(facilitation) 테크닉과 병행되는 목적 지향적인(goal-directed) 활동은 걷기 패턴 및 ADL 활동의 조기학습에 사용된다.</td>
<td>• 촉진(facilitation) 테크닉의 자기관리(self care) 적용
– 기능 증진이 목적이 됨
– 기능 증진은 교육과 연습만으로 이루어지는 것이 아님(그 이상의 것이 필요함)
• 문제(deficiency) 교정법(correction)
– 원하는 반응을 이끌어내기 위해 직접 손을 이용한 접촉(manual contact) 또는 기타 테크닉을 적용함
→ 손가락 폄근의 신장 : 물건 놓기를 촉진하기 위해 실시함
→ 어깨관절 및 골반에 'joint approximation'을 적용함
◦ 실조증(ataxic) 환자에게는 안정성을 제공함</td>
</tr>
</table>

1. 운동학습(Motor learning)

- 운동학습은 다감각적 접근(multi-sensory approach)이 필요함
- 원하는 반응을 얻기 위해 청각, 시각, 촉각 시스템을 모두 사용함

1) 청각 시스템(auditory system)

<table>
<tr><td rowspan="2">언어적 지시
(verbal command)</td><td colspan="2">• 간단명료하게 지시함
• 시간의 적절성이 중요함
– 너무 늦거나 빠르지 않아야 함
• 음성 톤(tone)은 환자의 반응에 영향을 미칠 수 있음</td></tr>
<tr><td>음성 톤의 영향</td><td>• 강하고 날카로운 지시
– 스트레스 상황을 더 자극하게 됨
– 최대 운동반응이 요구될 때 사용함
• 부드러운 톤의 음성
– 저항제공 시 사용함
– 부드러운 움직임을 촉진하고자 할 때 사용함
– 통증이 있는 상황에서 사용함
• 중도의 음성 톤
– 환자가 최선의 노력을 다하고 있을 때 사용함</td></tr>
<tr><td>청각적 피드백
(auditory feedback)</td><td colspan="2">• ‘언어적 중재(verbal mediation) 전략’을 사용함
• 휠체어 이동 시 분명한 어투(to say aloud)를 이용해 교육함
– 안전성과 독립성을 촉진시킬 수 있음</td></tr>
</table>

2) 시각 시스템(visual system)

시각적 자극(stimuli)	• 움직임의 시작과 움직임 협응(coordination)을 도와줌
사례	• 치료사의 위치나 움직임을 단서(cue)로 활용할 수 있음 • 앞쪽으로의 움직임 유도 시 치료사는 환자의 전방 측면에 위치해야 함

3) 촉각 시스템(tactile system)

발달	• 발달상 촉각 시스템은 청각 및 시각 시스템보다 먼저 성숙됨 – 촉각 시스템이 보다 효율적임
접촉제공	• 손(도수) 접촉(manual contact) – 촉각 입력의 대표적인 방법임 – 원하는 반응을 강화하고 유도하기 위해 사용됨 → 움직임 유도를 위해 부드러운 접촉(gentle touch)을 사용함 → 움직임의 시작을 위해 스트레칭(stretch)을 사용함 → 근력강화를 위해 저항(resistance)을 사용함

연습제공	• 운동 수행의 속도 및 정확도 향상을 위한 연습(practice)의 기회가 필요함 – 반복을 통해 습관적인 패턴을 수립함 → 자의적 노력 없이도 자동적으로 발생되는 패턴 – PNF 치료에서의 2가지 연습 방법 → 부분과제(part-task) 연습 → 전체과제(whole-task) 연습

2. 치료의 수행(Treatment implementation)

1) 대각 패턴(diagonal patterns)

• 가장 기능적인 활동에서 관찰되는 큰 움직임의 패턴(mass movement pattern)을 말함

(1) 편측 패턴(unilateral patterns)

① 상지 D_1 굽힘(upper extremity D_1 flexion)

자세	• 어깨뼈 : 올림(elevation) + 벌림(AB) + 돌림(R) • 어깨관절 : 굽힘(F) + 모음(AD) + 바깥돌림(ER) • 팔꿉관절 : 굽힘(F) 또는 폄(E) • 아래팔 : 뒤침(S) • 손목 : 노뼈쪽 굽힘(RF) • 손가락 : 굽힘(F) + 모음(AD) • 엄지 : 모음(AD)
기능적 활동의 예	• 식사 때 손을 입으로 가져오기 • 테니스의 포핸드(forehand) 자세 • 오른손으로 왼쪽 머리 빗기 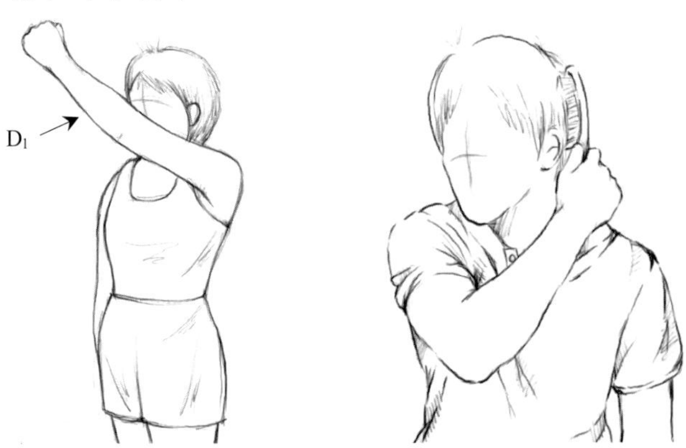 **그림 1–73** 상지 D_1 굽힘

② 상지 D_1 폄(upper extremity D_1 extension)

자세	• 어깨뼈 : 내림(depression)+모음(AD)+돌림(R) • 어깨관절 : 폄(E)+벌림(AB)+안쪽돌림(IR) • 팔꿉관절 : 굽힘 또는 폄 • 아래팔 : 엎침(P) • 손목 : 자뼈쪽 폄(UE) • 손가락 : 폄(E)+벌림(AB) • 엄지 : 모음(AD)
기능적 활동의 예	• 자동차 안에서 문을 밀면서 열기 • 테니스의 백핸드(backhand) 자세 • 'prone'에서 'supine'으로 구르기(roll) 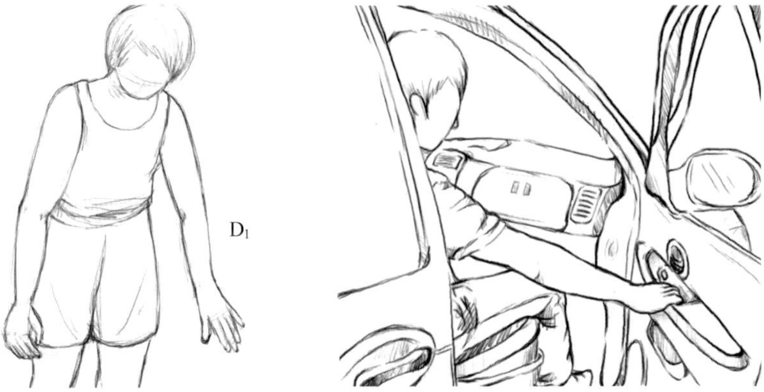 그림 1-74 상지 D_1 폄

③ 상지 D_2 굽힘(upper extremity D_2 flexion)

자세	• 어깨뼈 : 올림(elevation)+모음(AD)+돌림(R) • 어깨관절 : 굽힘(F)+벌림(AB)+바깥돌림(ER) • 팔꿉관절 : 굽힘(F) 또는 폄(E) • 아래팔 : 뒤침(S) • 손목 : 노뼈쪽 폄(E) • 손가락 : 폄(E)+벌림(AB) • 엄지 : 폄(E)
기능적 활동의 예	• 오른손으로 오른쪽 머리 빗기 • 테니스 서브 시 라켓 들어올리기 • 수영의 배영 동작(back stroke)

기능적 활동의 예	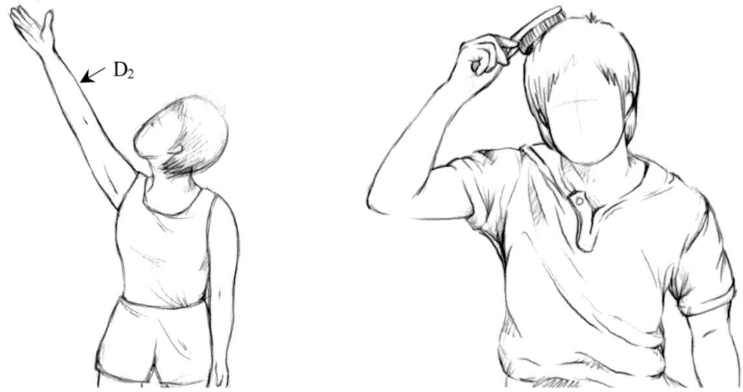 그림 1-75 상지 D_2 굽힘

④ 상지 D_2 폄(upper extremity D_2 extension)

자세	• 어깨뼈 : 내림(depression) + 벌림(AB) + 돌림(R) • 어깨관절 : 폄(E) + 모음(AD) + 안쪽돌림(IR) • 팔꿉관절 : 굽힘 또는 폄(F or E) • 아래팔 : 엎침(P) • 손목 : 자뼈쪽 굽힘(UF) • 손가락 : 굽힘(F) + 모음(E) • 엄지 : 대립(O)
기능적 활동의 예	• 야구공 던지기 • 테니스 서브 시 테니스 공 때리기(hitting) • 오른손으로 바지의 왼쪽 단추 잠그기 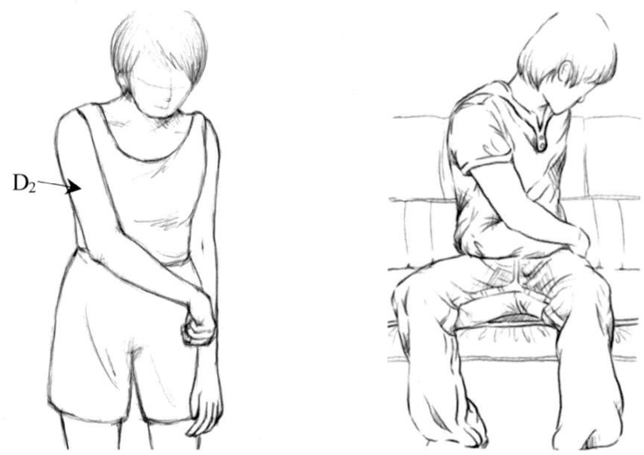 그림 1-76 상지 D_2 폄

⑤ 하지 D_1 굽힘(lower extremity D_1 flexion)

자세	• 엉덩관절 : 굽힘(F)＋모음(AD)＋바깥돌림(ER) • 무릎관절 : 굽힘(F) 또는 폄(E) • 발목 : 발등굽힘(DF)＋내번(IV) • 발가락 : 폄(E)
기능적 활동의 예	• 축구공 차기 • 'supine'에서 'prone'으로 구르기(roll) • 다리를 교차하여 신발 신기(무릎 위) 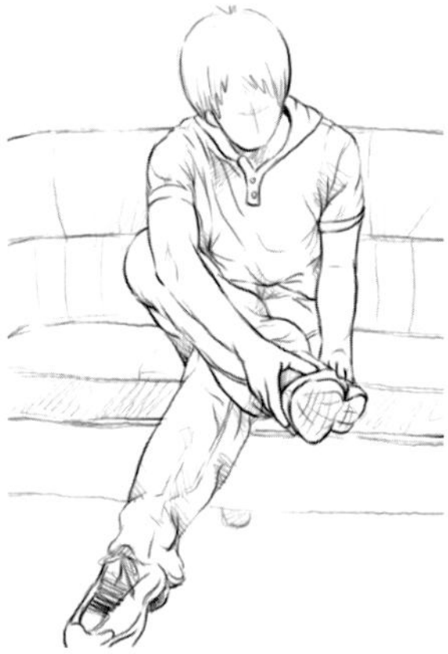 **그림 1-77** 하지 D_1 굽힘

⑥ 하지 D_1 폄(lower extremity D_1 extension)

자세	• 엉덩관절 : 폄(E)＋벌림(AB)＋안쪽돌림(IR) • 무릎관절 : 굽힘(F) 또는 폄(E) • 발목 : 발바닥쪽굽힘(PF)＋외번(EV) • 발가락 : 굽힘(F)
기능적 활동의 예	• 바지에 다리 넣기 • 'prone'에서 'supine'으로 구르기 　– 하지 D_2 굽힘/폄의 돌림 요소 　– 상지 패턴과 정반대의 움직임 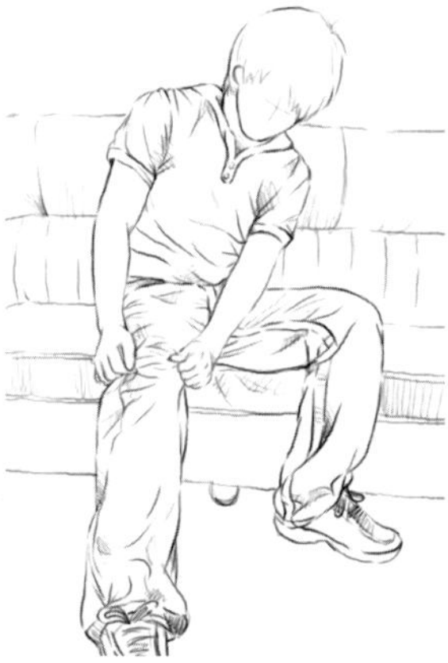 **그림 1-78** 하지 D_1 폄

⑦ 하지 D_2 굽힘(lower extremity D_2 flexion)

자세	• 엉덩관절 : 굽힘(F) + 벌림(AB) + 안쪽돌림(IR) • 무릎관절 : 굽힘(F) 또는 폄(E) • 발목 : 발등굽힘(DF) + 외번(EV) • 발가락 : 폄(E)
기능적 활동의 예	• 가라데 발차기 • 평영(개구리 수영)에서 발뒤꿈치 끌어당기기 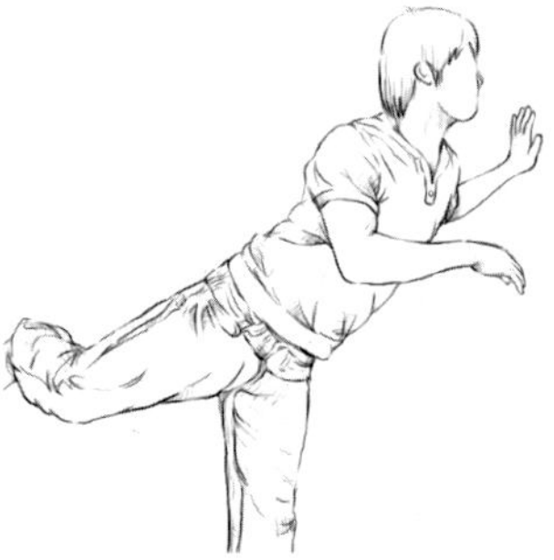 **그림 1-79** 하지 D_2 굽힘

⑧ 하지 D_2 폄(lower extremity D_2 extension)

자세	• 엉덩관절 : 폄(E) + 모음(AD) + 바깥돌림(ER) • 무릎관절 : 굽힘(F) 또는 폄(E) • 발목 : 발바닥쪽굽힘(PF) + 내번(IV) • 발가락 : 굽힘(F)
기능적 활동의 예	• 보행 시 차고 나가기(push off) • 수영의 평영에서 발차기(kick) • 다리가 교차된 상태로 길게 앉기(long sitting) 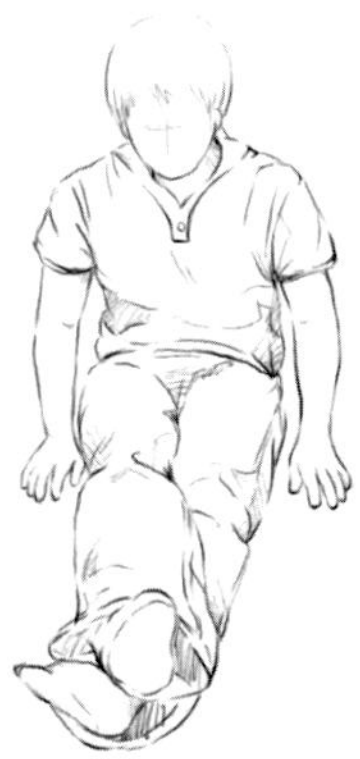 **그림 1-80** 하지 D_2 폄

(2) 양측성 패턴(bilateral patterns)

• 사지의 움직임은 양쪽의 대각선 패턴 조합에 의해 강화됨

① 대칭적 패턴(symmetric patterns)

자세	• 짝을 이루는 사지는 동시에 비슷한 움직임을 보임 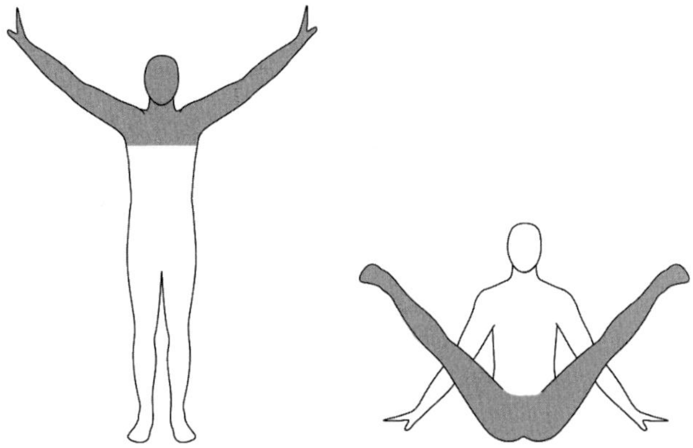 **그림 1-81** 대칭적 패턴(Symmetric patterns)
대칭적 패턴의 사례	• D_1 폄 : 의자 밀며 일어나기 • D_2 폄 : 풀오버(pullover) 스웨터 벗기 • D_2 굽힘 : 높은 선반의 큰 물건 들기 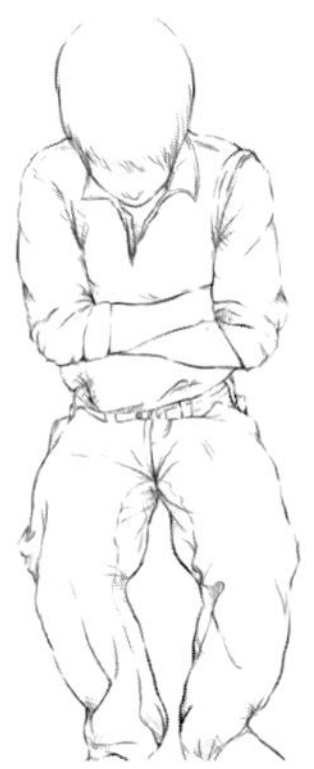 **그림 1-82** 대칭적 패턴의 사례 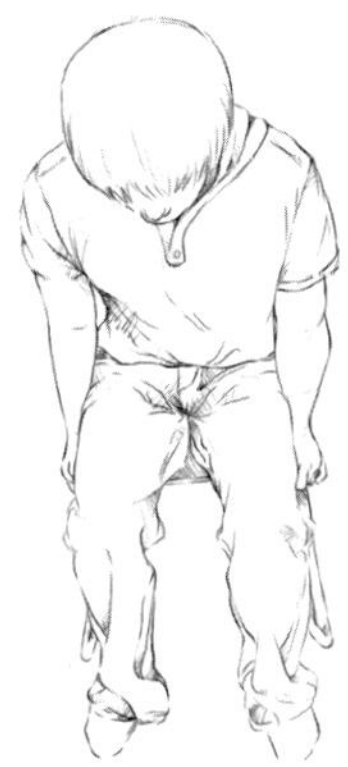 **그림 1-83** 풀오버(pullover) 스웨터 벗기 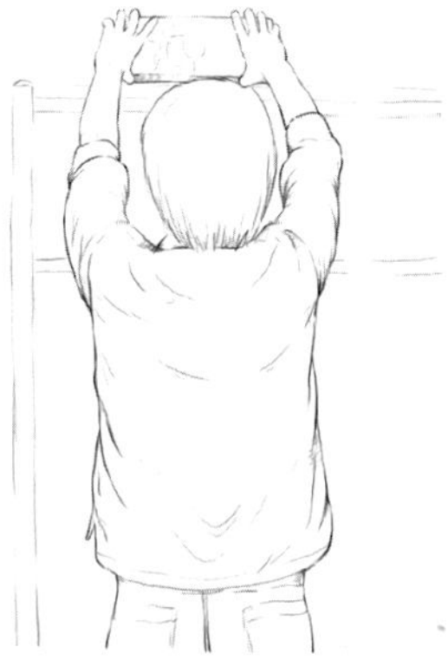 **그림 1-84** 높은 선반의 큰 물건 들기
양측 대칭성 상지 패턴들	• 몸통의 굽힘 및 폄을 촉진함

② 비대칭적 패턴(asymmetric patterns)

<table>
<tr><td>자세</td><td>• 짝을 이루는 사지는 동시에 편측을 향한 움직임을 보임
• 몸통의 돌림을 촉진시킴
  – 양손의 접촉이 있음
  – 패기(chopping)와 들기(lifting) : 큰 몸통 돌림이 발생
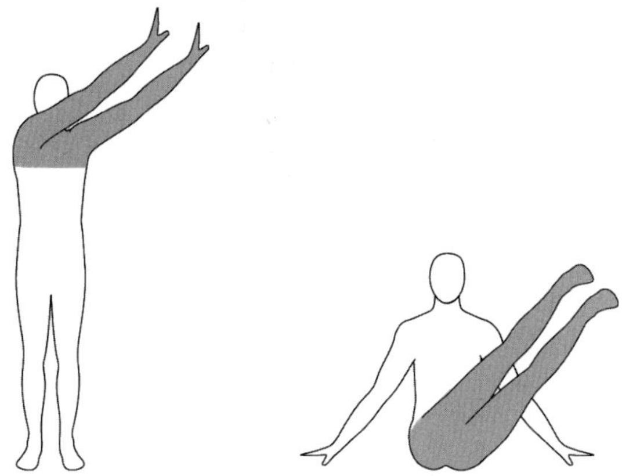
그림 1–85 비대칭적 패턴(Asymmetric patterns)
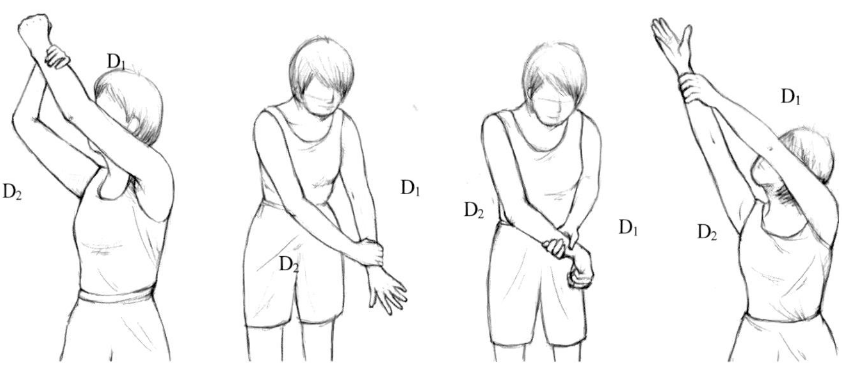

그림 1–86 패기(chopping)와 들기(lifting)</td></tr>
<tr><td>손 접촉을 통한 자가 접촉(self-touching)이 나타나는 경우</td><td>• 통증이 있는 경우
• 큰 힘이나 조절이 필요할 경우 그 동작을 강화시키기 위해
예 야구 선수의 배트 쥐기, 테니스 선수의 두 손을 이용한 백핸드</td></tr>
<tr><td>비대칭 패턴의 사례</td><td>• 왼쪽 귀에 귀걸이하기
  – 왼쪽으로 양측성 비대칭성 굽힘이 나타남
  – 왼팔 : D_2 굽힘
  – 오른팔 : D_1 굽힘</td></tr>
</table>

비대칭 패턴의 사례	• 왼쪽의 지퍼 올리기 – 왼쪽으로 양측성 비대칭 폄이 나타남 – 오른팔 D_2 폄 – 왼팔 D_1 폄 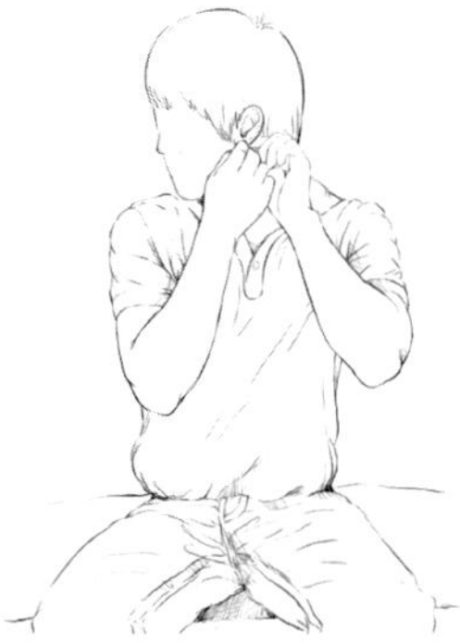 **그림 1-87** 귀걸이하기

③ 상호적 패턴(reciprocal patterns)

자세	• 짝을 이루는 사지가 동시에 반대 방향으로 움직임을 보임 – 동시의 대각선(diagonal) 또는 혼합된 대각선 방향이 나타남 • 짝을 이루는 사지의 움직임이 혼합된 대각선 방향일 때 머리, 목, 몸통에 안정성을 제공함 – 머리와 목이 정중앙에 위치할 때 사지의 움직임은 서로 반대 방향이기 때문 • 고난이도의 균형을 요구하는 활동 – 상호적 패턴 나타남 – 편측 사지는 D_1 폄, 반대쪽은 D_2 굽힘이 나타남 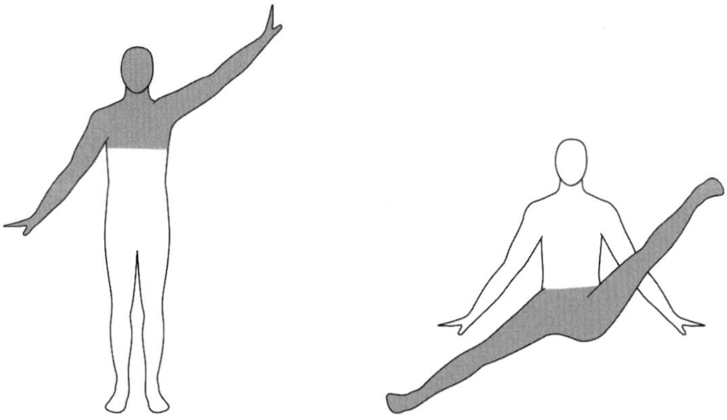 **그림 1-88** 상호적 패턴(Reciprocal patterns)

자세	– 야구공 던지기, 걷기, 수영에서의 사이드스트로크(sidestroke) – 평균대 걷기 – 편측 사지는 '대각선 굽힘' 패턴, 반대쪽은 '대각선 폄'이 나타남 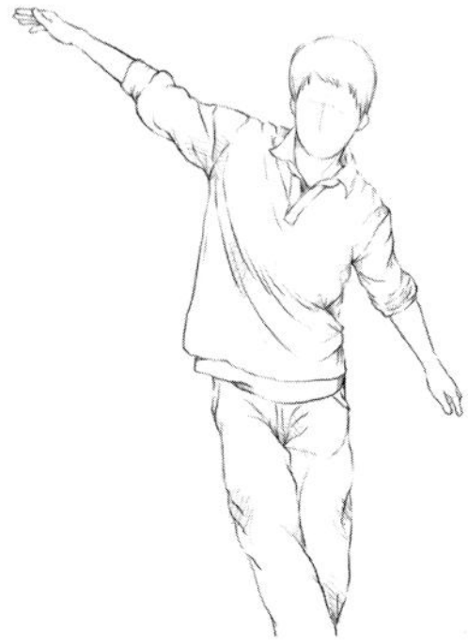 그림 1-89 균형을 요구하는 활동

(3) **복합된 상하지의 움직임**(combined movements of upper and lower extremities)

동측 패턴 (ipsilateral patterns)	• 같은 쪽 팔다리가 같은 시간, 같은 방향으로의 움직임을 보임 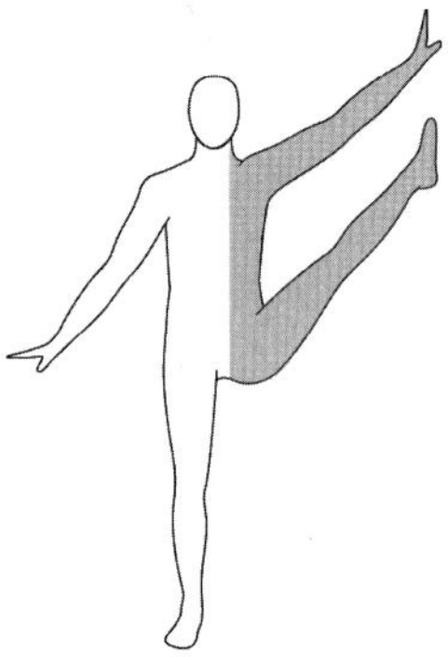 그림 1-90 동측 패턴(Ipsilateral patterns)
반측 패턴 (contralateral patterns)	• 반대 쪽 팔다리가 같은 시간, 같은 방향으로의 움직임을 보임 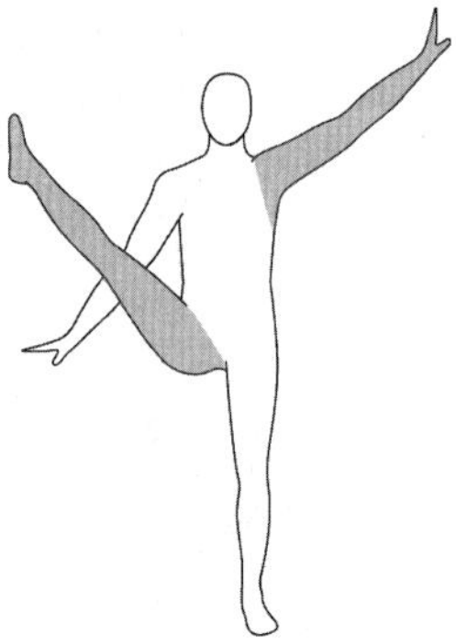 그림 1-91 반측 패턴(contralateral patterns)

<table>
<tr><td>대각선 상호 패턴
(diagonal reciprocal patterns)</td><td>• 반대 쪽 팔다리가 반대 방향으로의 움직일 때 기준이 되는 팔다리는 같은 시간, 같은 방향으로의 움직임을 보임
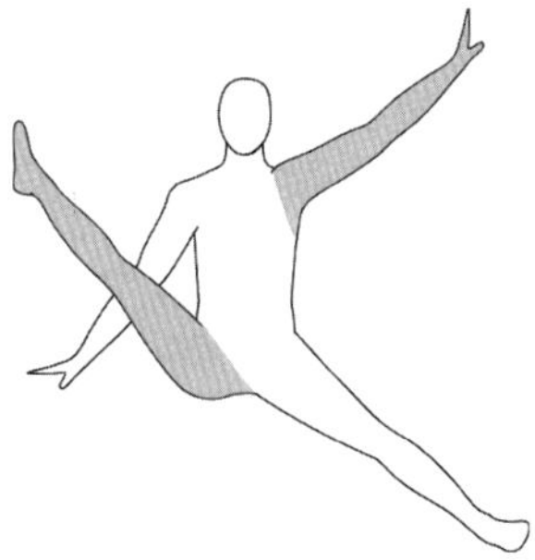
그림 1-92 대각선 상호 패턴
(diagonal reciprocal patterns)</td></tr>
</table>

2) 전체 패턴(total patterns)

전체패턴	• 발달적 자세들을 말함 • 몸쪽(머리, 목, 몸통)과 먼쪽(팔다리) 요소 사이의 상호작용을 필요로 함 • 자세의 유지가 매우 중요함 • '전체 패턴'의 구성을 돕는(support) 요소 – 움직임과 자세의 전체 패턴은 인간의 정상발달 과정 중 일부분으로 경험하게 됨 – '전체 패턴' 내/외의 움직임 및 자세유지 능력은 정상발달 요소들을 증진시킴 예 반사 통합 및 지지, 길항근 사이의 균형, 머리에서 꼬리 방향으로의 운동발달, 몸쪽에서 먼쪽 방향으로의 운동발달 • 전체 패턴의 사용은 자세잡기와 자세유지를 증진시킴 – 모든 기능적 활동에 중요한 역할을 함

3) 테크닉(techniques) 및 사례

주동근을 위한 기법 (technique directed to the agonist)	• 반복 수축(repeated contraction) – 근력, ROM, 지구력의 향상에 필요함 – 수의적 움직임(voluntary movement) 촉진에 사용됨 → 등척성 및 등장성 수축을 이용한 신장 및 저항을 통해 촉진됨 • 율동적인 시작(rhythmic initiation) – 움직임의 시작 능력을 증진시키기 위한 기법이 됨 – 수의적 이완, 수동적 동작, 반복적 등장성 수축 기법 등을 사용
길항근 반전 기법 (reversal of antagonists technique)	• 느린 반전(slow reversal) – 길항근의 등장성(isotonic) 수축 다음으로 주동근의 등장성 수축이 이어짐

길항근 반전 기법 (reversal of antagonists technique)	• 율동적 안정화(rhythmic stabilization) – 길항근 그룹들의 동시 등척성(isometric) 수축을 유발하므로 안전성을 증진시킴
이완 기법 (relaxation techniques)	• 수축–이완(contract-relax) • 유지–이완(hold-relax) • 느린 반전–유지–이완(slow reversal-hold-relax) • 율동적 돌림(rhythmic rotation)
PNF 패턴의 적용 사례	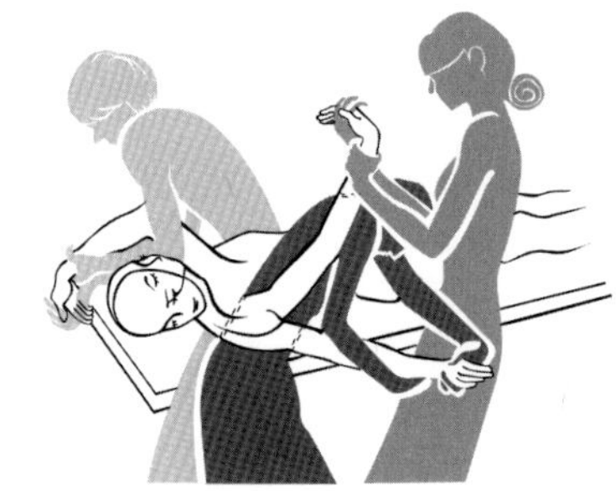 **그림 1-93** D_1 굽힘 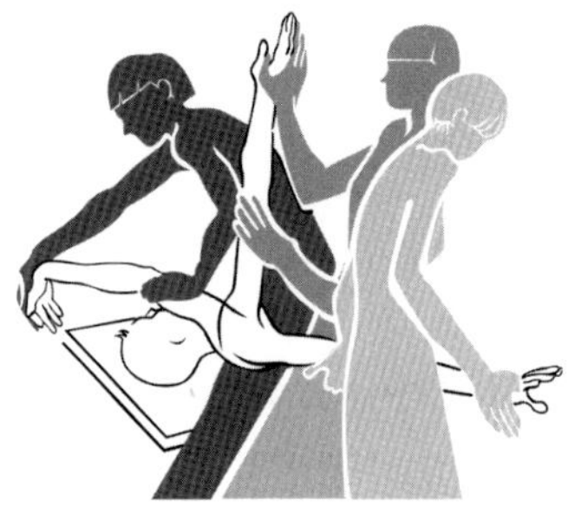 **그림 1-94** D_1 폄 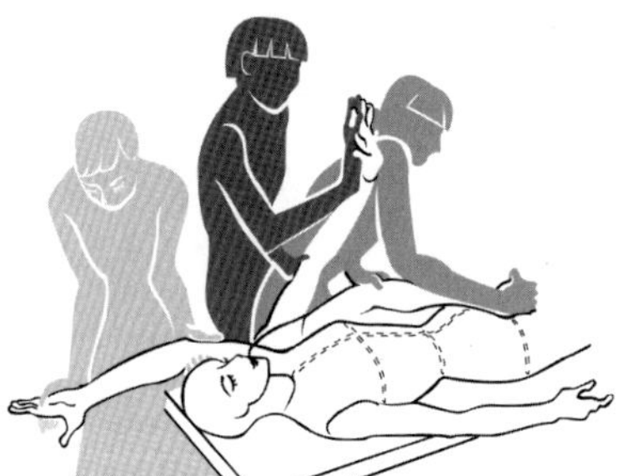 **그림 1-95** D_2 굽힘 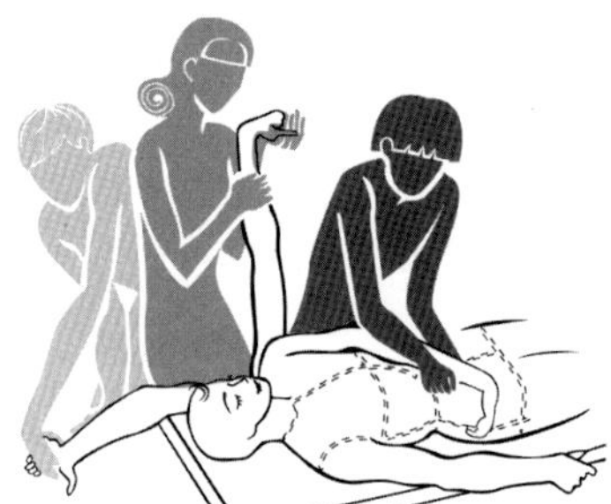 **그림 1-96** D_2 폄 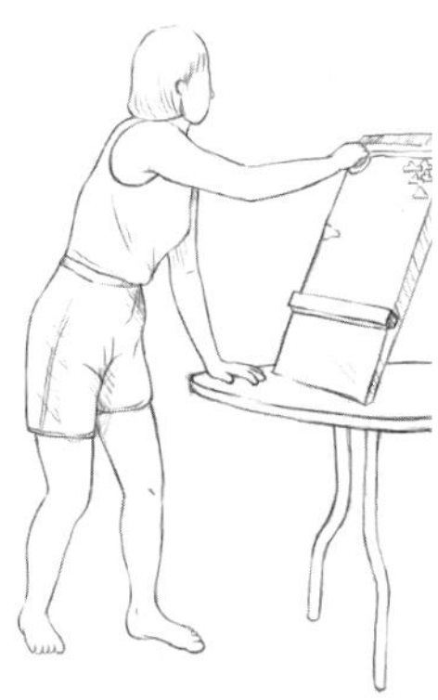 **그림 1-97 손바닥 쥐기(palmar prehension)활동.** 양측의 상호적 D_1패턴 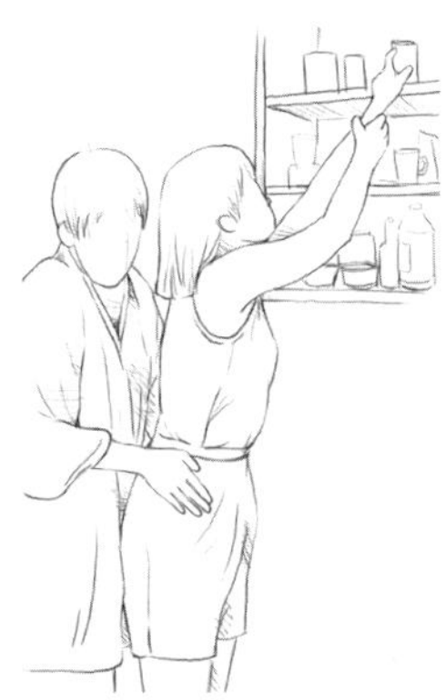 **그림 1-98 왼손으로 물건 들기(lifting).** 치료사는 골반 쪽으로 접근해야한다. 안정적이고 율동적 수행이 중요한 요소가 된다.

1.5 운동학습(Motor learning)

1. 기초 이론

정의	• 운동학습(motor learning) – '운동학습'이란 장시간에 걸쳐 학습된 운동의 패턴(movement pattern)의 변화 및 습득을 말함 → 다양한 운동 프로그램들을 코드화하기 위해 인지 및 시각의 처리과정을 포함하게 됨 – 운동학습에는 연습과 경험이 내포됨 • 운동조절(motor control) – 운동조절이란 운동학습의 결과를 말함 → 환경적 요구와 활동에 맞게 사지 및 자세조절을 통해 목적 있는 움직임을 만드는 능력
관련 이론	• 뇌 가소성(brain plasticity) – 새로운 신경로(pathway)의 발달 및 뇌의 재조직화에 의해 이루어짐 • 최근 연구들이 뇌 가소성 이론을 뒷받침 해주고 있음 – 'cortical map reorganization'으로 알려짐 → 뇌졸중 후 마비된 상지의 기능적 회복에 중요한 역할을 함
역동 시스템 이론(dynamic systems theory)이 기초	• 최근 운동조절 접근법은 '역동 시스템 이론'을 기초로 하고 있음 • 역동 시스템 이론은 'heterarchial model'을 기본으로 하고 있음 – 'heterarchial model'은 'hierachial model'과 대조되는 개념임 • 움직임 및 운동의 조절'은 하부시스템(subsystem) 사이의 역동적인 상호의 결과임 – 예 뇌졸중(CVA)은 환자의 감각운동, 인지기술, 지각 기술의 변화를 만듦 – NDT, PNF, Rood, Brunstom 등은 'hierachial model'을 기초로 함 • 최근 연구들 – 클라이언트의 수행에 요구되는 사람/환경/작업(PEO)의 상호 작용을 내포하는 '역동시스템 접근법'을 지지하는 결과를 보여주고 있음
과제 중심(Task oriented)의 접근법 사용	• 운동 회복을 위한 '과제 중심의 접근법(task oriented approach)' – '역동 시스템' 이론을 기초로 하고 있음 – 작업 수행 및 운동의 회복은 사람/환경/작업의 역동적 상호작용에 의한 결과 • 작업 치료로 분야에서의 '과제 중심의 접근법' – 실제 사물, 환경 그리고 의미 있는 작업의 사용을 통해 운동회복을 성취하는 것에 초점을 둠 – 클라이언트 중심 및 작업 중심의 접근법이 됨

2. CIT(Constraint Induced Therapy) 또는 CIMT

정의	• 'CIT(또는 강제유도치료)'란 마비되거나 약한 상지의 사용을 촉진하는 테크닉을 말함 • 피질지도(cortical map)의 재조직화 과정을 보다 빨리 진행시킬 수 있는 테크닉이 됨
관련 이론	① 기초이론 • CIT는 역동 시스템 이론(dynamic systems theory)과 과제 중심의 접근법(task oriented approach) 이론을 기초로 하고 있음 ② 학습된 비사용(learned nonuse) • 뇌졸중 발병 이후 운동조절의 어려움으로 인해 손상된 사지를 사용하지 않게 됨 – 결국 손상된 사지의 사용을 잊게 되는 것 ③ 감각 정보(sensory information) • 특정 부위의 움직임을 환경을 통해 나타냄 – 다양한 요소들이 감각 되먹임(feedback)을 통해 들어오고 그것을 통해 물체를 조작할 수 있음 • 숙련된 움직임을 만들기 위해 주요 감각 정보가 필수적임 – 시각, 청각, 고유수용성감각, 운동감각 등 • 감각 정보는 척추신경의 'dorsal root'를 통해 척수로 들어옴 ④ 동물실험 • 신경계 손상 후 피질의 재조직화(cortical reorganization)가 일어나는 것이 발견됨 • 원숭이 실험 – 'somatosensory' 신경전달에 관한 실험에서 손상된 한쪽 팔을 초기에 사용하지 않은 원숭이는 신경계 회복 후에도 팔을 사용할 수 없게 됨 ⑤ Taub의 이론 • "만약 손상되지 않은(intact) 사지를 구속(restrained)하고 원숭이의 팔사용을 강용할 경우 손상된(deafferented) 사지의 사용은 다시 시작될 수 있다." • 약 1~2주 사이의 특정 기간 동안 '구속(restraint)'이 사용될 경우 기능 회복은 영구적이 됨
사용된 테크닉	• shaping – 상대적으로 작은 양의 운동의 증진을 성공적으로 경험하게 하는 테크닉 → 원하는 결과물을 얻기 위해 작은 부분의 성공을 유도함 • CIT 접근법 – CIT는 전통적인 치료방법과 다르게 클라이언트의 손상된 상지의 사용을 강요함 – 슬링(sling), 장갑(mitt), 또는 두 가지 모두를 사용해 손상되지 않은 쪽의 상지를 움직이지 못하게 하므로 클라이언트의 상지의 사용을 강요함 – 클라이언트는 손상된 상지를 이용하여 앞서 선명한 'shaping'을 사용하므로 몇 주간의 강도 높은 훈련을 실시함

CIT 사용 기준	① 처음으로 뇌졸중 병력을 가지는 대상(1년 내에 발병) ② 최근 치료적 중재가 없었던 클라이언트 ③ 'Berg balance test'에서 44점 이상의 점수를 받은 클라이언트, 또는 이동시 균형의 문제로 보호자가 항상(full time) 움직임 도움이 필요한 클라이언트(보조도구의 사용이 필요함) ④ 대상자의 손상된 상지의 움직임이(AROM이 가능) 기준 • 어깨관절 굽힘(shoulder flexion) : 45° • 어깨관절 벌림(shoulder abduction) : 45° • 팔굽관절 굽힘(elbow flexion) : 90° • 팔굽관절 폄(elbow extension) : 90° • 손목 폄(wrist extension) : 20° • MCP 폄(MCP extension) : 10° • IP 폄(IP extension) : 10° ⑤ 심각한 인지 손상이 없어야 함 • MMSE 점수가 최소 22점 이상이어야 함 • 기타 다른 형태의 인지 평가에서도 큰 문제가 없어야 함 ⑥ 이동이나 기능에 부정적인 영향을 미칠 수 있는 문제들(comorbidity)이 없어야 함 ⑦ 강직(spasticity)의 문제가 없음 • 'Modified Ashworth scale'을 사용할 경우 0~1점이 기준이 됨 ⑧ 홈 프로그램을 도울 수 있는 인적자원이 있어야 함
관련 평가도구	• WMF(Wolf motor function test)와 MAL(Motor activity log)가 대표적인 평가도구가 됨 • 기타 – MAL(motor activity log) – GWMFT – AANT – AMAT

1.6 운동조절 평가(Evaluation of motor control)

- 운동조절의 정의
  - 의미있는 활동에서 동적인 자세 교정과 직접적인 신체 및 사지의 움직임을 만드는 능력
- 운동조절 필요 요소
  - 정상적인 근긴장도, 정상적인 자세긴장도 및 자세역학, 선택적 움직임, 협응
- 운동조절에 영향을 주는 질병
  - 뇌혈관 질환, 뇌손상과 같은 신경학적 손상, 다발성 경화증, 파킨슨병 등

1. 수행 평가(Performance assessment)

- 작업수행동안 운동조절 및 기능장애를 평가

1) 캐나다 작업수행측정(COPM)

- 클라이언트 중심 치료를 위한 평가도구
- 자기관리, 여가생활, 생산적인 활동에서 클라이언트가 작업수행의 문제와 관심을 결정함

2) TEMPA(Test dEvaluation des Membres Superieurs de Personnes Agees)

- 노인 클라이언트를 위해 설계된 것으로서 상지의 기능적 활동수행을 검사함
- 상지수행에 있어서 정상과 병리적인 노화 간의 구별을 돕기 위해 개발됨
- 검사항목의 구성에 병 집어들기, 봉투에 글쓰기, 스카프 매기, 동전 다루기 등이 포함됨

3) Graded Wolf Motor Function Test(GWMFT)

- 외상성 뇌손상이나 뇌졸중 후 기능을 측정하기 위해 개발됨
- Wolf Motor Function Test를 기반으로 함
- 'a'는 상위단계, 'b'는 쉬운 단계(그림 1-99)

4) Wolf Motor Function Test(WMFT)

- 뇌졸중이나 외상성 뇌손상 이후 상지기능의 운동능력을 평가함

5) 편마비/상지마비를 위한 기능검사

- 클라이언트의 의미 있는 과제를 위해 마비된 팔의 사용을 평가함
- 기본적 안정성이 필요한 과제부터 미세한 조작을 필요로 하는 어려운 과제로 구성됨
  - 가방 들기, 병 고정하기, 걸레 짜기, 지퍼 잠그기, 종이 접기, 전구 끼우기 등

GRADED WOLF MOTER FUNCTION TEST
DATE COLLECTION FORM
Subject's Name : ______________________ Date : ____________
Test(check one) : Pretreatment ________ Posttreatment __________ Follow-up ________
Arm tested(check one) : More affected ________ Less affected ________
Tasks(circle appropriate level) Time(from level circled) Functional Ability
Comments

Tasks	Functional Ability
1. Forearm to table(side) a. chair alone b. chair with platform and cushion	0 1 2 3 4 5 6 7
2. Forearm to box(side) a. box(full height) b. box(1/2 height)	0 1 2 3 4 5 6 7
3. Extend elbow(to the side) a. 40-cm line b. 28-cm line	0 1 2 3 4 5 6 7
4. Extend elbow(to the side) with weight a. 40-cm line b. 28-cm line	0 1 2 3 4 5 6 7
5. Hand to table(front) a. chair alone b. chair with platform and cushion	0 1 2 3 4 5 6 7
6. Hand to box(front) a. box(full height) b. box(1/2 height)	0 1 2 3 4 5 6 7
7. Reach and retrieve a. 40-cm line b. 28-cm line	0 1 2 3 4 5 6 7
8. Moving foam stick a. supination then pronation b. pronation only	0 1 2 3 4 5 6 7
9. Lift washcloth a. appropriate grasp b. inappropriate grasp	0 1 2 3 4 5 6 7
10. Flip light switch a. appropriate grasp b. inappropriate	0 1 2 3 4 5 6 7

그림 1-99 Graded Wolf Motor Function Test

6) Fugl-Myer

- 뇌졸중 후 신경학적 회복 과정에 근거 함
- 낮은 점수는 심한 경직과 매우 밀접한 관련이 있음
- 평가는 일상생활활동 수행과 깊은 관련이 있음

7) Arm Motor Ability Test(AMAT)

- 상지기능의 기능적 평가

8) Motricity Index(MI)

- 운동장애 여부를 알아보는 데 효과적인 검사
- 팔꿈치 굽힘, 어깨 벌림, 발목등쪽 굽힘, 무릎 폄, 엉덩관절 굽힘, 엄지와 검지로 주사위 잡기 등을 평가함

9) Assessment of Motor and Process Skills(AMPS)

- 복합적인 일상생활활동에서 운동기술과 처리기술을 평가하는 표준화된 검사
- 검사는 진단목적이 아니지만, 뇌졸중 클라이언트에게 널리 사용되고 있음
- 검사의 사용을 위해 작업치료사는 5일간의 훈련 과정을 통해 자격증을 받을 수 있음

2. 정상적 근육긴장도(Normal muscle tone)

1) 저항

- 치료사가 팔, 다리를 수동적으로 다룰 때 느낄 수 있음

2) 근긴장

- 운동 단위의 활동 정도에 따라 결정됨
- 정상적인 근긴장은 선택적 움직임을 만듦

3) 정상적인 근육 긴장도

특성	• 효과적인 공동 활성화(안정화)가 이루어짐 • 중력과 저항에 대항하여 움직일 수 있는 능력이 있음 • 검사자가 수동적으로 자세를 만들어 사지를 위치시키고 손을 놓았을 때 그 자세를 유지할 수 있는 능력이 있음 • 주동근과 대항근 사이의 균형이 존재함 • 안정 상태에서 운동 상태로 바꾸는 능력이 용이하며, 필요할 경우 그 반대의 상태가 쉽게 이루어짐 • 필요에 따라 근육을 전체 혹은 선택적으로 이용할 수 있음 • 수동적인 움직임에 대한 반응으로 탄성이나 약간의 저항 및 긴장(증가된 긴장)이 나타날 수 있음

3. 비정상적인 근육 긴장도(Abnormal muscle tone)

<table>
<tr><td>이완(Flaccidity)</td><td>• 근 긴장도가 감소되어 있거나 없는 상태를 말함
• 보통 말초신경 손상이 원인이 됨
• 소뇌 질환 혹은 이마엽(손상)에서의 반사활동 손실이 원인이 됨
• 척수나 대뇌손상 직후에 일시적으로 나타날 수 있음
• 근육은 부드럽고 수동적 운동에 저항이 없음
• 보통 넓은 관절가동범위(ROM)를 가짐
• 이완된 사지의 수동적 움직임은 무겁게 느껴짐
• 깊은 힘줄반사(deep tendon reflex)는 감소되거나 사라짐
• 뇌졸중이나 척수손상의 이완
– 보통 초기에 나타남
– 근 긴장항진(hypertonia)으로 근육의 긴장도가 바뀌게 됨</td></tr>
<tr><td>저긴장(Hypotonus)</td><td>• 정상적인 근긴장이 감소된 상태
• 깊은 힘줄반사(deep tendon reflex)는 감소하거나 없어짐</td></tr>
<tr><td>과긴장(Hypertonus)</td><td>• 높은 근긴장을 의미함
– 전운동영역의 겉질(피질), 바닥핵, 소뇌에 손상을 입었을 때 나타날 수 있음
– 유해 자극이나 통증의 결과로 더 증가될 수 있음
• 상위운동신경원 손상
– 직·간접적으로 알파운동신경원의 활동을 촉진함
– 결과적으로 과긴장을 초래함
• 시너지(synergy)
– 굽힘근 또는 폄근의 동시 수축에 의해 패턴이 움직임으로 정형화됨
– 뇌졸중 또는 외상성 뇌손상 이후 상지에 나타나는 전형적 시너지는 굽힘 시너지가 됨
• 상위운동신경이 손상된 경우
– 해당되는 근육을 빠르게 이완할 수 없음
– 적절하게 움직이지 못하며 기능장애가 나타남
– 클라이언트의 움직임은 협응되지 못하는 형태로 나타남</td></tr>
<tr><td>경직(Spasticity)</td><td>• 겉질척수로(corticospinal track)
– 경직성이 존재할 때 원인이 되는 주된 시스템
– 목표 지향적인 수의운동을 조절하는 신경로</td></tr>
</table>

경직(Spasticity)	• 간대성 근경련(Clonus) – 경직의 한 형태임 – 중등도 이상의 심한 경직이 있는 클라이언트에게서 흔히 나타남 – 신장에 대한 대항근의 반복적인 수축이 특징임 – 손가락 굽힘근과 발목의 바닥쪽 굽힘근에서 가장 많이 나타남
강직(Rigidity)	• 주동근과 대항근의 자극으로 근긴장이 동시에 증가된 상태를 말함 • 양쪽 집단의 근육이 계속 수축되어 있는 상태를 의미함 • 모든 관절가동범위에서 어느 방향으로도 저항이 증가되는 형태임

4. 정상적 자세(Normal postural mechanism)

1) 정의

- 적절한 수준의 안정성과 운동성을 제공하는 자동적인 움직임을 의미함

2) 자동적인 운동반응

- 성장 과정에서 초기에 발달함
- 몸통조절, 머리조절, 중심축에 대한 오리엔테이션, 체중부하 및 체중이동, 동적인 균형 및 수의적인 사지의 움직임 등을 조절하는 능력을 의미함

3) 정상적인 자세역학 요소

- 정상적인 자세조절 및 근긴장
- 원시반사의 통합
- 통합된 움직임의 패턴
- 정위반응
- 평형반응과 보호반응
- 선택적 수의적 움직임

4) 중추신경계에 손상이 있는 환자

- 정상적인 자세 역학에 손상이 나타남
- 비정상적 근 긴장과 시너지로 인해 비협응적 움직임이 나타남

5) 정상적인 근 긴장

- 중력을 이기기에 충분히 높은 자세 긴장이 요구됨
- 필요한 만큼의 움직임을 허용해야 함
- 자동적이고 연속적인 움직임들에 적응할 수 있어야 함

6) 자세조절

- 특정 자세를 조절하고, 통제하는 능력을 의미함
- 수의적이고, 선택적 움직임을 위한 기초가 됨
- 선택적 움직임을 비정상적 긴장도로 만들기 어려움

7) 정위 반응(righting reactions)

- 공간에서 머리의 정상적 자세 유지를 의미함
- 몸통에 대한 머리의 상대적 위치를 유지하는 자동적 반사임
- 원상태로 되돌아 갈 수 있는 능력을 의미함
  - 마루에서 일어나기
  - 침대에서 일어나 앉기
  - 무릎 꿇기 등

8) 평형반응(equilibrium reactions)

- 평형반응은 미로 자극에 의해서 발생됨
- 모든 활동시 균형을 유지하고, 원래 상태로 복귀하는 능력을 의미함
- 신체의 지지 면적이 바뀌거나 중력의 중심이 변할 때 충분히 안전한 자세로 돌아가는 능력임
  - 평형반응이 낮은 클라이언트는 모든 자세와 활동에서 균형을 유지하거나 원래대로 복귀하기가 어려움

9) 보호반응(protective reactions)

- 평형반응과 관련되어 있으며, 팔과 손이 자신을 보호하기 위해 펴지는 반응
- 넘어질 때 머리와 얼굴을 보호하는 반응

10) 원시반사(primitive reflexes) : 아동작업치료 참조

5. 협응(Coordination)

- 정확하고 조절된 움직임을 만들어 내는 능력을 의미함
- 부드럽고 리듬이 있으며, 적당한 속도, 움직임에 필요한 근육들의 배열, 적절한 근장력, 자세의 긴장, 균형 등이 필요함
- 근육활동의 협응은 소뇌에 의해 통제되며 추체외로계의 영향을 받음

6. 비협응(Incoordination)

- 협응장애의 원인은 다양하나 종종 소뇌와 추체외로의 손상에 의해 발생됨

<table>
<tr><td rowspan="4">소뇌손상
(Cerebellar disorders)</td><td>운동 실조증
(Ataxia)</td><td>① 원인 : 소뇌병변
② 증상
• 비틀거리며 넓게 다리를 벌려 걷고, 팔의 흔들림(swing)이 없거나 감소되어 있음
• 폭의 길이가 일정치 않고, 병변이 있는 쪽으로 쓰러지려는 경향을 보임
• 안정이 결여된 자신의 자세를 교정하려는 경향을 보임
• 움직임의 시작이 잘 되지 않고, 운동범위와 힘에 문제가 있으며, 움직임 속도의 정확성에 오류가 있는 것처럼 보임</td></tr>
<tr><td>반복 불능증
(Adiadochokinesis)</td><td>① 정의
• ‘엎침과 뒤침’ 또는 ‘팔꿈치 굽힘과 폄’과 같은 빠른 동작을 수행할 수 없는 상태를 의미함
② 평가
• 틀 안에서 10초 동안 얼마나 많은 원을 만들 수 있는지를 평가함
– 원은 뒤침과 엎침의 최대 반복으로 만들어짐
– 손상되지 않은(또는 덜 손상된) 쪽을 먼저 시행하는 것이 바람직함</td></tr>
<tr><td>운동측정 장애
(Dysmetria)</td><td>① 정의
• 움직임의 목표에 도달하기 위해 필요한 관절가동범위(ROM)를 판단하기 어려운 상태
② 두 종류의 측정 장애
• 측정과대증 : 목표에 지나치는 것
• 측정과소증 : 목표에 도달하지 못하는 것</td></tr>
<tr><td>협동운동이상
(근실조, Dyssynergia)</td><td>① 정의
• 문자 그대로 협동운동이 어려운 상태를 의미함
② 증상
• 수의적인 움직임이 부분적으로 해체되어 갑작스런 움직임으로 나타남
• 조음과 발성에 나타나기도 함
③ 원인
• 소뇌병변의 결과임</td></tr>
</table>

<table>
<tr><td rowspan="3">소뇌손상
(Cerebellar disorders)</td><td>홈즈의 반동현상
(Rebound phenomenon of Homes)</td><td>• 부딪히는 것을 피하기 위해 동작을 재빠르게 멈추거나 취하지 못함
예 치료사가 잡고 있던 손을 갑자기 놓게 될 경우 자신의 손으로 자신의 얼굴을 때리는 경우</td></tr>
<tr><td>안구 진탕증
(Nystagmus)</td><td>① 정의
• 안구가 상하전후 또는 돌림 방향으로 불수의적 움직임이 나타나는 증상
② 원인
• 안뜰계(정전계), 뇌줄기나 소뇌병변의 결과로 나타남</td></tr>
<tr><td>조음장애
(눌어증, Dysarthria)</td><td>① 정의
• 소뇌성 병변으로 인한 언어영역의 부조화로 파열음이나 불분명한 발음을 구사함
② 증상
• 말소리가 고음이거나 비음에 가까우며 떨림이 있음</td></tr>
<tr><td rowspan="3">추체외로 손상
(Extrapyramidal disorders)</td><td>특징</td><td>• 운동감소증, 운동과다증이 나타남
• 질환
– 파킨슨 병, 무도병(chorea) 등</td></tr>
<tr><td>무정위성 움직임
(느린 비틀림 운동, Athetoid movement)</td><td>① 정의
• 지속적이고 느리며 벌레와 같은 율동적인 움직임이 나타나는 증상
② 원인
• 바닥핵의 병변에 의한 결과
③ 팔다리의 말단 부위에 일차적으로 나타남
④ 잘 때는 나타나지 않음
⑤ 성인의 경우 대뇌 산소결핍이나 Wilson 병에 의해 나타남
⑥ 움직임의 패턴이 반복적임
• 팔의 폄과 굽힘, 아래팔의 엎침과 뒤침, 손가락의 굽힘과 폄</td></tr>
<tr><td>근긴장 이상
(Dystonia)</td><td>• 팔, 다리, 몸쪽 근육에 지속적으로 나타나며, 몸통이 불규칙하게 뒤틀리는 운동이 동시에 나타남
• 비틀림이 자주 지속되며, 경직과 함께 나타나는 경우도 많음
• 부분적인 긴장 이상이 두 개 이상의 신체부분에서 나타나기도 함</td></tr>
</table>

<table>
<tr><td rowspan="2">추체외로 손상
(Extrapyramidal disorders)</td><td>발리즘
(Ballism)</td><td>① 정의
• 팔, 다리의 근육이 지속적으로 크고 갑작스런 수축으로 돌발적 동작이 나타나는 증상
• 팔, 다리를 갑자기 내던지듯 격한 동작이 특징이며, 신체의 한쪽면에서만 나타남
② 원인
• 시상하부핵 반대측 병변의 장애</td></tr>
<tr><td>떨림
(진전, Tremor)</td><td>• 의도적 진전(intention tremor)
• 안정시 떨림(resting tremor)
• 본태성 떨림(essential familial tremor)</td></tr>
</table>

1. 이론적 기초(Theoretical Base)

1) 5가지 가정(assumption)

(1) 정상발달은 운동발달 지표를 구성하는 기본적 기술(skill)에 의해 결정되기 때문에 정상운동발달 지표에 맞춰 교육하는 것은 올바른 치료 포커스가 아니다.

(2) 비정상적 근 긴장에 정상적 움직임을 제공할 수 없다.

(3) 보다 상위의 뇌 손상은 'release phenomenon'을 생산한다.

(4) 정상적 움직임이란 어떻게 정상적 움직임을 갖는지 그 경험에 의해 학습된다.

(5) 뇌는 가소성(plastic)이 있으며, 뇌는 현저한 회복 능력을 가진다.

2) NDT의 일반적 목표(general goals)

(1) 억제 테크닉(inhibition techniques)을 사용해 상위 운동신경(upper motor neuron lesion)의 증상(symptoms)을 감소

(2) 촉진 테크닉(facilitation techniques)을 사용하여 손상된 쪽(involved side)과 더불어 정상적 패턴으로 신체 양측 협응력을 증진

(3) 보상적 적응도구(compensation adaptive equipment)의 사용을 줄이고 손상된 쪽의 기능적 사용을 향상

3) 편마비 환자의 전형적인 문제(typical problems)

(1) 운동(motor problems)

① 자세조절(postural control)

② 긴장(tone)의 변화

③ 편마비 환자의 전형적인 자세

- 상지(U/E)
  - scapular : depression, retraction
  - shoulder : adduction, internal rotation
  - elbow : flexion
  - forearm : pronation
  - wrist : flexion, ulnar deviation
  - fingers : flexion
- 하지(L/E)
  - pelvis : posterior elevation, retraction
  - hip : internal rotation, adduction, extension
  - knee : extension
  - ankle : plantar flexion, supination, inversion
  - toe : flexion

4) 근 긴장 정상화 기술(technique)

(1) 손상된 쪽에 체중지지(weight bearing over affected side)
(2) 몸통 돌림(trunk rotation)
(3) 어깨뼈 돌출(scapular protraction)
(4) 전방 골반자세 취하기(positioning pelvic forward)
(5) 느리고 조절된 움직임 촉진(facilitation of slow, controlled movement)
(6) 적절한 자세 취하기(proper positioning)
(7) 상지를 활동에 통합하기(incorporating the upper extremity into activity)

2. Rood 접근법(Approach)

1) Rood의 운동조절 4요소(four components of motor control)

(1) 상호 억제 : 신경지배(reciprocal inhibition : innervation)
(2) 협력수축 : 동시적 신경지배(cocontraction : coinnervation)
(3) 무거운 일(heavy work)
(4) 기술(skill)

2) 운동 패턴(motor patterns)

(1) Supine withdrawal(supine flexion)
(2) 뒤집기(rollover) : 측면으로(toward side lying)
(3) Pivot prone(prone extension)
(4) 목의 협력수축(neck cocontraction : coinnervation)

3) 개체 발생적 발달 패턴(ontogenetic development patterns)

(1) on elbow(prone on elbow)
(2) all four(quadruped position)
(3) static standing
(4) walking

3. Brunnstrom 접근법(Movement Therapy : Brunnstrom Approach)

1) 편마비

(1) 굽힘(flexion)이나 폄(extension) 시너지가 나타남
(2) 원시적(primitive)이며 고정적인(stereotypical) 형태

2) 뇌졸중(CVA) 이후 팔의 운동회복 단계(Brunnstrom Stage)

단계(stage)	팔(arm)
1	• 이완(flaccidity) 상태 • 어떤 움직임도 수행할 수 없음
2	• 시너지 발달이 시작되는 시기 • 연합반응(associated reaction)으로 시너지 또는 시너지의 일부분이 나타남
3	• 경직(spasticity)의 증가가 나타남 • 시너지 패턴 및 관련 요소들이 수의적으로 나타남
4	• 경직의 감소가 나타남 • 시너지로부터 벗어난 움직임의 조합(combination)이 가능해짐
5	• 시너지가 더 이상 우세하지 않음 • 시너지로부터 벗어난 움직임의 조합(combination)이 보다 쉽게 수행됨
6	• 빠른 움직임을 제외하고는 경직이 사라지게 됨 • 독립된(isolated) 관절의 움직임을 쉽게 수행함

3) 뇌졸중(CVA) 이후 손의 운동회복 단계(Brunnstrom Stage)

단계(stage)	손(hand)
1	• 손 기능이 없음
2	• 큰 잡기(gross grasp)가 시작됨 : 가능한 최소의 손가락 굽힘을 이용한 잡기
3	• 큰 잡기 및 후크(hook) 잡기가 가능해짐 : 놓기는 불가능함
4	• 큰 잡기가 존재함, 측면 쥐기(lateral prehension)의 발달이 이루어짐, 그리고 약간의 손가락 폄 및 엄지의 움직임이 가능함
5	• 삼점 쥐기(palmar prehension), 구형 쥐기(spherical grasp), 원통형 쥐기(cylindrical grasp), 그리고 놓기(release)가 가능함
6	• 모든 종류의 쥐기가 가능함 • 각각의 손가락 움직임이 가능함 • 수의적 폄시 완전한 ROM이 가능함

4. PNF 접근법(Proprioceptive Neuromuscular Facilitation Approach)

1) 치료 원칙(Principles of Treatment)

(1) 모든 인간은 완전히 발달되지 않을 가능성을 지니고 있음

(2) 정상 운동발달

① '머리에서 꼬리(cervicocaudal)'로 진행

② '몸쪽(proximal)에서 먼쪽(distal)'으로 진행

(3) 운동행동(motor behavior)은 반사활동(reflex activity)에 의해 지배받음

(4) 운동행동(motor behavior)은 자발적(spontaneous) 움직임이 특징
① 팔다리 굽힘과 폄 사이를 오감
② 이러한 움직임의 특징은 율동적(rhythmic)이고 전환적(rceversing)

(5) 운동행동(motor behavior) 발달
움직임 및 자세의 패턴 순서에 따라 표현됨

(6) 운동행동(motor behavior)의 성숙은 순환성(cyclic tend)을 가짐
굽힘근과 폄근 사이에서 우세성(dominance)의 이동(shift)에 근거함

(7) 정상적 운동발달은 순서에 따라 이루어짐
한 단계 한 단계(step by step) 일어나는 것이 아니라 중복되어 발생됨

(8) 이동(locomotion)
폄근과 굽힘근의 상호 교환적 수축에 의해 이뤄짐

(9) 자세(posture) 유지는 불균형에 대한 지속적 수정을 요구함
짝을 이루는 길항근(antagonist)의 움직임, 반사(reflex), 근육 및 관절은 필요시 서로 상호작용

(10) 운동능력의 향상은 운동학습(motor leaning)에 달렸음

(11) 잦은(frequency) 자극(stimulation) 및 활동의 반복(repetition)은 운동학습을 촉진
근력과 지구력을 향상시킴

(12) 촉진(facilitation) 테크닉과 병행되는 목적 지향적인(goal-directed) 활동
걷기 패턴 및 ADL 활동의 조기 학습에 사용됨

2) 편측 패턴(Unilateral Patterns)

(1) 상지 D_1 굽힘(upper extremity D_1 flexion)
(2) 상지 D_1 폄(upper extremity D_1 extension)
(3) 상지 D_2 굽힘(upper extremity D_2 flexion)
(4) 상지 D_2 폄(upper extremity D_2 extension)
(5) 하지 D_1 굽힘(lower extremity D_1 flexion)
(6) 하지 D_1 폄(lower extremity D_1 extension)
(7) 하지 D_2 굽힘(lower extremity D_2 flexion)
(8) 하지 D_2 폄(lower extremity D_2 extension)

3) 양측성 패턴(Bilateral Patterns)

(1) 대칭적 패턴(symmetric patterns)
(2) 비대칭적 패턴(asymmetric patterns)
(3) 상호적 패턴(reciprocal patterns)

4) 복합된 상하지의 움직임(Combined Movements of Upper and Lower Extremities)

(1) 동측 패턴(ipsilateral patterns)
(2) 반측 패턴(contralateral patterns)
(3) 대각선 상호 패턴(diagonal reciprocal patterns)

OCCUPATIONAL THERAPY

2

C·H·A·P·T·E·R

뇌졸중
(CVA : cerebral vascular accident)

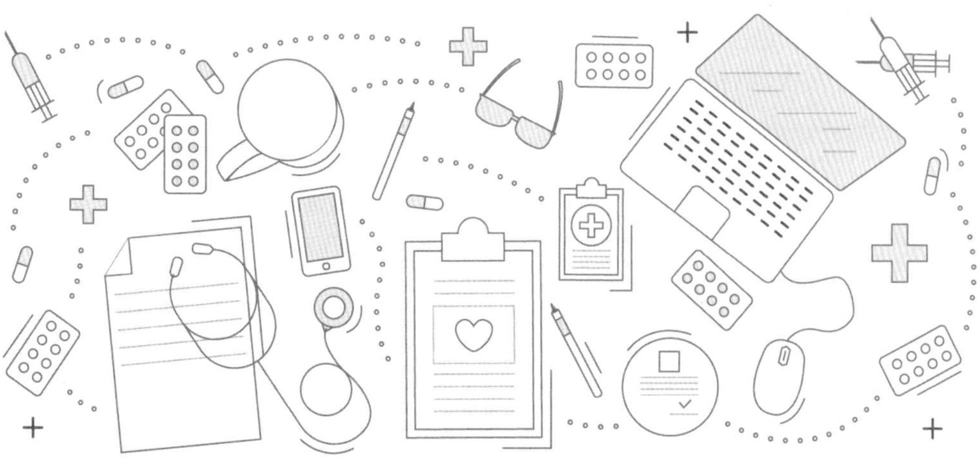

꼭! 알고 넘어가기!!

- 뇌졸중 관련 혈관과 증상을 잘 이해해야 한다.
- 뇌졸중 환자의 일반적 특징과 증상을 잘 이해해야 한다.
- 뇌졸중의 단계별 특징을 잘 이해해야 한다.
- 뇌졸중과 관련된 운동, 인지, 지각 요소를 잘 이해해야 한다.

2.1 개요

1. 정의 및 원인

정의 (Definition)	• 뇌 병변에 의한 복합적 장애가 발생하는 질환 • 뇌로 공급되는 혈액의 감소에 의해 발생되는 신경학적 증상이 특징인 질환 – 혈전(thrombus), 색전(embolism), 출혈(hemorrhage)로 인한 혈액 순환의 문제가 원인이 됨 • 범위가 다양하며, 발병이 급성적 또는 점진적인 질환 • 상위운동신경(upper motor neuron)의 기능장애가 특징인 질환 • 운동 / 인지 / 지각 / 감정 / 지능 / 언어 등의 문제들이 복합적으로 나타남
원인 (Causes)	• 산소 결핍, 동맥류(aneurysm), 고혈압, 당뇨, 비만, 관상동맥 질환, 흡연, 알코올 등이 원인이 됨

2. 종류(Type)

허혈 (ischemia)	• 전체 뇌졸중의 70%를 차지함 • 혈관이 좁아지거나 완전히 막히므로 경색(infarction)이 발생함	
	종류	• 혈전(thrombus) • 색전(embolism) • Lacunar 경색 – 전체 뇌졸중의 15%를 차지함 – 작고 깊은 경색들(small deep infarction)을 말함 • 기타 – 모야모야병, 동맥박리 등

TIA (일과성 허혈 발작 : Transient Ischemic Attack)	• 뇌의 특정 부위에 급성적으로 기능상실(acute loss of focal brain)이 발생하는 증상 • 증상은 보통 24시간 정도 지속됨 • 원인 　– 저혈압, 혈전, 색전 등 　– 부적절한 혈액공급이 원인이 됨
출혈 (hemorrhage)	• 원인 　– 고혈압으로 인한 출혈(hypertensive hemorrhage) 　– 외상, 혈관 기형(vascular malformations) 등으로 인한 출혈 • 종류 　– 지주막아래 출혈, 뇌내 출혈

3. 뇌의 혈액 공급(Blood supply of brain)

앞대뇌동맥 (ACA : Anterior Cerebral Arteries)	① 증상(symptom) 　• 반대쪽 하지(L/E)의 약화가 특징임 　• 일반적으로 상지보다 하지의 손상이 더 큰 것이 특징임 　• 실행증, 정신적 변화, 원시 반사(primitive reflexes), 요실금 등이 나타남 　• 지적 기능의 손상이 나타남 　　– 혼동(confusion), 의지 상실(abulia), 느려짐(slowness), 산만함(distractibility), 판단력 손상, 통찰력 손상, 보속증(perseveration), 기억 상실(amnesia), 지남력 상실(disorientation) 등이 나타남 　　– 이마엽에 혈액을 공급하기 때문에 지적기능의 손상이 발생함 　• 하지의 감각 손상이 나타남 　• 요실금이 나타남 　• 보행장애가 나타남 : 운동실조(ataxia)가 특징임 　• 주 손상 부위는 이마엽 및 마루엽이 됨 ② 손상부위 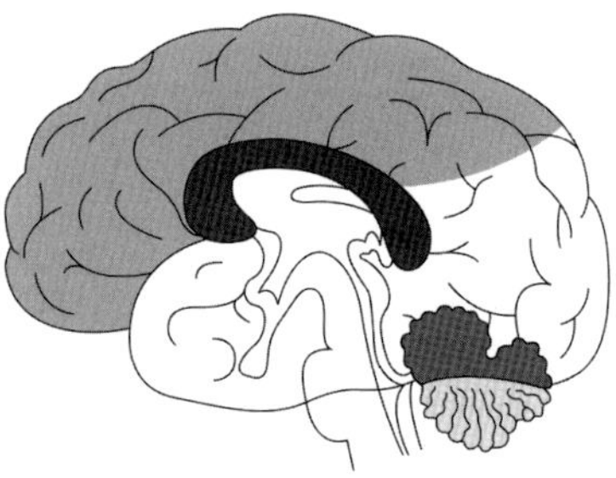 그림 2-1 ACA

앞대뇌동맥 (ACA : Anterior Cerebral Arteries)	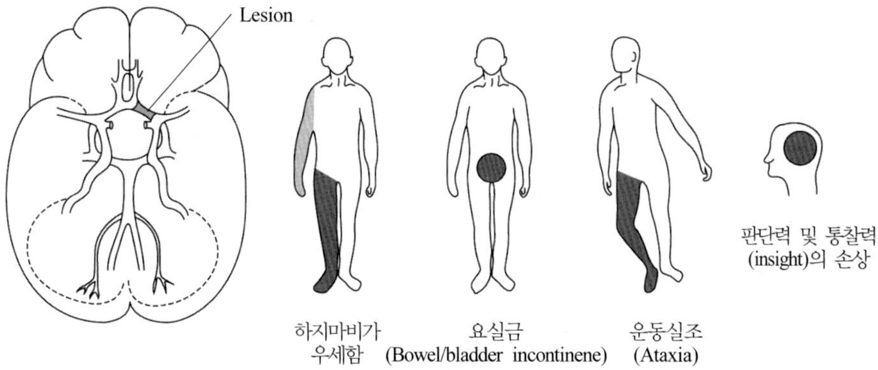 **그림 2-2** 앞대뇌동맥(ACA)
중간대뇌동맥 (MCA : Middle Cerebral Arteries)	① 증상(symptom) • 얼굴, 팔, 혀를 포함한 보다 광범위한 반대측 편마비가 나타남 • 감각 결손이 나타남 • 좌뇌 손상 시에는 실어증(aphasia)이 나타남 • 우뇌 손상 시에는 이상반복행동, 질병인식불능증(anosognosia) 등이 나타남 • 지각 결손이 나타남 – 시공간 지각 결여, 편측 무시 등 • 손상된 쪽으로 머리와 목의 편측 편위(deviation)가 두드러짐 ② 손상부위 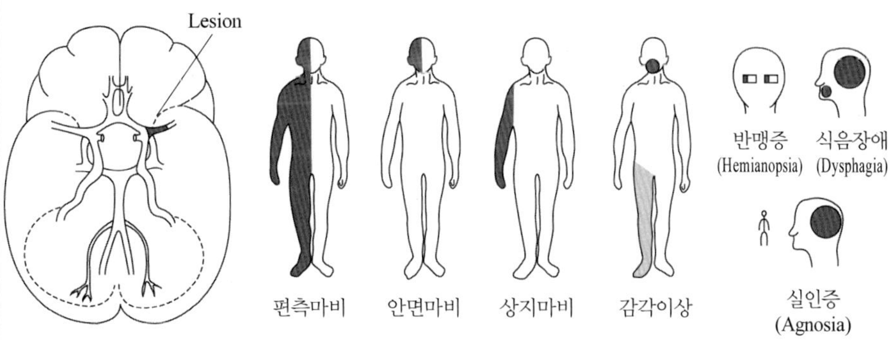 **그림 2-3** MCA

<table>
<tr>
<td>속목동맥
(ICA : Internal Carotid Arteries)</td>
<td>
① 증상
• 반대측 편마비
• 동측반맹증
• 좌뇌 손상시(실어증, 쓰기장애, 계산 장애 등)
• 우뇌 손상시(편측무시, 주의집중력 상실, 지남기억력 상실, 구성실행증, 옷입기 실행증, 질병인식불능 등)
② 손상부위
• 앞대뇌동맥 및 중간대뇌동맥 영역
</td>
</tr>
<tr>
<td>중간대뇌동맥
(MCA : Middle Cerebral Arteries)</td>
<td>
① upper trunk
• 손상 부위 : 이마엽의 측면(lateral aspect)과 관자엽
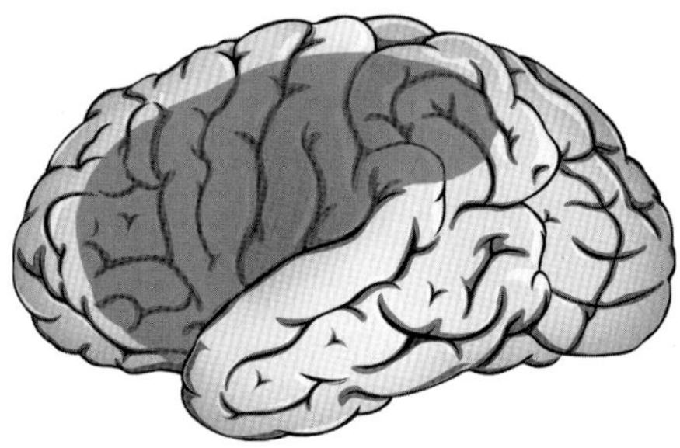
그림 2-4 upper trunk
<table>
<tr><th>우뇌(Rt. hemisphere) 손상</th><th>좌뇌(Lt. hemisphere) 손상</th></tr>
<tr>
<td>• 좌측 신체 무시(body neglect)
• 좌측 시각 무시(visual neglect)
• 질병 인식 불능(anosognosia)
• 시공각(visuospatial) 손상
• 좌측 운동 실행(motor apraxia)</td>
<td>• 양측 운동 실행(motor apraxia)
• Broca's 실어증
• 좌절(frustration)</td>
</tr>
</table>
② lower trunk
• 손상 부위 : 오른쪽 관자엽(temporal lobe)의 측면(lateral aspect)과 뒤통수엽(occipital lobe)
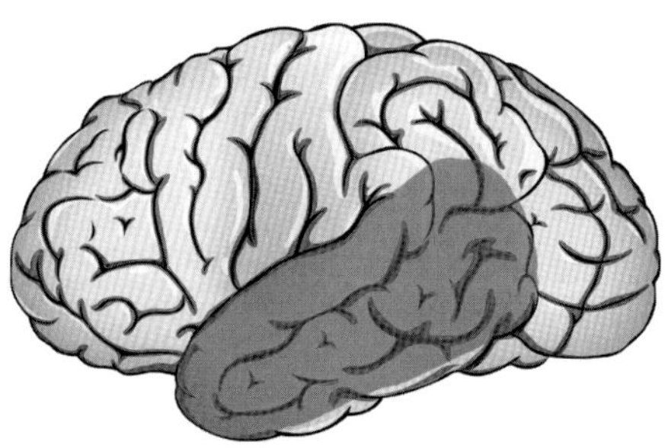
그림 2-5 lower trunk
</td>
</tr>
</table>

중간대뇌동맥 (MCA : Middle Cerebral Arteries)

양 반구(either hemisphrere) 손상 시 공통점	• 반대쪽 시야 손상(contralateral visual field defect) • 행동 이상(behavioral abnormality)
우뇌(Rt. hemisphere) 손상	• 시공간(visuospatial) 손상
좌뇌(Lt. hemisphere) 손상	• 베르니케(Wernicke) 실어증

③ both upper & lower trunk

- 손상 부위 : 반구의 측면(lateral aspect)
- 증상 : 앞서 언급한 MCA의 증상과 같음

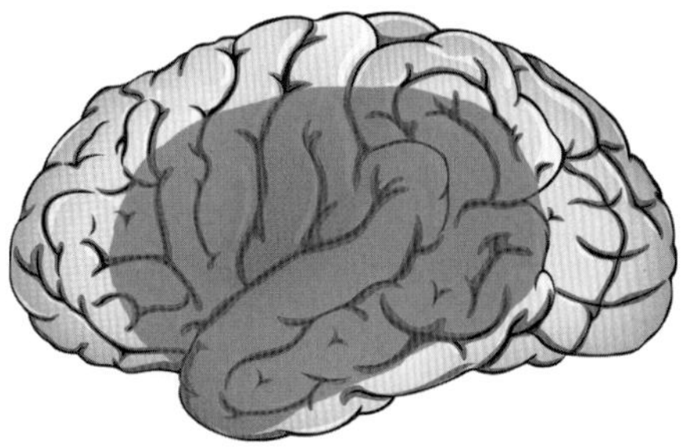

그림 2-6 MCA. both upper & lower trunk

뒤대뇌동맥 (PCA : Posterior Cerebral Artery)

① 증상(symptom)

- 실독증(alexia), 수의적(voluntary) 운동의 장애, 입체 실인증(astereognosis) 기억력 손상, 시각적 실인증(agnosia), 감각 및 운동 소실 등
- 반대측 편마비
- 반대측 감각손상
- 불수의적 운동
  - 발리즘, 무도병, 실조증, 체위성 떨림(intention tremror & resting tremor)
- 쓰기 및 읽기의 장애
- 동측 반맹증
- 시상증후군
- 겉질시각상실

② 손상 부위

- 뒤통수엽과 관자엽 하면 중간(medial and inferior aspect)
- 뒤뇌량(posterior corpus callosum)
- 중뇌(midbrain) 및 시상(thalamus)

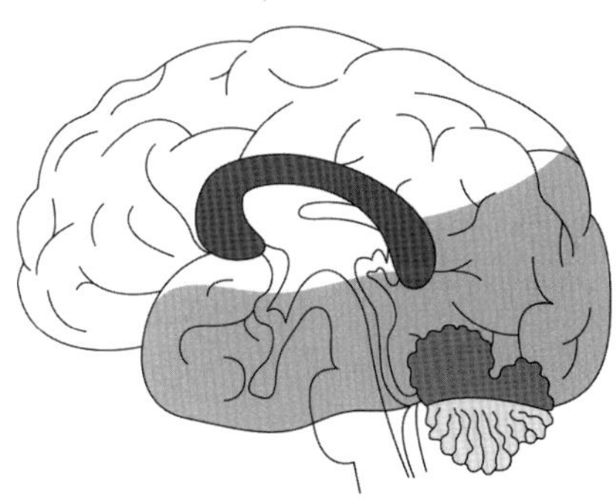

그림 2-7 PCA

<table>
<tr>
<td>후대뇌동맥
(PCA : Posterior Cerebral Artery)</td>
<td>
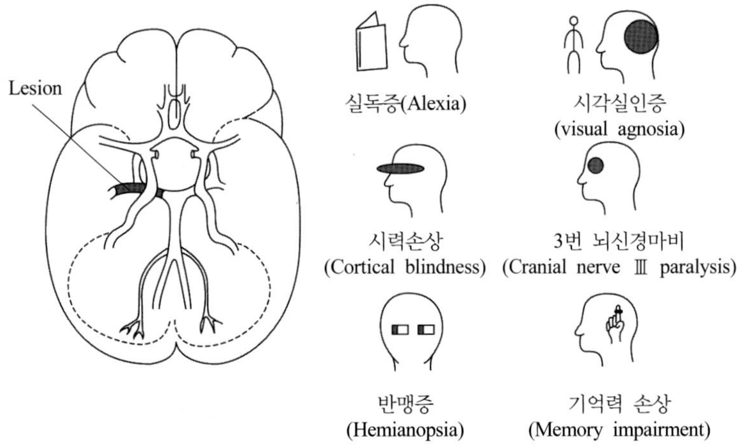

그림 2-8 후대뇌동맥
</td>
</tr>
<tr>
<td>기타</td>
<td>
<table>
<tr><th></th><th>증상(symptom)</th></tr>
<tr><td>소뇌동맥
(CAS : Cerebellar Artery System)</td><td>• 안구진탕(nystagmous), 구음장애(dysarthria), 식음 장애(dysphasia)
• 동측의 운동실조(ataxia)
• 반대측의 통증 및 온도 감각 손상
• 동측 안면의 감각 손상(analgegia)
• 반대측 부전마비(hemiparesis)</td></tr>
<tr><td>척추뇌저동맥
(VAS : Vertebrobasilar Artery System)</td><td>• 소뇌 기능의 장애, 고유수용성 감각(proprioception)의 손상
• 편마비 또는 사지마비
• 감각 손상(sensory disturbance)
• 양측(또는 교차성) 감각 및 운동의 장애가 복합적으로 발생
• 편측 또는 양측 'cranial nerve' 손상(3번~12번)
• 기타 증상
– Wallenberg syndrome
– Locked-in syndrome
– 뇌신경으로 인한 다양한 문제들
→ 복시, 안검하수, 반맹증, 삼킴장애 등</td></tr>
</table>
</td>
</tr>
</table>

2.2 평가

1. 신체적 기능(Physical status)

1) 운동(motor)의 장애

특징	• 상위운동신경(upper motor neuron)의 손상으로 경직(spasticity)이 나타남 • 초기에는 이완(flaccidity)이 나타남 • 협응력(coordination)의 장애가 나타남 – 운동조절(motor control) 장애로 인해 발생 – 선택적(selective), 분별적(discriminative), 독립적(isolated) 움직임의 장애가 나타남
회복	• 자발적인 회복(spontaneous recovery) – 자발적으로 운동기능(motor function)이 좋아짐 – 발병 후 3개월은 1차적인 운동회복(motor recovery)이 일어남 – 운동회복은 3개월 이후 1년까지 지속됨 – 1년 후 매우 느린 운동 회복이 일어남

(1) 기능 회복을 위한 예후

나쁜 예후	• 발병 시 혼수상태일 경우 • 나쁜 인지 기능을 보일 경우 • 심한 편부전마비(hemiparesis)가 있는 경우 • 뇌졸중 과거력을 지닌 경우 • 심혈관 질환이 있는 경우
좋은 예후	• 근 긴장과 운동기능이 2주 내에 돌아온 경우 • 완전한 감각과 지각을 지닌 경우 • 좋은 인지기능을 가진 경우 • 완전한 신체도식(body scheme)이 있는 경우 • 낮은 경직(spasticity)이 있는 경우 • 구축(contracture)이 없는 경우 • 선택적 움직임이 가능한 경우
예후를 예측할 수 있는 요소들	• 지속적인 저긴장(hypotonia)이 3개월 이상일 경우 • 심한 고긴장(hypertonicity)이 있을 경우 • 실행증(apraxia)이 있을 경우

예후를 예측할 수 있는 요소들	• 심한 감각장애가 있을 경우 • 수용성 실어증(receptive aphasia)이 있을 경우 • 치매(dementia)가 있을 경우 • 편측무시(unilateral neglect)가 있을 경우 • 신체도식(body scheme)의 장애가 있을 경우 • 공간지각 능력 결손이 있을 경우 • 운동회복(motor return)이 느릴 경우 • 요실금이 지속될 경우

2) 신체 평가

(1) ROM 평가

- 수동관절가동범위(PROM), 능동관절가동범위(AROM)
- 관절측정기(goniometer)로 측정

(2) 근 긴장도(muscle tone)

- 'Modified Ashworth Scale(MAS)'을 사용함

0	• 근 긴장도 또는 저항의 증가 없음
1	• 관절가동범위의 끝부분에서 약간의 저항을 느낌
1 +	• 전체 관절가동범위의 반 이하에서 저항을 느낌
2	• 관절가동범위 대부분에서 저항을 느낌
3	• 수동적으로 움직이기 힘들 정도로 저항을 느낌
4	• 폄 및 굽힘에서의 강직(rigidity)이 나타남

(3) 근력(muscle strength) 및 자세(position)

근력	• 경직(spasticity)이 있는 경우 근력 검사는 무의미함 • 어느 정도의 힘이 있는지를 알아보기 위한 측정임 • 근 긴장(muscle tone)때문에 큰 의미가 없는 경우에는 평가는 불필요함 • 'dynamometer', 'pinch meter'로 손의 근력을 측정함 • MMT를 이용해 측정함
균형 및 자세	• 앉기 균형(sitting balance) 평가 − 일정 자세를 유지하는 능력을 평가함(upright position) − 환자를 살짝 밀었을 때도 자세를 유지하는지를 관찰함

<table>
<tr>
<td>균형 및 자세</td>
<td>
- 무게 이동 시에도 자세를 유지할 수 있는지를 평가함
- 안전을 위해 마비가 있는 쪽(affected side)에 서서 평가함
• Berg balance test를 이용할 수 있음
• 기타 평가도구
- Trunk control test
- Postural assessment scale for stroke
- Trunk impairment scale
- Get up and go test
- Tinetti test
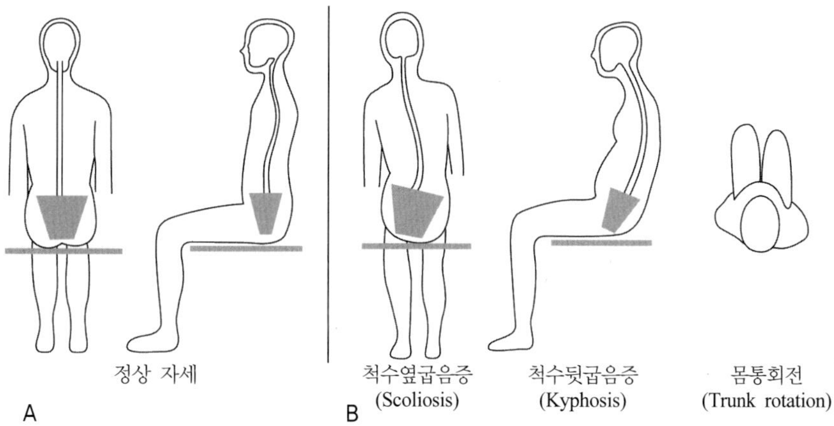

그림 2-9 A. 올바른 앉기 B. 변형된 몸통 자세
</td>
</tr>
<tr>
<td>머리(head) 자세 평가</td>
<td>
• '머리가 어디를 향하고 있는지'를 평가함
• 정중선 유지 유무를 관찰함
</td>
</tr>
<tr>
<td>몸통 및 골반 (trunk & pelvis) 자세 평가</td>
<td>
• 양쪽이 대칭인지를 관찰함
• 양쪽 골반에 같은 체중지지가 일어나는지를 평가함
• 골반, 어깨, 머리의 정렬(alignment)이 적절한지를 평가함
• 앉을 때 양쪽 발을 바닥에 평평하게 유지하고 있는지를 평가함
</td>
</tr>
<tr>
<td>위치 및 운동 감각 (motion sense) 평가</td>
<td>
• 시각 폐쇄를 위해 커튼이나 스크린이 필요함
• 손가락, 팔꿈치, 어깨를 평가함
<table>
<tr>
<td>점수</td>
<td>• + : 움직임의 방향을 정확히 인식함
• − : 지체된 반응 또는 거의 정확한 반응을 보임
• 0 : 무반응 또는 부정확한 반응을 보임</td>
</tr>
</table>
</td>
</tr>
</table>

※ Berg Balance Test : 측정 및 평가 참조

<table>
<tr><td>개요</td><td>① 항목 및 개발 목적
• 14개 항목
• 노인의 균형감 평가를 위해 개발됨
② 필요한 장비(equipment needed)
• 줄자(ruler), 2개의 표준형 의자(팔걸이가 있는 것과 없는 것 각 1개), 발받침대(footstool or step), 초시계(stopwatch)
③ 측정시간
• 시간 : 15~20분
④ 점수
• 점수범위 : 0~4점
– '0'은 가장 낮은 점수이며, '4'는 가장 높은 점수임
• 총점 : 56점
• 점수해석
<table><tr><td>41~56점</td><td>• 넘어짐에 대한 위험도가 낮음(low fall risk)</td></tr><tr><td>21~40점</td><td>• 중간 정도의 위험도(medium fall risk)</td></tr><tr><td>0~20점</td><td>• 높은 위험도(high fall risk)</td></tr></table></td></tr>
<tr><td>평가 내용</td><td>① 앉기에서 서기자세로 나아가기(sit to stand)
② 지지 없이 서있기(standing unsupported)
③ 지지 없이 앉기(sitting unsupported)
④ 선 자세에서 앉은 자세로 가기(stand to sit)
⑤ 이동(transfers)
⑥ 눈을 감고 지지 없이 서있기(standing unsupported with eyes closed)
⑦ 두 발 모으고 서있기(standing with feet together)
⑧ 팔 앞으로 뻗기(reaching forward with an outstretched arm)
⑨ 선 자세에서 바닥에 있는 물건 집기(pick up object from the floor from a standing position)
⑩ 좌우 어깨 너머로 뒤돌아보기(turning to look behind over left and right shoulders while standing)
⑪ 360° 회전하기(turning 360 degrees)
⑫ 지지 없이 서서 교대로 발판 위에 발 올려놓기(place alternate foot on step or stool while standing unsupported)
⑬ 지지 없이 선 상태로 한 발 앞으로 옮기기(standing unsupported one foot in front)
⑭ 한 발로 서있기(standing on one leg)</td></tr>
</table>

(4) 아탈구(subluxation) 및 부종(edema)

아탈구	• 어깨관절(glenohumeral fossa)에서 위팔뼈머리(humeral head)가 아래로 미끄러져 이탈한 상태임 • 이완(flaccid) 시기에 가장 많이 나타남 • 아탈구 방지를 위해 슬링(sling)에 대한 교육이 필요함
부종	• 혈액 순환의 문제 – 마비된 손에 주로 발생함 • 측정 방법 – 'volumeter', 줄자, 반지 등을 이용해 부피 및 크기를 측정함 • 부종 방지를 위한 교육이 필요함

(5) 운동 조절

- 움직임을 정확하게 조절하는 능력을 말함
- 원인 : 소뇌(cerebellum), 바닥핵(basal ganglia) 등의 손상

빠른 교차운동 (rapid alternating movement : diadochokinesia)	• 빠른 반복 운동을 의미함 • 평가 – 바로 앉은 자세에서 양손 올려놓고 엎침/뒤침(pronation/supination)을 반복시킴 • 15초 동안 횟수를 측정 – 정상 23~25회 • 소뇌(cerebellum) 손상과 관련이 있음
겨냥이상 / 측정이상 (dysmetria)	• 측정 방법 – 손가락으로 코 접촉하기(touching the finger to the nose) – 테이블 위의 물체 닿기 • 능동적으로 움직일 때 목표점 도달에 필요한 'ROM 판단 능력'을 평가함 – 움직임의 거리, 범위 판단을 평가함 • 소뇌 손상과 관련이 있음
운동실조 (ataxia)	• 움직임(movement) 반응의 초기 지연상태가 나타남 • 움직임의 범위와 강도의 문제를 지님 • 움직임의 비율 및 규칙성이 낮음

<table>
<tr><td rowspan="2">떨림/진전
(tremor)</td><td>활동떨림
(intention tremor)</td><td>• 휴식 시에는 진전이 없지만 수의적 움직임(voluntary movement)을 시도할 때 진전이 발생되는 증상
• 일상생활 수행의 어려움이 발생됨
- 사례 : 물 마시기, 열쇠 사용 등
• 소뇌 손상과 관련이 있음</td></tr>
<tr><td>휴식시 떨림
(resting tremor)</td><td>• 파킨슨씨병에서 전형적으로 나타남 : 'pill-rolling tremor'
• 휴식 시 진전이 더 심하게 발생됨
• 바닥핵(basal ganglia) 손상과 관련이 있음</td></tr>
<tr><td>눈떨림/안구진탕
(nystagmus)</td><td colspan="2">• 눈동자의 불수의적 움직임
- 본인의 의지와 관계없이 눈동자가 저절로 상하 혹은 좌우로 떨림(또는 빙글빙글 도는 현상)이 나타남
• 전정계(vestibular system), 뇌줄기(brain stem), 소뇌(cerebellum) 손상과 관련이 있음</td></tr>
<tr><td>근육긴장이상
(dystonia)</td><td colspan="2">• 지속적인 근육의 과긴장을 보이는 이상 운동을 말함
- 사지의 몸쪽 근육(proximal muscle)과 몸통이 비정상적으로 틀어짐
- 몸이 꼬이는 비정상적인 자세가 반복적으로 나타남
• 기저핵(basal ganglia)의 손상과 관련이 있음</td></tr>
<tr><td>무정위성 운동
(athetoid movement)</td><td colspan="2">• 무도증(chorea)에 비하여 속도가 느리며 '꼬이는 듯한' 운동을 보임
• 사지에서 주로 관찰되며 목, 얼굴, 혀에서도 관찰할 수 있음
• '근육긴장이상(dystonia)'의 일종임
• 연속적이고 느린 움직임을 말함
• 처음에는 사지의 먼쪽에서 일어남
• 잠잘 때를 제외하고 같은 일에 대해 같은 패턴이 나타남
• 바닥핵(basal ganglia) 손상과 관련이 있음</td></tr>
<tr><td>연축
(spasm)</td><td colspan="2">• 근육의 불수의적 수축으로 통증과 기능의 장애가 나타남
- 불수의적 운동 및 왜곡을 유발시킴
• 팔, 다리, 목 등의 큰 근육들(large muscle group)에 불수의적 수축이 발생됨
• 원인 : 겉질척수로(corticospinal track), 추체외로(extrapyramidal track) 손상과 관련이 있음</td></tr>
<tr><td>무도증
(chorea)</td><td colspan="2">• 수의적이고 불규칙적인 움직임이 나타남
- 갑작스러우며 의미 없는 빠른 움직임이 나타남
• 움직임의 특징
- 불수의적(involuntary), 불규칙적(irregular), 목적 없는(purposeless), 비율동적(arrhythmic), 돌발적(abrupt), 빠른(rapid), 비지속적(unsustained) 움직임
• 신체 각 부분이 '꼼지락거리는 듯한' 모습이 나타남</td></tr>
</table>

도리깨질증 / 발리즘(ballism)	• 주로 몸쪽에서 나타나고 진폭이 큰 무도증이라 할 수 있음
간대성근경련 (myoclonus)	• '갑작스런 짧은 쇼크(shock)'처럼 보이는 이상운동을 말함 • 갑자기(sudden), 짧게(brief), 쇼크 같은(shock-like) 움직임이 나타남
기타	• 틱(tics) – 갑자기 빠르고 불규칙한 불수의적 운동 또는 소리의 반복을 말함 – 의지에 의해 일시적 억제가 가능함 • 운동 과소증(hypokinesia) – 운동의 진폭이 작은 것을 말함 • 서동증(bradykinesia) – 운동의 속도가 느린 것을 말함 • 무동증(akinesia) – 움직임이 없는 상태를 말함

3) 감각의 장애(sensory dysfunction)

(1) 개요

손상의 종류 및 범위	• 마비된 사지에 감각손상이 나타나지 않을 수도 있음 • 병변의 위치와 범위와 관련되어 있음 • 국부적 장애는 주로 대뇌 병변이 원인이 됨 • 전체적인 장애는 시상을 포함하는 내부 영역의 병변이 원인이 됨 • 고유수용성 감각의 장애 – 움직임의 문제를 초래함 • 접촉(touch), 통증(pain), 온도(temperature), 압박(pressure), 진동(vibration), 고유수용성(proprioceptive) 감각의 장애가 나타날 수 있음 – '지각–운동' 기능에 영향을 미침 – 중요한 감각 피드백의 소실로 운동회복에 많은 영향을 미침
회복 순서	• 몸쪽에서 먼쪽으로 진행함 • 통증(pain), 온도(temperature)에서 입체지각(stereognosis)으로 진행함
평가 결과	• 정상/손상/결여(intact/impaired/absent)

(2) 촉각 평가

<table>
<tr><td>압박
(pressure)</td><td>• Semmes-Weinstein monofilament
– 피부 압박의 역치(threshold) 측정에 있어 가장 정확한 도구임
• 구성
– 플라스틱 손잡이 막대 20개(monofilament)로 구성됨
• 범위
– 1.65∼6.65mark(or prob)의 범위
– 정상 범위(normal fingertip sensitivity) : 1.65(or 2.44)∼2.83 사이
• 적용 방법
– 'monofilament'를 피부와 수직으로 적용함
→ 필라멘트가 구부러질 때까지 적용함(굵은 것은 예외)
– 피부가 창백해 질 때까지 적용하면 안 됨

범위별 사용법:
• 1.65∼2.83 : 세 번 통통 튕겨줌
• 3.22∼4.08 : 구부러질 정도로 3번 적용
• 4.17∼6.65 : 한 번 적용

• 굵은 'monofilament' 적용
– 'monofilament'가 구부러지지 않음
– 누르는 정도를 결정하기 위해 피부색을 잘 관찰해야 함

※ 'Semmes-Weinstein monofilament' 스케일 해석

<table>
<tr><th>색(color)</th><th>해석(interpretation)</th><th>범위(marking)</th></tr>
<tr><td>녹색(green)</td><td>정상(normal)</td><td>1.62∼2.83 marking</td></tr>
<tr><td>청색(blue)</td><td>감소된 'light touch'</td><td>3.22∼3.61 marking</td></tr>
<tr><td>보라색(purple)</td><td>감소된 'protective sensation'</td><td>3.84∼4.31 marking</td></tr>
<tr><td>적색(red)</td><td>상실된 'protective sensation'</td><td>4.56∼6.65 marking</td></tr>
<tr><td>붉은줄(red lined)</td><td>측정불가</td><td>>6.65 marking</td></tr>
</table>
</td></tr>
<tr><td>가벼운 접촉
(light touch)</td><td>• 손가락, 솜, 휴지 등으로 피부를 자극할 때 느껴지는 감각
• 검사 방법
– 먼저 시각을 차단한 후 검사를 실시함
– 솜 등으로 피부를 가볍게 접촉함
– 먼저 정상 쪽을 평가함
– 환자는 '고개 끄덕임 또는 말(nodding or saying)'로 반응함

점수:
• + : 자극의 위치를 알고 인식함
• – : 오직 인식만 가능함
• 0 : 자극의 위치를 알 수도 없고 인식도 할 수 없음</td></tr>
</table>

구분		내용
2점구별 (two point discrimination)		• 두 점의 자극을 인식하는 능력 • 움직이며 하는 방법(동적)과 움직이지 않으면서 하는 방법(정적)이 있음
	정적 방법 (static)	• 환자의 시야를 가림 • 무딘 캘리퍼(blunt calipers), 구부린 종이 클립(bent paper clip), 'disk discriminator', 'Boley gauge', 'aesthesiometer' 등을 사용함 - 도구는 가볍고 무딘 것이어야 함 • 5mm 간격으로 시작함 - 엄지 및 손가락의 패드(pad)에만 적용함 - 가벼운 압박을 적용함 - 장축을 따라가며 적용함 • 두 점의 거리는 15mm까지만 늘림 • 정확한 반응 - 10번 중 7번을 정확히 답할 경우 • 결과 - 정상(normal) : <6mm - Fair : 6~10mm - Poor : 11~15mm - Protective : 한 점으로 인식 - Anesthetic : 점을 인식하지 못함
	동적 방법 (moving)	• 환자의 시야를 가림 • 무딘 캘리퍼(blunt calipers), 구부린 종이 클립(bent paper clip) 등을 사용 • 8mm 간격으로 시작함 - 몸쪽(proximal)에서 먼쪽(distal)로 이동함 - 장축을 따라 두 점을 병행하게 적용함(측정 및 평가 참조) • 대상자가 충분히 인식할 수 있을 정도의 압박을 제공함 • 가장 좁은 거리를 찾을 때까지 거리를 줄여 나아감 - 대상자가 정확히 반응할 경우 거리를 좁힘 • 한 점과 두 점을 무작위로 적용함 • 대상자의 반응 - 한 점, 두 점, 잘 모름 • 정확한 반응 - 10번 중 7번을 정확히 답할 경우

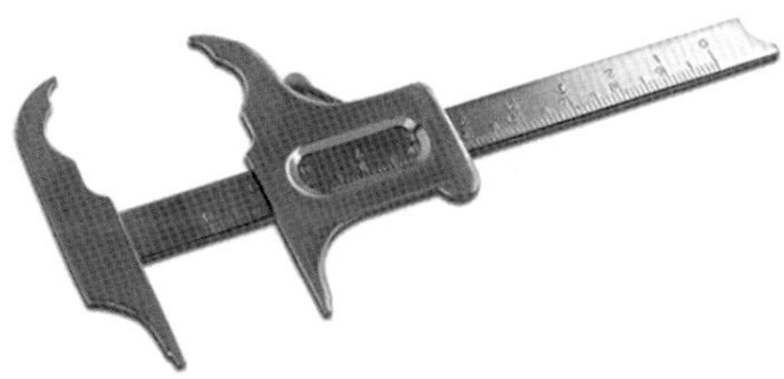

그림 2-10 Boley gauge

<table>
<tr><td rowspan="3">통증
(pain)</td><td colspan="3">• 개인차가 있기 때문에 반응에 대한 객관적인 평가가 어려움
• 방법
– 시야를 막고 아래팔 부위에 둔하고 날카로운 자극 제공</td></tr>
<tr><td rowspan="2">점수</td><td>sharp</td><td>• +S : 정확한 반응
• D : 둔했다가 날카로워짐
• −S : 반응 없음</td></tr>
<tr><td>dull</td><td>• +D : 정확한 반응
• S : 날카로웠다가 둔해짐
• −D : 반응 없음</td></tr>
<tr><td rowspan="4">온도 감각
(thermal)</td><td colspan="3">• 막대 실험관을 이용함
• 찬 물과 더운 물을 넣어 검사함</td></tr>
<tr><td>방법 1</td><td colspan="2">• 뜨거운 물과 차가운 물을 채운 2개의 시험관을 이용
• 각 시험관의 측면을 임의의 피부 표면에 문지름</td></tr>
<tr><td>방법 2</td><td colspan="2">• 뜨거운 물, 미지근한 물, 따뜻한 물, 차가운 물을 채운 4개의 시험관을 이용
• 시험관마다 색깔을 부여해 가장 뜨거운 것부터 차가운 것까지 순서대로 배열함</td></tr>
<tr><td>점수</td><td colspan="2">• + : 온도를 정확하게 구분(intact protective sensation)
• − : 구분하지 못함(absent protective sensation)</td></tr>
</table>

(3) 후각(olfactory)

목적	• 손상된 후각이 한쪽인지 양쪽인지를 결정하기 위해
재료	• 불투명하거나 어두운 색깔의 병 속에 커피, 아몬드, 초콜릿 등을 담아서 평가함 • 식초나 암모니아 또는 다른 자극성 강한 재료의 사용 – 점막의 수용기들을 자극하여 염증을 일으키므로 평가로 이용해서는 안 됨
방법	• 각 병 속에 면봉을 넣어 적신 후 환자의 콧구멍 아래로 가져감 • 경우에 따라 시각을 차단할 수도 있음
점수	• + : 정확하게 알고 냄새를 감지함 • − : 냄새를 감지했으나 그게 무엇인지 모름 • 0 : 전혀 냄새를 감지 할 수 없음

(4) 미각(gustatory)

목적	• '맛에 대한 감각이 소실되었는지? 아니면 손상되었는지? 온전한지?'를 평가
재료	• 기본적인 4가지 맛을 평가할 수 있는 재료를 사용함 – 탄산수, 식초, 레몬, 소금물, 설탕물 등 • 헹굴 수 있는 용기, 주전자, 컵, 면봉, 맛을 상징하는 그림이나 단어카드 등을 이용할 수 있음
방법	• 각 액체를 적신 면봉으로 단맛은 혀의 앞부분, 짠맛은 혀의 외측 가장자리, 쓴 맛은 혀 뒤쪽 가장자리, 신맛은 혀의 외측 중간 가장자리에 적용함
점수	• + : 맛을 정확하게 감지함 • – : 맛을 인식하지 못함

(5) 촉각 지각(tactile perception) 평가

서화 감각 (graphesthesia)	• 피부에 글씨, 숫자, 도형 등을 그리면 환자는 그것이 무엇인지 정의함 • 손상이 있는 경우를 'agraphesthesia'라고 함 • 시각 폐쇄 후 손바닥에 무딘 연필이나 도구로 문자, 숫자, 도형 등을 그려줌
입체 지각 (stereognosis)	• 시각적 도움 없이 촉각으로만 물건의 정체는 알아내는 것 • 여러 감각의 통합을 통해 인식하는 능력임 – 접촉 압박감(touch pressure), 위치감(position), 질감(texture), 무게감(weight), 온도감(temperature) 등 • 입체지각의 손상 – 'astereognosis'라고 함 • 평가 목적 – 촉각을 통해 물건의 정체를 식별할 수 있는지 유무를 판단하기 위해 • 재료 – 시각 폐쇄용 커튼(또는 폴더) – 연필, 선글라스, 열쇠, 못, 클립, 동전, 단추 등을 이용 • 방법 – 시각 차단 후 물건들을 임의대로 제공
운동 감각 (kinesthesia)	• 특정 관절에 수동적 움직임을 제공하고 그 움직임을 정의할 수 있는 지를 평가함 • 관절 움직임의 방향, 움직임 정도 등을 평가함
고유수용성 감각 (proprioceptive sense)	• 근육, 관절, 내부기관의 감각자극을 인식하는 지를 평가함 • 환자에게 일정한 자세를 취하게 한 후 움직임의 방향을 정의하게 하거나 건측(sound side)으로 같은 자세를 취하게 함

(6) 시각

시야 (visual field)	• 지정된 부분에 집중할 때 물체를 발견할 수 있는 시각적 범위를 말함 • 시야범위의 손상은 매우 다양함 – 뇌 손상의 영역과 크기에 의해 결정됨 • 환경적 적응 및 독립적 일상생활의 유지에 있어 중요한 역할을 함 **정상시야 범위**: • 위 60° • 안쪽 60° • 아래 70~75° • 바깥쪽 100~110°
시각집중 (visual attention)	• 시각집중의 발달은 출생과 동시에 자연적으로 나타남 • 출생 후 4주 동안 성숙하며 환경 속 시각고정(visual fixation)을 통해 더욱 발전함 • 손상 시 증상 – 환경 내 물체에 대한 시각고정을 못하며, 지속하지도 못함 – 공간무시 및 신체무시와 함께 나타남
시력 (visual acuity)	• 작고 세밀한 부분을 볼 수 있는 능력을 말함 • 근시와 원시가 있음
눈 추적 (ocular pursuit)	• 느리게 움직이는 목표물(slow-moving target)을 따라가는 눈의 능력을 말함 • 손상 시 증상 – 목표물의 응시가 어려움 – 너무 빠르거나 느린 눈동자의 움직임이 나타남 – 비대칭적인 눈의 움직임(한 눈이 더 빠르거나 느림)이 나타남 • 검사자는 물체의 움직임 정도에 따른 눈 추적 정도를 평가함
도약 안구 운동 (saccadic eye movement)	• 하나의 고정된 물체를 응시하다 다른 물체로 전환하는 빠른 눈동자의 움직임 • 주어진 자극에 빨리 대응하는 능력이기도 함 • 읽기 시 또는 지시에 따라 두 물체 사이를 움직임일 때 나타남

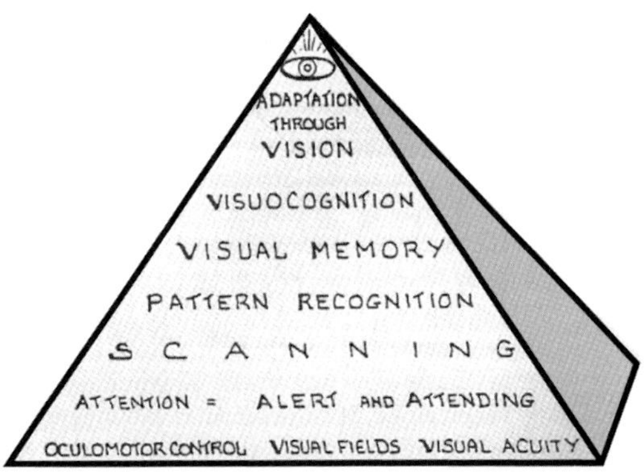

그림 2-11 중추신경계의 시지각 발달 위계
(Hierarchy of visual perceptual development in central nervous system)

4) 지각 처리(perceptual processing)

(1) 좌반구(left hemisphere)

<table>
<tr><td rowspan="2">실행증
(apraxia)</td><td>정의</td><td>• 목적 있는 운동을 계획하고 수행하는 능력의 손상을 말함
• 운동(motor), 감각(sensory), 협응력(coordination) 등의 손상은 없지만 운동의 장애가 나타남
• 환자는 정상적 이해력을 가짐</td></tr>
<tr><td>분류</td><td>• 관념(ideational) 실행증
- 동작의 개념을 형성할 수 없음
- 실제 물건들을 적절히 사용할 수 없는 실행증임
- 최근 'conceptual apraxia'라고도 함
- 적절한 순서로 동작을 구성하기 어려움(예, 숟가락으로 글씨쓰기)
- 지시 또는 자동적 실행능력이 없음
• 관념운동(ideomotor) 실행증
- 지시 또는 모방에 의한 실행은 수행 못하나 자동적으로는 가능함
- 실제 물건의 사용은 정확히 수행함
- 말로는 가능하지만 동작으로는 실행할 수 없음(예, 양치질하기를 흉내 낼 수는 없지만 실제 양치질을 정확히 수행할 수 있음)
• 구성(constructional) 실행증
- 지시 또는 자동적 그리기, 구성하기 능력에 장애가 있음
- 전체를 조직하거나 조립하는데 문제가 있음 : 블록 쌓기, 그림 그리기, 성냥 쌓기 등의 문제
- 옷 입기, 장난감 조립, 그릇 쌓기 등이 어려움
- 2차원과 3차원으로 나뉘어짐
• 언어(verbal) 실행증
- 구강 또는 안면 부분의 수의적 움직임에 문제
- 경우에 따라 성대 또는 호흡기에도 문제를 일으킬 수 있음
- 전두엽(이마엽) 기능과 관련 있음
- 지시에 따라 혀, 볼, 입술, 턱 등의 움직임이 어려울 수 있음
• 옷 입기(dressing) 실행증
- 신체도식(body scheme)과 관련이 있음
- 오른쪽과 왼쪽을 구분 못함
- 단추와 지퍼를 제대로 조작할 수 없음
• 구강(aral) 실행증
- 구강과 관련된 과제의 수행이 어려움
- 혀로 입술을 핥으라는 지시는 수행할 수 없지만 꿀을 입술에 바르면 자동으로 핥기가 가능함
- 지시에 의한 수행은 어렵지만 자동적 수행이 가능한 실행증</td></tr>
</table>

<table>
<tr><td rowspan="5">실인증
(agnosia)</td><td colspan="3">• 두정엽(마루엽)과 관련 있음
• 시각적 정보를 통해 사물을 재인식하는 능력에 문제가 있는 경우를 말함
• 평가는 일상에서 사용되는 실제 물건들을 제시하고 질문함
– 이 물건을 ‘어떻게/어디에’ 사용하는지에 대해 질문함</td></tr>
<tr><td rowspan="4">종류</td><td>신체실인증
(asomatognosia)</td><td>• 자기 자신의 신체에 대한 감각 또는 인식에 관해 장애가 있는 것임
• 신체상의 장애라고 할 수 있음
• 병소는 대개 대뇌 우세반구에 있는 경우 양측성 신체실인이, 비우세반구의 병소인 경우는 반대쪽의 신체편측무시가 나타남
• 'Autotopagnosia'는 자세를 인식하지 못하는 것임
• 'Somatopagnosia'는 자신의 신체부분을 인식하지 못하는 것임
• 'Anosognosia'는 자신의 병을 인정하지 않는 것임</td></tr>
<tr><td>촉각실인증
(tactile agnosia)</td><td>• 촉각으로 물체의 재질과 형태에 대한 인지를 하지 못하는 것으로 입체감각실인증으로도 불림</td></tr>
<tr><td>시각실인증
(visual agnosia)</td><td>• 시력장애가 없는데도 대상 사물을 인식할 수 없는 상태를 의미함
• 두정엽과 후두엽의 손상 때문에 나타남
• 시각실인은 대상에 따라 물체(대상)실인증, 얼굴실인증, 색체실인증, 시공간실인증, 반측공간실인증, 동시실인증 등으로 구분됨</td></tr>
<tr><td>청각실인증
(auditory agnosia)</td><td>• 음향에 대한 장애로, 소리는 들리는데 음의 크기, 음의 성질, 어떤 음인지 등을 구별하기 어려움
• 음악의 템포나 멜로디를 이해하지 못함</td></tr>
<tr><td>기타</td><td colspan="3">• 색 인식 평가 : 빨강, 파랑, 노랑 등
• 모양 인식 평가 : 동그라미, 세모, 네모 등</td></tr>
</table>

(2) 우반구

공간 관계 (spatial relationship)	• 물체들의 위치를 상대적 관계로 구별하는 것 • 하나의 형태와 다른 형태 사이에서의 관계를 구별하는 능력 • 구체적 개념과 추상적 개념 – 구체적(concrete) 개념 : 그림 또는 실제 사물을 사용하여 평가 – 추상적(abstract) 개념 : 간단한 도형의 구분으로 평가
지리적 지남력 (topographical orientation)	• 특정 대상의 위치와 장소를 찾아내는 것 • 공간에서 자신의 방향을 인식하는 것
시각적 연상 (visual imagery)	• 자신의 생각과 기억 속의 그림을 실제 그림으로 나타내는 것 • 집 그리기, 시계 그리기 등

(3) 좌우(양측)반구

신체 도식 (body scheme)	• 각 신체 사이의 관계를 지각하는 능력 • 평가방법 – 신체 부위를 지적하기, 사람 그리기, 사람 퍼즐 맞추기 등으로 평가함
좌우 구별 (right left discrimination)	• 신체의 양쪽을 분별하는 능력 • 평가방법 – 좌우에 위치한 물건의 이름을 말하게 하거나 지적(point)하게 함
편측 무시 (unilateral neglect)	• '편측 시각장애'라고도 함 • 편측의 존재를 인식하지 못함 예 왼쪽의 장애물을 보지 못해 피하지 못함

2. 인지(Cognition)

- 인지손상은 뇌 손상 후에 나타나는 가장 대표적인 증상임
- 알고 이해하는 능력임
  - 주변으로부터 들어오는 정보를 처리하고, 판단하고, 결정하는 능력을 말함
- 상위의 뇌 기능을 사용함

1) 지남력(orientation)

- 자신, 사람, 장소, 시간, 상황을 분별하는 능력임

자신 및 사람	• 생일, 직업, 나이, 주소, 타인의 이름 및 관계 등을 질문함
장소	• 장소의 형태, 위치, 이름, 거리, 방향 등을 질문함
시간	• 계절, 월/일/요일, 명절, 국경일, 현재 시점 등을 질문함

2) 집중력(attention)

- 정해진 시간 내 특정 업무에 집중할 수 있는 능력을 말함

종류 및 사례	① 탐색/반응적 집중력(detect/react attention) • 주위 환경에 반응하는 능력 • 특정 자극을 찾는 능력 – 다양한 소리들 속에 특정 소리 찾기, 여러 색 중 특정 색 찾기 ② 선택적 집중력(select attention) • 다양한 환경적 자극 중 특정 자극에만 집중할 수 있는 능력 – 여러 색의 적목(block) 중 붉은색 적목만 골라내기

종류 및 사례	– 문장 속에서 '가'라는 글자만 골라내기 – 여러 모양 중 삼각형만 골라내기 ③ 지속적 집중력(sustain attention) • 특정 활동을 지속할 수 있는 집중력 – 종이접기하면서 50까지 숫자세기 – 그림 속에 배열된 숫자 따라가기 – 특정 활동을 하며 50에 2를 지속적으로 더해 나아가기 ④ 이동적 집중력(shift attention) • 다른 자극과 서로 교대로 집중할 수 있는 집중력 – 색이 다른 두 가지 구슬을 교대로 끼우기 – 'AABBAABBAABB'따라 쓰기 ⑤ 분리된 집중력(divided attention) • 동시에 두 가지 이상의 자극을 유지하는 집중력 예 운전하며 라디오 듣기, 전화하며 주소 적기 등 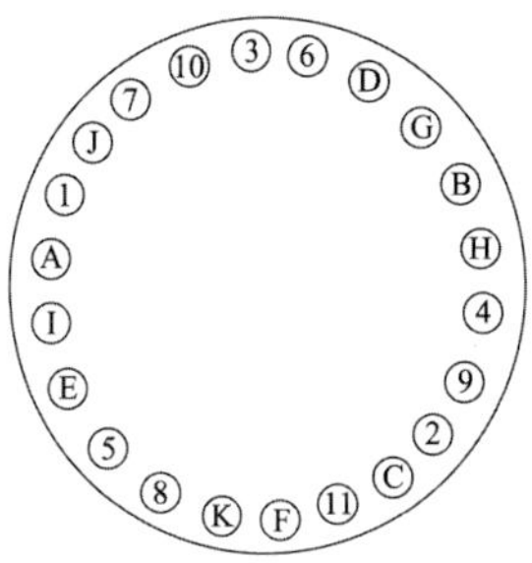 그림 2-12 이동적 집중력 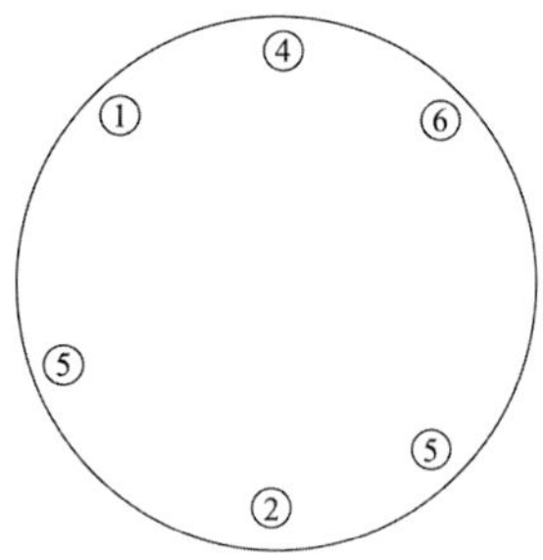 그림 2-13 지속적 집중력

3) 기억력(memory)

• 잠시 후 또는 장시간 후 정보를 다시 불러내는 것

(1) 단기(short term)/중기(immediate)/장기(long term) 기억

단기 기억	• 즉시(immediate)기억은 약 30초에서 몇 분 수준의 기억임 • 진행(working)기억은 생각하고 처리하는 단계의 기억임 • 동의어 – recent memory, working memory, delayed memory, primary memory
중기 기억	• 단기기억과 장기기억 사이의 기억임
장기 기억	• 영구적인 정보의 저장으로 이어지는 기억들을 의미함

(2) 종류

서술적 기억력 (declarative memory)	• 암기나 정보의 재생산 능력, 회상 능력을 말함 • 종류 – 삽화적 기억(episodic memory) : 개인의 과거 및 경험에 대한 기억 예 결혼기념일, 특정장소 등 – 의미적 기억(semantic memory) : 일반인의 기본상식, 언어, 사회적 규범 등 예 신호등 색의 의미, 영단어의 뜻, 대통령 이름 등
명백 기억력 (explicit memory)	• 그 정보의 근본에 대한 기억 – 언제, 어디서, 누구에게 배웠는지를 아는 기억
함축적 기억력 (implicit memory)	• 그 근본 정보를 알고 있는 기억력 – 사례 : 정해진 치료 시간이 치료사의 개인 사정으로 취소됨을 통보받은 환자 → 그 시간 다른 곳에서 다른 활동을 하고 있을 때 '왜 치료를 받지 않고 이곳에 있냐?'는 질문에 답하지 못하지만 근본 정보를 가지고 적합한 행동함
절차적 기억력 (procedure memory)	• 순차적으로 특정 활동을 할 수 있는 기억력 – 샌드위치 만들기, 커피 만들기 등을 적절한 순서를 따라 수행함
일상적 기억력 (everyday memory)	• 일상생활과 관련된 정보들을 기억하는 기억력 – 진료 스케줄, 치료사의 이름 등을 기억함
예측 기억력 (prospective memory)	• 가까운 미래의 사건을 기억하는 기억력 – 오후의 약속 스케줄을 기억하는 것

4) 기타

분류 (categorization)	• 정보의 종류들을 비슷한 것들과 다른 것들로 분별하는 것 • 평가방법 – 물건이나 그림 카드를 이용해 분류하게 함
연속성 (sequencing)	• 정보, 개념, 활동들을 순서에 맞춰 배치하는 것 • 평가방법 – 그림, 순서 카드 등을 이용하여 평가함
문제 해결 (problem solving)	• 문제 인식, 문제 정의, 대체 방법 선택, 계획(selecting a plan), 단계별 조직화하기, 계획한 것 실시하기, 결과 평가 등을 포함
활동의 시작 (initiation of activity)	• 육체적, 정신적 활동을 시작하는 능력을 말함

재인식 (recognition)	• 낯익은 얼굴, 사물, 그리고 이전에 보았던 물건들을 분별해내는 것
개념 형성 (concept formation)	• 특정 생각 및 사고를 구성하기 위해 다양한 정보를 조직화하는 것
학습 (learning)	• 새로운 행동과 개념을 획득하는 것
일반화 (generalization)	• 다양한 새로운 환경에서 이전에 학습된 개념과 행동을 새롭게 적용시키는 것
공간 조작 (spatial operation)	• 정신적으로(mentally) 사물의 위치를 다양한 관계로 조작하는 것

※ 좌·우 편마비 비교

좌측 편마비(우반구 손상)	우측 편마비(좌반구 손상)
• 언어기능(verbal skill)이 좋음 • 신체도식의 장애 • 공간지각 장애 • 왼쪽 무시(left neglect) • 좌측 시야(visual field) 결손 • 공간 분석의 어려움 • 공간 지남력의 어려움 • 옷 입기 실행증(dressing apraxia) • 시각 기억력(visual memory)의 손상 • 통찰력 및 판단력 손상 • 충동적 행동 • 작화증	• 실어증 • 좌/우 혼동 • 복잡한 자발적인 운동손상 • 우울증의 발생 – 이해력은 좋으나 말을 못하므로 – 자신의 상태를 인지하므로 • 'self-care'가 상대적으로 좋음 • 언어소통(verbal communication)의 어려움 • 실독증(alexia) • 행동이 느리며 자신감이 결여됨

3. 언어(Speech and language)

- 언어장애의 범위
  - 다양하고 폭넓음(mild～severe)
  - 좌반구 손상 시 자주 나타남

1) 실어증(aphagia)

브로카 실어증 (Broca's aphasia)	• 동의어 – 운동성 실어증, 표현성 실어증 • 말이 유창하지 못하고 전보식 문장을 사용함 • 따라 말하기가 어렵지만, 노래하기는 가능함 • 문법에 맞지 않는 문장을 사용하나 청각적 이해 능력은 좋은 편임 • 쓰기 능력이 손상되는 경우가 많음 • 우세반구(주로 좌반구)의 전두엽 아래쪽 뒷부분(브로카 영역)의 손상

베르니케 실어증 (Wernike's aphasia)	• '지각성 실어증', '수용성 실어증'이라고도 함 • 발음과 억양이 좋음(조음 장애는 거의 없음) • 문법도 규칙에 맞게 사용하지만 의미가 통하지 않음 • 청각적인 말(말소리)을 이해하지 못함 • 우세반구 측두엽의 위쪽 뒷부분(베르니케 영역)이 손상
전도성 실어증 (conduction aphasia)	• 청각적 이해가 좋음 • 표현이 유창하지만 말을 따라서 반복하는 능력에 문제가 있음
명칭 실어증 (anomic aphasia)	• 실어증 중 가장 증세가 경미한 유형임 • 비교적 유창하고 청각적인 언어의 이해에도 거의 문제가 없음 • 따라 말하기는 가능하나 이름 말하기 능력이 현저하게 감소됨
전반 실어증 (global aphasia)	• 언어의 표현과 이해 모두에서 손상이 있는 경우 • 브로카 영역과 베르니케 영역이 모두 손상됨
기타	• 겉질경유 감각 실어증(transcortical sensory aphasia) − 베르니케영역의 뒤쪽 − 청각적 이해력 떨어짐 − 발음이 좋고 유창하게 말함 − 말을 정확하게 따라 할 수 있음 • 겉질경유 운동 실어증(transcortical motor aphasia) − 브로카영역의 앞 또는 뒤 − 청각적 이해력 좋음 − 언어표현 떨어짐 ◦ 자발적 대화 감소 ◦ 이름대기 어려움 − 말을 정확하게 따라 할 수 있음 • 혼합 겉질경유 실어증(transcortical mixed aphasia) − 청각적 이해력 떨어짐 − 언어표현이 유창하지 못함 − 말을 정확하게 따라 할 수 있음

2) **구음장애**(dysarthria)

- 발음의 장애임
- 언어와 관련된 기능의 장애(dysfunction of speech musculature)
- 발음과 관련된 기관의 마비 및 비협응으로 인해 발생함
- 발음이 느리고 어눌함
- 우측 편마비(Rt. hemiplegia)에서 더 많이 발생됨

3) 실어증 환자와의 대화

대화방법	• 한 번에 한 사람과 대화하는 것이 원칙 – 소음은 혼동을 초래할 수 있음 • 환자가 대답할 시간을 주어야 함 • 대답하기 쉬운 질문을 제공해야 함 – '예, 아니오'로 대답할 수 있는 질문을 제공함 – 시각적 큐(visual cue)와 제스처(gesture)를 사용할 수 있음 – 반응을 강요하지 않음 – 간결한 문장을 사용함(concise sentence) – 그림 카드를 이용할 수 있음 – 느리고 단순한 용어를 사용하여 대화하는 것이 바람직함

4. 성격과 감정(Personality and emotion)

• 뇌졸중 후 환자들은 금방 웃다가 울기도 하는 등 기분이 불안정함
• 자발적인 감정표현을 억제하지 못하기 때문에 나타남

우울(depression)	• 우울의 기간이 길어질수록 불리함 • 기간의 단축이 치료 목표가 됨
부정(denial)	• 현 상황을 받아들이지 않음 • 기간의 단축이 중요한 과제임
퇴행(regression)	• 감정의 성숙도가 나이에 비해 낮아짐
동기(motivation)	• 의욕 상실, 동기의 감소가 나타남 • 환자의 능력을 과대평가하게 되면 능력 부족을 동기 부족으로 오해할 수도 있음 • 성취 가능하며 현실성 있는 목표로 성취감을 제공해야 함
기타	• 감정변화가 쉽게 나타남 • 보속증이 있는 경우 의미 없고, 목적 없는 행동이 반복적으로 나타날 수 있음 • 환경변화에 대한 적응력의 저하가 나타나기도 함 • 인내심이 적으며 쉽게 좌절할 수 있음

2.3 합병증

심리적 문제	• 뇌졸중 발병 이전처럼 생각하고, 말하고, 움직이고, 느끼지 못한다는 것에 대한 우울심리가 발생함 • 우울증 발생률은 전체 뇌졸중 환자의 1/3 정도가 됨 – 뇌졸중 발병 후 6개월에서 2년 정도에 걸쳐 나타남 • 좌측 뇌 손상 시 더욱 많이 나타남
구축 및 변형 (contracture & deformity)	• 움직임의 감소, 경직(spasticity), 부적절한 침상자세 등으로 인해 발생함 • 구축이 진행됨에 따라 부종과 통증이 동반되어 움직임에 더욱 많은 제한이 생김
DVT (deep vein thrombosis)	• 정맥 내에 생긴 혈액의 응고물이 원인이 됨 • 혈액 응고물이 부분적(또는 전체적)으로 혈류 흐름을 막거나, 응고물이 떨어져 나와 폐, 심장 등의 부위로 이동함 • 환자가 고정(부동)되어 있는 동안 폐혈전과 DVT는 잠재적인 합병증이 됨 • 보통 종아리 통증(calf pain), 민감함(tenderness), 부종(swelling) 등이 나타남
통증 (pain)	• 시상(thalamus)에 손상이 있는 경우는 반대편 감각손상을 경험한 후 마비 쪽에 심한 통증이 발생함 • 상지에 통증 증후군(pain syndrome)이 발생하기도 함
방광	• 요실금이 있을 경우 환자는 카테터(cathcter)를 필요로 함 • 가능한 빠른 카테터의 제거는 감염을 예방할 수 있음
구강 및 얼굴 (oral-facial dysfunction)	• 뇌졸중 후 일반적으로 삼킴의 장애가 발생됨 • 소뇌 및 뇌신경 9~10번 등이 손상되었을 때 나타남 • 턱과 입술에 대한 위치감각의 변화, 머리조절의 손상, 앉은 자세의 불균형 등으로 삼킴에 어려움이 발생됨

어깨
(shoulder)
	① 이완기
	  • 아탈골(subluxation)이 나타남
	② 아탈골의 원인
	  • 고유수용성 감각의 손상
	  • 근 긴장(tone)의 저하
	  • 근육마비로 인한 돌림근 지지의 감소
	③ 아탈골의 형태
	  • 어깨관절(glenohumeral fossa)에서 위팔뼈 머리(humeral head)가 아래로 미끄러져 이탈됨
	  • 인대와 관절낭만이 어깨를 지탱하게 됨

2.4 회복 단계(Recovery stage)

1. 개요

일반적 특성	• 뇌졸중 환자의 운동회복은 일반적으로 몸쪽에서 먼쪽으로 진행됨 – 어깨의 움직임을 손의 움직임보다 먼저 기대할 수 있음 • 마비된 상지에서 굽힘이 폄보다 먼저 나타남 • 반사적 움직임이 먼저 나타남 : 이후 수의적(voluntary) 움직임으로 발전됨 • 큰 움직임(gross movement)이 먼저 나타남 – 이후 독립적(isolated)이며, 선택적인(selective) 움직임으로 발전됨 • 회복은 어느 특정 단계에서 멈출 수 있음 – 개인마다 회복이 다름 • 회복은 여러 요소에 의해 영향 받음 – 감각, 지각, 인지, 동기유발, 감정적 상태, 의학적 상태 등이 영향을 미침 • 일반적으로 손목과 손의 기능 상실이 가장 큼 : 손상 부위에 따라 다를 수 있음 • 회복이 같은 환자는 없음 – 운동 장애 및 회복 과정이 환자마다 각각 다양함

2. 뇌졸중(CVA) 이후 팔의 운동 회복 단계(Brunnstrom stage)

- 브론스트롬(Brunnstrom) 접근법 참조

3. 뇌졸중(CVA) 이후 손의 운동 회복 단계(Brunnstrom stage)

- 브론스트롬(Brunnstrom) 접근법 참조

4. 뇌졸중(CVA) 이후 다리의 운동 회복 단계(Brunnstrom stage)

- 브론스트롬(Brunnstrom) 접근법 참조

5. 사지의 시너지(limb synergies)

- 굽힘이나 폄 시너지가 팔과 다리에 나타남
- 원시적(primitive)이며, 고정적인(stereotypical) 형태로 나타남
  - 한 묶음의 근육의 움직임 패턴을 의미함
  - 근육들이 신경 생리학적으로 연합되어 단독적인 움직임의 어려움
- 브론스트롬(Brunnstrom) 접근법 참조

6. 뇌졸중 환자의 시너지 특징(Characteristics of synergic movement) 및 전형적 자세

1) 시너지 양상

상지(U/E)	• 굽힘 시너지가 더 우세
하지(L/E)	• 폄 시너지가 더 우세

2) 전형적 자세

상지(U/E)	• 어깨뼈(scapular) : 내림(depression), 퇴거(retraction) • 어깨관절 : 모음(adduction), 안쪽돌림(internal rotation) • 팔꿉관절(elbow) : 굽힘(flexion) • 아래팔(forearm) : 엎침(pronation) • 손목 : 굽힘(flexion), 자뼈 편위(ulnar deviation) • 손가락 : 굽힘(flexion)
하지(L/E)	• 골반(pelvis) : 후방 올림(posterior elevation), 퇴거(retraction) • 엉덩관절(hip) : 안쪽돌림, 모음(adduction), 폄(extension) • 무릎관절(knee) : 폄(extension) • 발목(ankle) : 발바닥쪽 굽힘(plantar flexion), 뒤침(supination), 내번(inversion) • 발가락(toe) : 굽힘(flexion)

7. 운동 회복 과정(Motor recovery process)

일반적 과정	• 뇌졸중으로 인한 편마비 – 연속적 회복 단계를 통해 운동 회복이 진행됨 • 운동 회복은 일반적으로 몸쪽에서 먼쪽으로 진행 – 어깨의 움직임을 손의 움직임보다 먼저 기대할 수 있음 • 상지에서 굽힘이 폄보다 먼저 형성됨 • 반사적 움직임이 먼저 나타남 – 이후 수의적(voluntary) 움직임이 나타남 • 큰 움직임(gross movement)이 먼저 나타남 – 이후 독립적(isolated)이며 선택적인(selective) 움직임이 나타남 • 회복은 어느 특정 단계에서 멈출 수 있음 • 회복은 여러 요소에 의해 영향 받음 – 감각, 지각, 인지, 동기 유발, 감정적 상태, 의학적 상태 등에 의해 • 보통 손목과 손의 기능 손실이 가장 큼 • 회복이 정확히 같은 환자는 없음 – 운동 장애 및 회복 과정이 각각 다양함

2.5 치료(Treatment)

1. 급성기(Acute phase)

• 생명의 위협에 대한 문제가 초점이 됨

1) 초기 움직임 및 자기 관리

개요	• 침대에서 구르기, 침대에 앉기, 스스로 먹기, 옷 입기 등의 활동에 참여함
방의 배치	• 환자의 환측으로 자극이 들어오도록 배치해야 함 • 문, TV, 야간 스탠드, 전화기 등은 환경의 자극물이 될 수 있음
접근 (approach)	• 항상 환자의 환측으로 접근해야 함 • 눈 마주침을 촉진하기 위해
침대자세	• 약 2시간에 1회 이상 자세의 변화(repositioning)를 제공해야 함

※ 침상 자세(NDT 접근법)

환측으로 눕기 (lying on the hemiplegic side)	• 머리 : 베개 위에서 대칭적으로(symmetrical) 유지함 • 어깨 : 돌출(protraction)+최소 90° 굽힘(90° 미만은 굽힘 시너지 촉진) • 아래팔 : 뒤침 • 팔꿈치 : 굽힘 • 손 : 베개 아래에 위치함
건측으로 눕기 (lying on the nonhemiplegic side)	• 머리 : 베개 위에서 대칭적으로(symmetrical) 유지함 • 어깨 : 완전 돌출(full protraction)+최소 90° 이상 굽힘 • 팔과 손 : 베개 위에서 온전히 지지됨(fully supported) • 손목 : 베개에서 떨어져 굽힘 되는 것을 방지(not to drop off)해야 함 • 하지 – 엉덩관절 및 무릎관절 모두 굽힘 – 베개 위에서 온전히 지지(fully supported)되어야 함 • 발과 발목 : 내번(inversion)이 유지되도록 지지함
바로 눕기 (lying supine)	• 머리 : 베개 위에서 대칭적(symmetrical)으로 유지함 • 몸통(trunk) : 대칭적으로 유지함 • 어깨 : 아래에 베개를 넣음 • 팔 : 베개 위에서 온전히 지지됨(fully supported), 전반적으로 높게 유지함 • 팔꿈치 : 폄 • 아래팔 : 뒤침 • 손목 : 베개에서 떨어져 굽힘 되는 것을 방지(not to drop off)해야 함 • 하지 : 엉덩관절 아래에 베개를 넣을 수 있음(퇴거 감소가 목적)
적절한 자세의 효과	• 체중지지(weight bearing)는 긴장(tone)을 정상화시키며 경직(spasticity)을 억제할 수 있음 • 체중지지는 환측의 인식(awareness)과 감각 입력(input)을 증진시킴 • 환측의 체중지지는 환자의 두려움을 줄여주는 데 도움이 됨 • 환측의 신장(lengthening)은 경직(spasticity)을 억제할 수 있음

2) 2차적 문제(secondary complications) 예방

욕창 관리 (skin care)	• 이동 시 피부의 마찰(쓸림)에 주의해야 함 • 적절한 자세(positioning)의 유지가 중요함 • 환자와 보호자에 대한 예방 교육이 필수적임 • 환자의 피부를 자주 살피는 것이 중요한 요소임 • 상처 또는 압박 부위가 있는지 없는지를 관찰함
연부 조직의 길이 유지 (maintaining soft tissue length)	• 피부, 힘줄, 인대, 근육 등에 구축이 발생할 수 있음 – 근육의 강직이나 비정상적인 몸의 정렬 상태 등으로 인해 발생함 • 마비된 어깨에 지지(support)를 통한 도움 – 팔꿈치에 베개를 제공함 또는 슬링(sling)을 이용한 지지를 제공함 • 수동적 관절 운동(PROM exercise)을 매일 실시함 – 팔의 움직임 시 어깨뼈의 리듬을 고려해야 함
낙상 방지 (fall prevention)	• 나이, 충동적 행동, 유동성 결여, 균형감 저하, 협응 능력 저하, 시각적 문제 등이 원인이 영향을 미침 • 손상된 쪽에서의 관찰과 지지가 필요함

3) 환자 및 가족 교육

• 치료 방법, 병에 대한 이해, ADL 방법, 자세 등을 설명함

2. 재활기(Rehabilitation phase)

1) 특징

• 라뽀(rapport) 형성이 매우 중요함
• 의학적 상태가 안정되었을 때 재활훈련을 시작하게 됨
• 치료 활동을 배울 수 있는 단계가 됨
• 주로 재활병동에 입원한 상태에서 수행됨
• 보상방법을 가르치는 시기임

2) 작업수행 향상을 위한 치료

• 일상생활에서의 독립성 증진을 위한 치료가 수행됨
• ADL과 관련된 보상방법을 교육함, 한 손(one hand) 테크닉을 교육함

셔츠 입기	• 무릎 사이로 소매를 가지고 와 팔을 넣는 구멍이 보이도록 셔츠를 위치시킴 • 환측(affected side) 손을 먼저 소매에 넣음

셔츠 입기	• 바로 앉은 후 건측(sound side) 손을 소매에 넣고 셔츠를 착용함 • 단추는 아래에서 위로 잠금
바지 입기	• 환측 다리를 건측 다리 위로 올려놓음 • 환측 상지가 허벅지 사이에 끼이지 않도록 밖으로 옮겨 놓음(dangle) • 환측 다리에 바지를 넣음 • 두 손을 마주잡고 교차된 다리를 풀어놓음 • 건측 다리를 바지에 넣음 • 무릎까지 바지를 당겨 올림 • 일어남(치료사의 도움 제공) • 지퍼 및 스냅을 잠금 • 다시 제자리에 앉음
신발 및 양말 신기	• 두 손을 마주 잡고 다리 올리기(cross) • 환측 발에 신발(또는 양말) 넣기 • 건측 발을 반대로 교차하여 올리고 신발(또는 양말) 넣기
보상적 치료 및 재구성 (reconstruction) 치료의 내용	• 관절과 연부 조직의 보호 – 자가신장(self-stretching) 또는 이완 기술에 대한 교육이 필요함 • 자발적인 움직임 및 기능증진을 촉진함 • 'somatosensory perception' 능력을 증진시킴 • 자세 적용(pelvic 벨트 등)을 교육함 • 시지각 기술을 훈련함 • 인지기술과 감정적 반응을 개발함 – ADL 훈련을 단순하고 단계별로 실시

3) 근 긴장을 정상화시키는 기술

• NDT 테크닉 참조

4) 침상 이동(bed mobility)

(1) 환측(affected) 면으로 돌기(turning)와 건측(unaffected) 면으로 돌기

• 환측 사지의 활동이 적기 때문에 건측으로 돌기보다 쉬움
• 환측 팔을 몸에 붙이고 환측으로 구르기를 함
• 환측으로 돌 때 건측의 근육을 이용할 수 있음

(2) 자세 및 동작

순서	• 건측 손을 이용해 환측 손을 잡아 머리 위로 올림 • 어깨관절을 80~90° 굽힘 • 얼굴을 수직으로 들어 올림 • 환측의 무릎관절과 엉덩관절은 부분적 굽힘을 유지함 • 팔을 던지며 구르기를 시도함

5) 몸통 움직임 및 균형 잡기(trunk movement and balance)

- '몸통 균형 잡기와 앉기'
  - 초기 치료목표 중 하나가 됨
- 편마비 환자
  - 대부분 환측으로 잘 넘어짐 : 적절한 평형반응(equilibrium response)의 부재로 인해 발생함
- 몸통 돌림(trunk rotation)의 촉진
  - 처음에는 제한된 범위 내에서 실시하며, 나중에는 범위를 점차적으로 확대해 가면서 실시함

치료사는 평형반응 촉진	• 의자, 침대 끝단, 매트 등에 앉아 있을 때 전후좌우로 흔들어 주기 　- 처음에는 부드럽게 나중에는 강하게 흔들어 줌 　- 환자는 환측 어깨를 보호하기 위해 건측 손으로 환측 팔을 감싸줌(cradle) • 몸통 앞으로 구부리기와 비스듬히(obliquely) 구부리기의 시작 　- 이전과 같이 환측 팔을 지지함 　- 손은 환자의 팔꿈치를 잡아줌 　- 치료사는 자신의 무릎을 이용해 환자의 무릎을 고정시킬 수 있음 　　→ 무릎사이에 고정함

6) 어깨의 ROM(shoulder range of motion)

- 어깨관절(glenohumeral joint)은 통증 없는(pain free) 범위 내에서의 ROM 유지가 필수적임
- 편마비 환자의 경우 어깨관절의 통증이 흔한 증상이 됨
- 강한 수동적 ROM 운동은 금기사항이 됨

7) 어깨의 아탈골(shoulder subluxation)

- 돌림근띠(rotator cuff) 근육
  - 가시위근(supraspinatus), 가시아래근(infraspinatus), 가시원근(teres minor), 어깨밑근(subscapularis)
  - 근육들이 아탈구(subluxation)를 최소화하거나 막을 수 있음

8) 상지 훈련(upper limb training)

<table>
<tr><td>1~2단계
(stage 1~2)</td><td>① 팔의 움직임
• 팔은 이완 상태이거나 약간의 시너지 형태를 보임
② 목표
• 반사를 기초로 근 긴장도 및 시너지 패턴들을 생산하는 것
③ 연합 반응(associated reaction) 및 긴장성 반사(tonic reflex)를 이용한 훈련
• 긴장도에 영향을 미침
• 반사적(reflexive) 움직임을 만들어냄
④ 몸쪽 견인(proximal traction)
• 굽힘 시너지를 활성화시킴
⑤ 태핑(tapping)
• 등세모근(upper/middle trapezius), 마름근(rhomboid), 위팔세갈래근(biceps)을 태핑함
• 상지의 굽힘 시너지를 유발시킴
• 폄 시너지를 유발시킴 : 위팔세갈래근(triceps), 앞톱니근(serratus anterior) 등을 태핑함
⑥ 빠른 신장(quick stretch) 및 표피 스트로킹(surface stroking)
• 근육을 활성화시킴</td></tr>
<tr><td>2~3단계
(stage 2~3)</td><td>① 팔의 움직임
• 시너지가 있지만 가끔 수의적 움직임이 발생함
② 과긴장
• 긴장이 3단계에서 최고치에도 도달함
③ 치료목표
• 시너지 패턴의 수의적 조절의 성취
④ 촉진(facilitation)
• 처음에는 치료사의 도움과 촉진(facilitation)으로 시작함
– 시너지 패턴을 반복적으로 수행함
• 촉진 테크닉
– 수의적 움직임에 저항을 제공함
– 언어적 지시(verbal cue), 태핑(tapping), 피부자극(cutaneous stimulation) 등을 이용함
⑤ 양측으로 노 젓기(bilateral rowing)
• 치료사가 환자의 손을 잡고 노 젓는 동작을 만들어 줌
• 교차적인 시너지 운동을 만들기 위해 실시함</td></tr>
</table>

2~3단계 (stage 2~3)	⑥ 환측 팔에 체중지지 하기 : 팔꿉관절의 폄을 촉진하기 위해
4~5단계 (stage 4~5)	① 치료목표 • 새롭고 더 복잡한 움직임의 패턴을 수행하기 위해, 시너지로부터 벗어나기 위해 ② 호(arc) 운동 • 팔꿉관절 굽힘을 만들기 위해 호가 그려지는 운동을 실시함 – 스케이트보드(skate board), 파우더보드(powder board)를 이용할 수 있음 – 두 가지 형태의 움직임이 교차적으로 반복됨 → 어깨관절 수평 모음(horizontal adduction)+아래팔 엎침(forearm pronation)+팔꿉관절 굽힘(elbow flexion) → 어깨관절 수평 벌림+아래팔 뒤침+팔꿉관절 폄
5~6단계 (stage 5~6)	① 팔의 움직임 • 복잡한 움직임의 조합(combination) 및 독립적(isolated) 움직임이 모두 가능해짐 ② 치료목표 • 움직임의 조합 및 독립적 움직임의 성취 • 움직임 속도의 증진 ③ 상지 훈련 • 상지의 완전한 회복이 없더라도 양측 활동(bilateral activity)이 폭넓게 이루어지도록 훈련이 필요함 • 건측 상지를 보조하기 위한 훈련이 필요함

9) 기능적 활동

(1) 효과

• 근력, 운동조절(motor control), 운동 재학습 등을 향상시킬 수 있음

(2) 상지 근력강화 훈련

• 상지 기능인 체중지지 능력, 쥐기 및 조작 능력, 손가락 움직임 기술 등을 향상시킴

(3) 손상된 상지의 비사용(non use) 학습

• 양쪽 손의 사용을 촉진하는 훈련을 지속적으로 실시해야 함

• 정상쪽 손을 고정하고 손상쪽 손을 사용하도록 유도함

(4) 기능적 활동

• 근력, 지구력, 협응력이 단계적으로 증진되도록 기능적 태스크(task)를 제공함

• 치료시간, 에너지 요구, 휴식 등을 고려해 실시해야 함

(5) **인지기능**(cognitive function) **향상 및 보상전략**(compensatory strategies) **교육**

- ADL 수행을 증진시키기 위해 실시함

(6) **옷 입기**(dressing activity)

셔츠 입기 순서	① 무릎 사이에 소매를 가지고 와 팔 구멍이 보이도록 위치시킴 ② 환측 손을 먼저 소매에 넣음 ③ 바로 앉은 후 건측(sound side) 손을 넣음 ④ 단추를 아래에서 위쪽으로 잠금 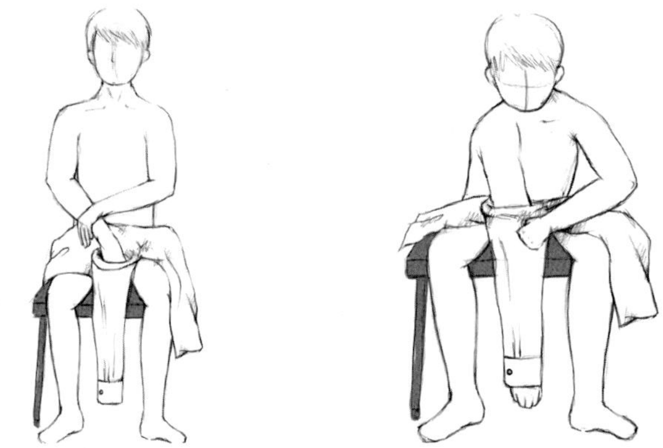 **그림 2-14** 환측 손 먼저 넣기
바지 입기 순서	① 두 손을 마주잡음 ② 환측 다리를 건측 다리 위로 올림 ③ 손을 풀고 환측 상지를 허벅지에 끼이지 않도록 밖으로 늘어뜨림(dangle) ④ 환측의 다리에 바지를 넣음 ⑤ 두 손을 마주잡고 꼬인 다리를 풀어 놓음 ⑥ 건측 다리를 바지에 넣음 ⑦ 무릎까지 바지를 당겨 올림 ⑧ 일어남(치료사는 도움을 제공할 수 있음) ⑨ 지퍼 및 스냅을 잠금 ⑩ 다시 제자리에 앉음 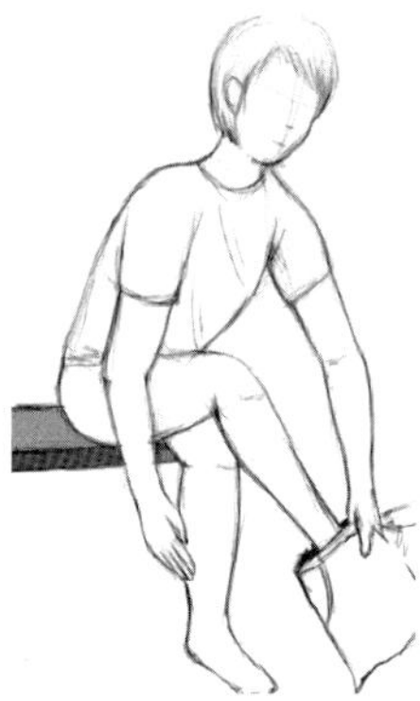 **그림 2-15** 바지입기

양말 및 신발 신기 순서	① 두 손 마주잡기 후 다리 올리기(cross) ② 환측 발에 신발(또는 양말) 넣기 ③ 건측 발을 반대로 올리고 신발(또는 양말) 넣기 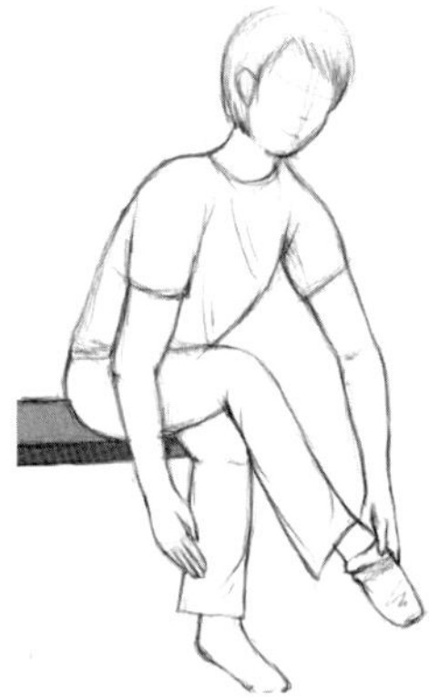 **그림 2-16** 양말 및 신발 신기

※ 사물의 위치에 따른 몸통의 움직임

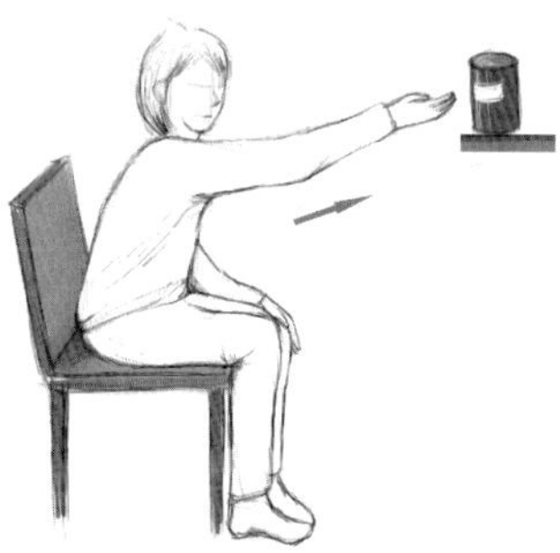	사물의 위치	• 이마 높이, 정면
	몸통의 움직임 및 체중이동	• 몸통의 폄 • 골반의 전방 기울임(anterior tilt) • 전방으로 체중이동
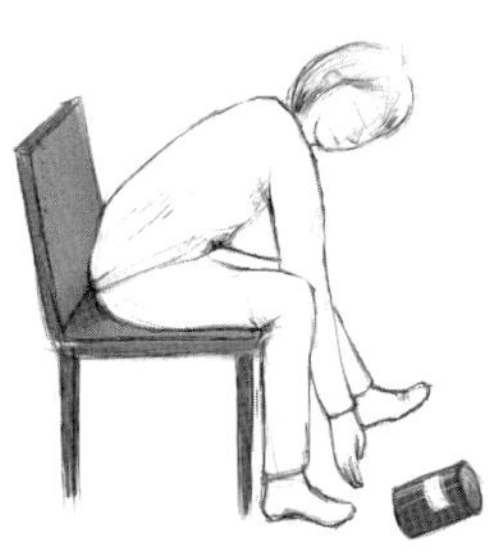	사물의 위치	• 바닥, 양발 사이
	몸통의 움직임 및 체중이동	• 전방 굽힘 • 전방으로 체중이동

<table>
<tr><td rowspan="2">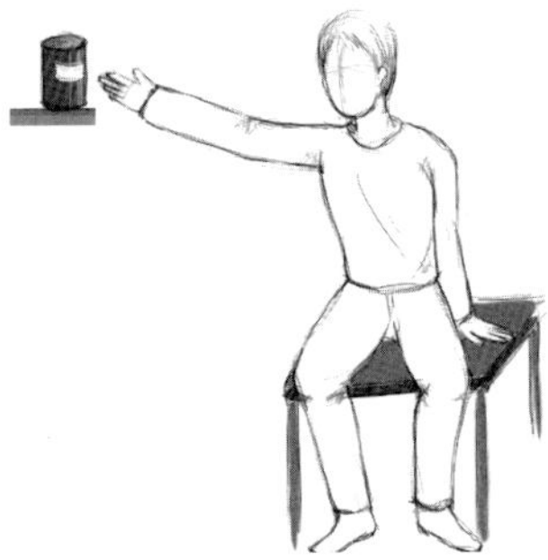</td><td>사물의 위치</td><td>• 어깨 높이의 측면
• 팔 길이보다 더 멀리에 위치</td></tr>
<tr><td>몸통의 움직임 및 체중이동</td><td>• 왼쪽 몸통은 짧아지고 오른쪽 몸통은 신장됨
• 오른쪽으로 체중이동</td></tr>
<tr><td rowspan="2">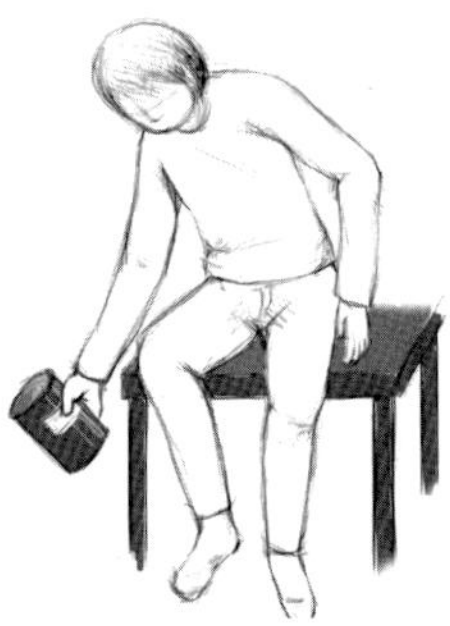</td><td>사물의 위치</td><td>• 바닥, 오른쪽 엉덩관절 아래에 위치
• 팔 길이보다 더 멀리 위치시킴</td></tr>
<tr><td>몸통의 움직임 및 체중이동</td><td>• 오른쪽 몸통은 짧아지고 왼쪽 몸통은 신장됨
• 오른쪽으로 체중이동</td></tr>
<tr><td rowspan="2">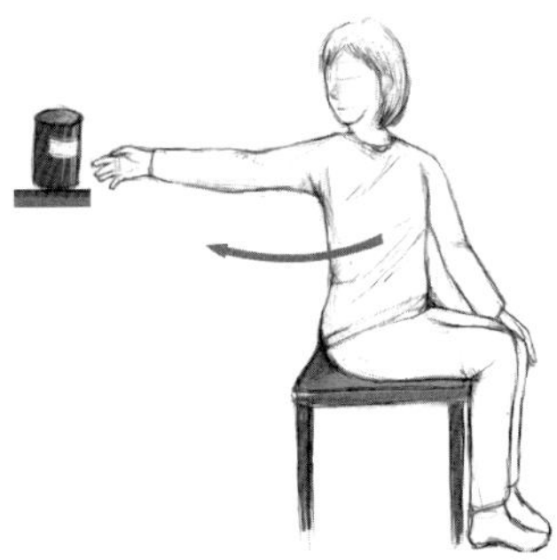</td><td>사물의 위치</td><td>• 오른쪽 어깨의 뒤
• 팔 길이에 맞게 위치시킴</td></tr>
<tr><td>몸통의 움직임 및 체중이동</td><td>• 몸통은 돌림이 되고 폄이 됨
오른쪽 후방으로 움직임
• 오른쪽으로 체중이동이 일어남</td></tr>
<tr><td rowspan="2">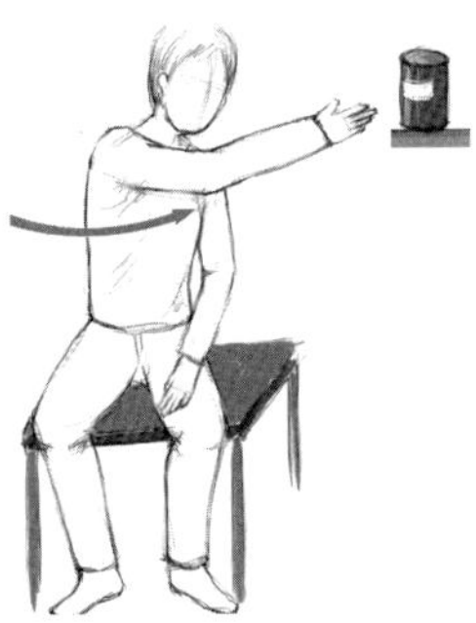</td><td>사물의 위치</td><td>• 어깨 높이
• 왼쪽 어깨를 지나 왼쪽에 위치시킴</td></tr>
<tr><td>몸통의 움직임 및 체중이동</td><td>• 몸통은 돌림이 되고 폄이 됨
왼쪽 후방으로 움직임
• 왼쪽으로 체중이동</td></tr>
</table>

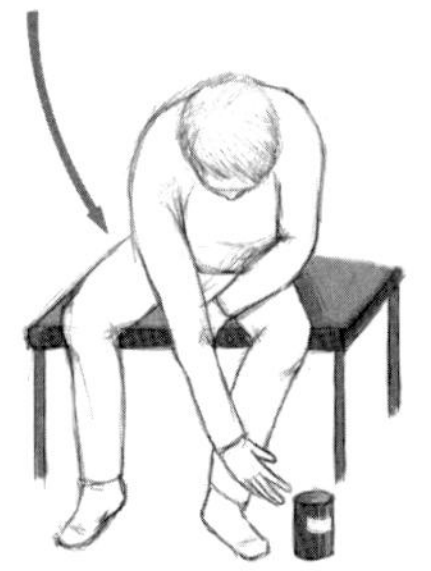	사물의 위치	• 바닥, 왼쪽 발 옆
	몸통의 움직임 및 체중이동	• 몸통은 굽힘이 되고 돌림이 됨 • 왼쪽으로 체중이동
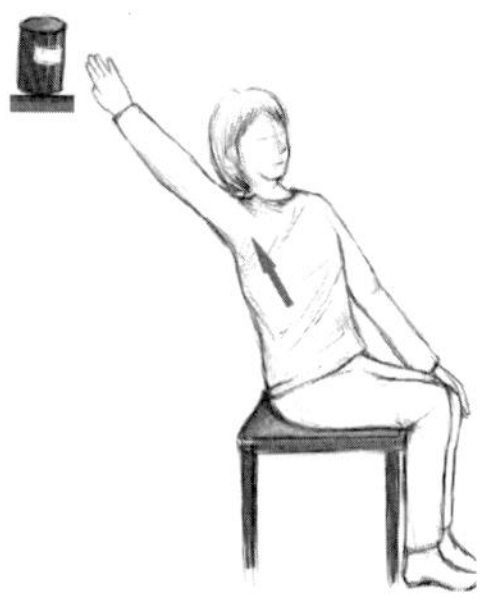	사물의 위치	• 머리 위, 뒤쪽
	몸통의 움직임 및 체중이동	• 몸통의 폄 • 어깨가 엉덩관절보다 더 뒤로 이동 • 뒤쪽으로 체중이동

10) 편마비 환자의 상지 관리

편마비 환자의 팔 관리	추천되는 자세	• 손상되지 않은 팔을 이용해 손상된 팔을 감싸줌 • 팔을 가슴 수준까지만 들어 올림 • 부드럽게 들어올리기와 내리기 및 좌우로 돌려주기를 실시함	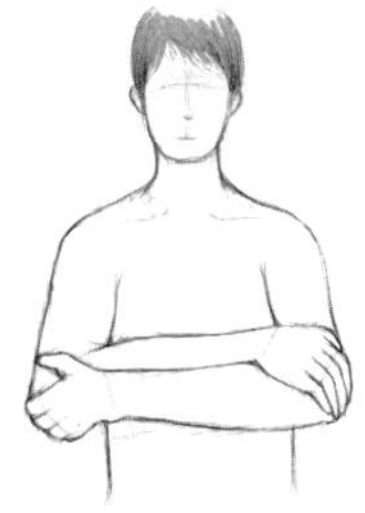
	주의해야 할 자세	• 깍지를 낀(clasping hands) 후 머리 위로 들어올리기는 통증을 유발함 – 충돌 증후군(impingement syndrome)이 발생할 수 있음 – 손목 인대(carpal ligament)가 손상될 수 있음 : 스트레스가 발생됨	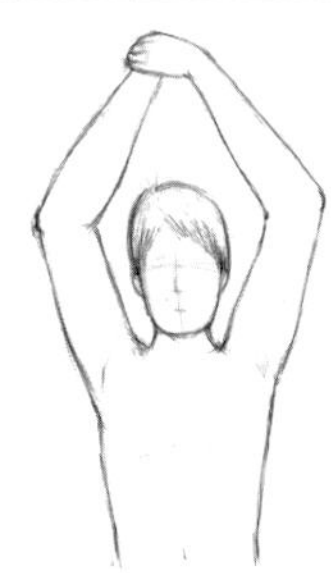

11) 기타 접근 방법들

시각적 기능의 장애 (visual dysfunction)	• 시각추적(visual scanning) 능력을 증진시켜야 함 • 보상방법을 훈련시켜야 함 • 무시가 있는 쪽에 자극을 제공해야 함 • 실수를 찾고 교정해야 함 – 환자가 스스로 할 수 있도록 함
언어 기능의 장애 (speech and language disorders)	• 적절한 자세를 유지함 • 눈 맞춤을 유도함 • 사회적 요소를 고려함 • 글씨, 그림 등의 대체 의사소통 방법을 사용함
운동 계획 (motor planning)의 장애	• 보상 기술을 교육함 • 습관적 행동이 될 수 있도록 훈련시킴 • 반복적으로 단계를 나눠 훈련함
사회 심리적 (psychosocial) 문제	• 우울증 – 심호흡법(deep breathing) 사용하기 – 환자 스스로 활동에 참여할 수 있도록 유도함 • 그룹 치료, 사회 상호 작용, 의사소통 훈련 등을 사용
기타	• 뇌졸중을 가지고 살아가기 위해 필요한 극복기술(coping skill), 자원(resources), 감정적 지지(emotional support) 등의 제공이 필요함

12) 다양한 치료 사례들

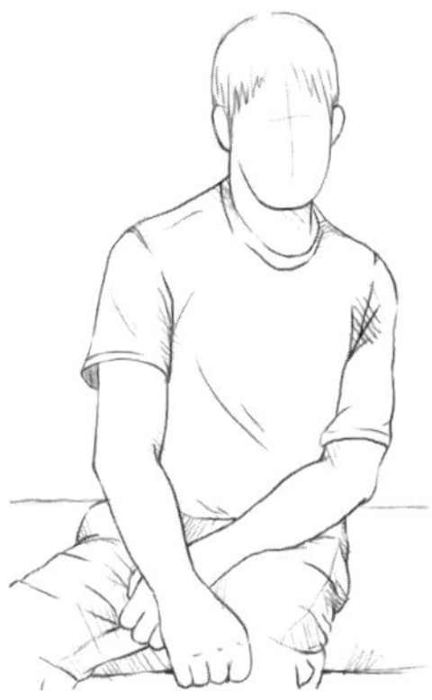

그림 2-17 펌근 시너지(extensor synergy)

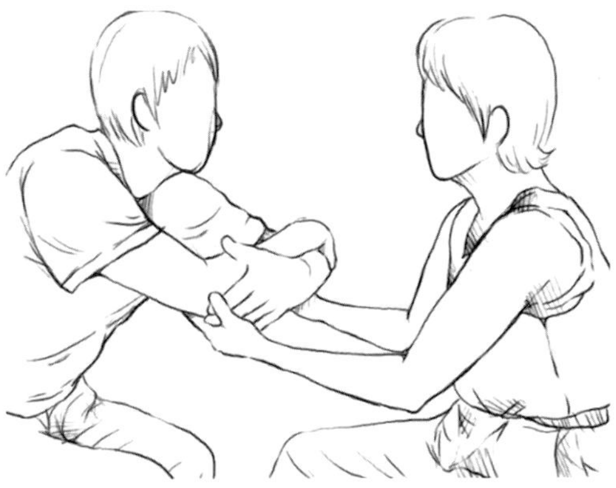

그림 2-18 환자가 앞으로 몸통(trunk)을 굽히는 것을 보조해주기 위해 치료사는 환자의 팔을 지지해준다.

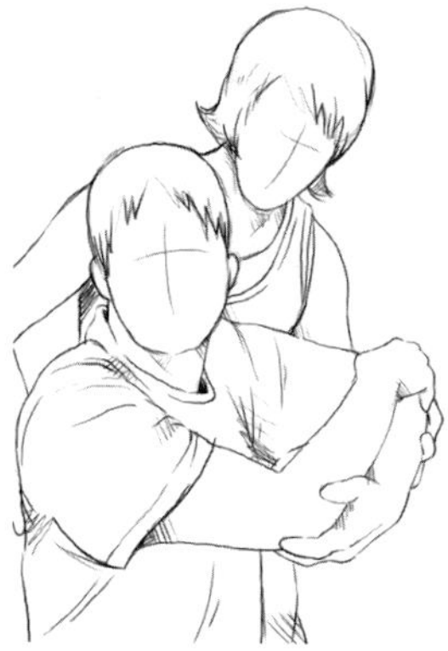

그림 2-19 접촉을 통해(manual guidance)를 통해 몸통 돌림(trunk rotation)을 돕는다.

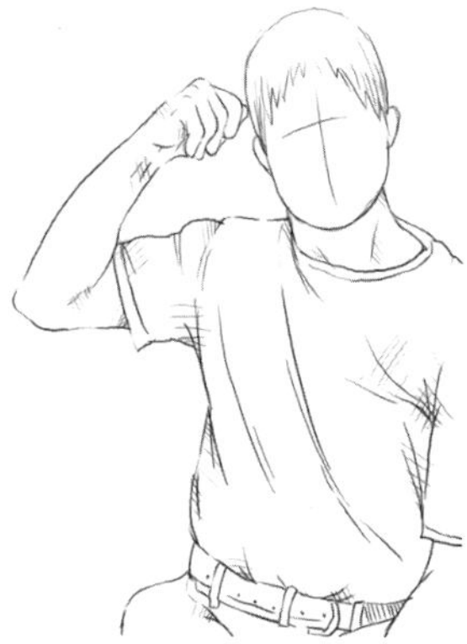

그림 2-20 굽힘금 시너지(flexor synergy). 굽힘 시너지로 뒤침(supination) 구성이 어렵다.

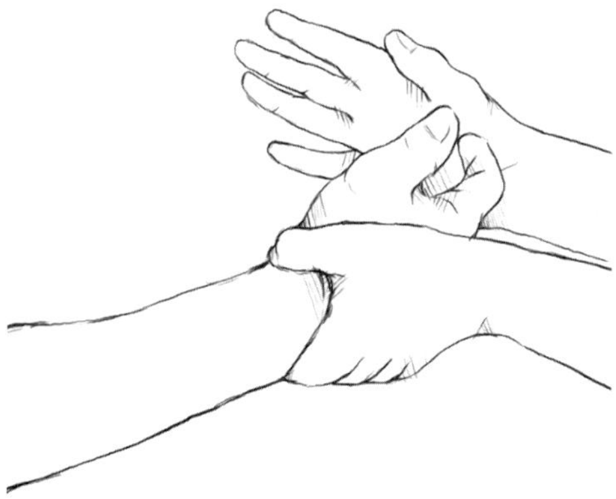

그림 2-21 치료사는 손바닥을 향해 손가락을 말아올림으로써 손가락의 폄 근들의 빠른 반복적 스트레치를 적용한다.

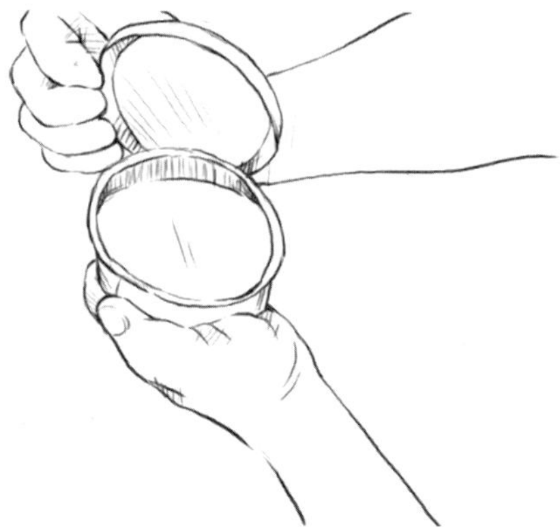

그림 2-22 둥근 그릇을 잡는 것은 구형쥐기(spherical grasp)를 요구한다.

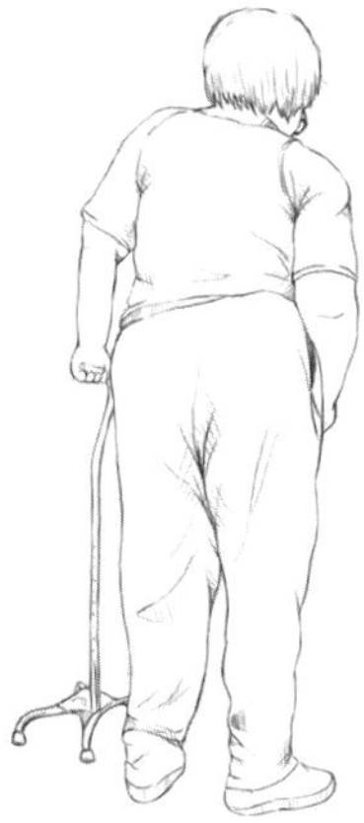

그림 2-23 뇌졸중 환자의 비정상적인 보행

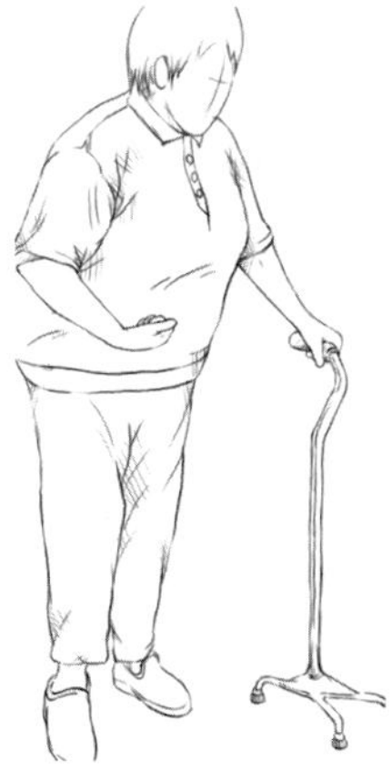

그림 2-24 뇌졸중 환자의 초기 보행

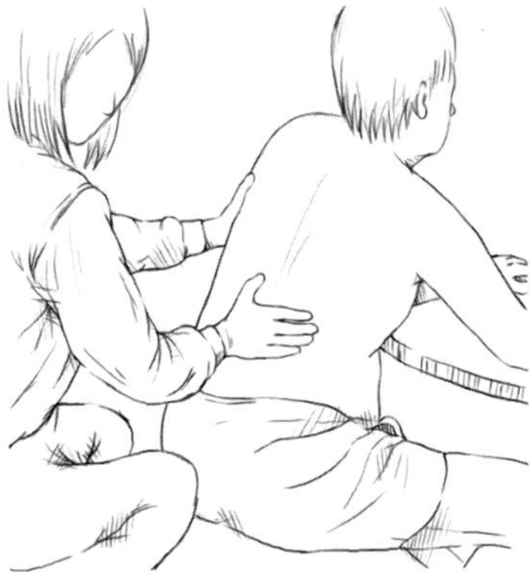

그림 2-25 올바른 자세학습을 위한 치료사의 몸통보조

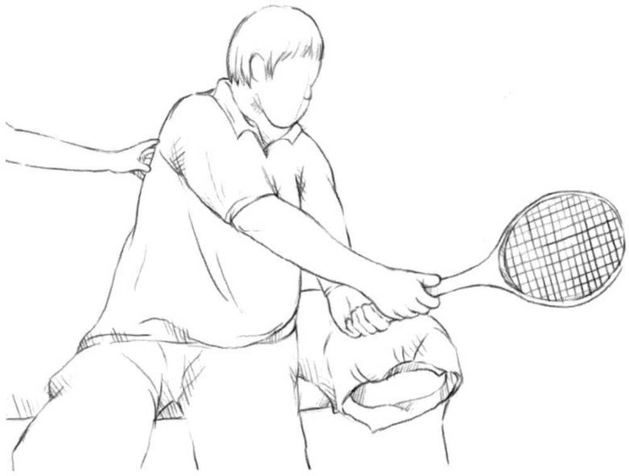

그림 2-26 체간의 움직임을 유발하는 활동

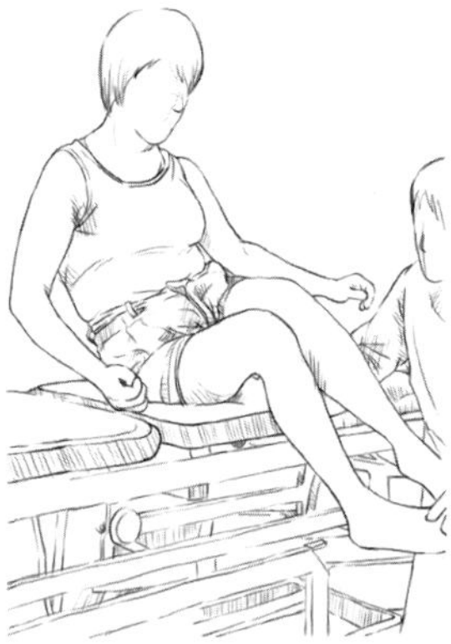

그림 2-27 치료사의 평형반응 검사

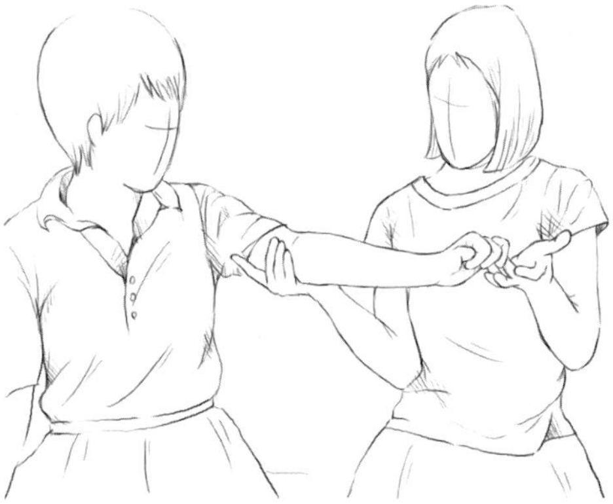

그림 2-28 클라이언트의 상지조절 평가 중인 치료사

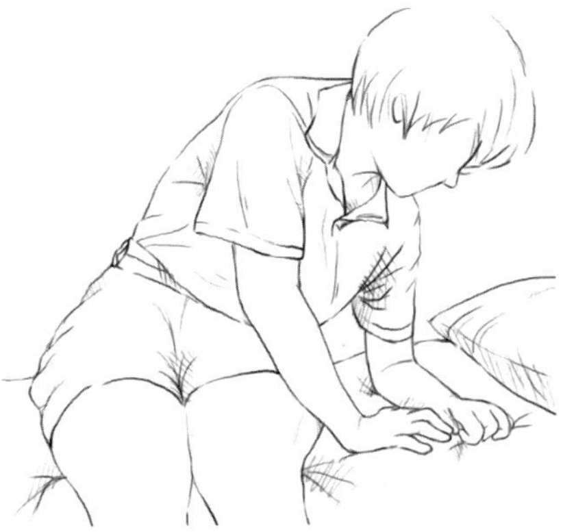

그림 2-29 환측 팔을 이용한 일어나기

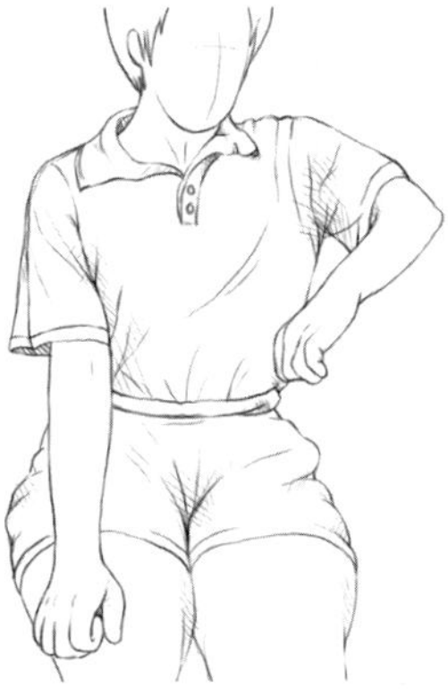

그림 2-30 뇌졸중으로 인한 상지의 비정상적 움직임

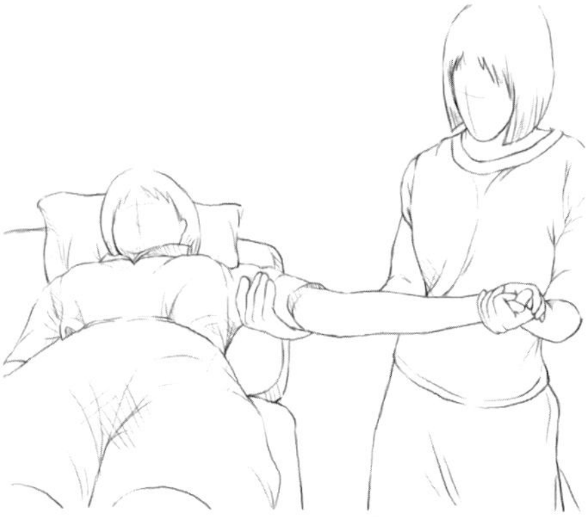

그림 2-31 굽힘근 경직(spasticity) 억제를 위해 반사 억제패턴(RIP)을 사용 중인 치료사

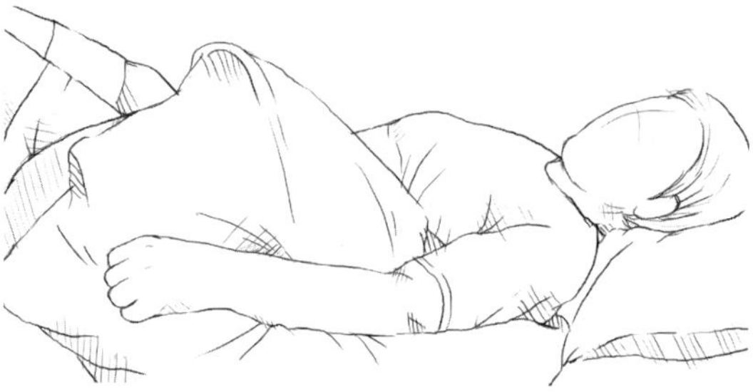

그림 2-32 뇌졸중 환자의 눕기
베개를 이용해 자세잡기(positioning)를 하고 있음

3. 지역사회로의 이동(Transition to the community)

퇴원 계획 (discharge planning)	• 퇴원 전 퇴원계획이 필요함 • 퇴원결정 요소 – 환자/가족의 요구, 환자의 상태, 보호자의 지지, 안전 등을 고려해야 함 • 치료사의 조언 – 집안 환경, 보조도구, 적용도구 등에 대한 조언을 제공함
직업(work)	• 직업 전(prevocation) 훈련 및 직업평가가 필요함 • 적절한 직업훈련, 적절한 직업제안 등이 필요함
기타	• 역할에 대한 과제 및 새로운 역할의 제공이 필요함 • 새로운 레저 활동을 탐색하게 함
성(sexuality)	• 성적 표현이 가능하도록 도와주어야 함 • 올바른 성 지식을 강화시켜야 함 • 부부사이의 열린 대화를 유도해야 함
운전(driving)	• 사회에서 독립성을 유지할 수 있으며, 사회적 고립을 피할 수 있음 • 30%의 환자가 운전을 할 수 있음

2.6 주의사항(Precaution)

1. 급성기(Acute period) 주의사항

- 치료 전 환자의 의학적 상태와 안정성(stability)에 대한 확인이 필요함

2. 심장 및 폐질환을 가진 환자의 주의사항

- 심장문제(cardiac distress) 및 혈압(BP)의 변화를 주의깊게 관찰해야 함
- 관련 증상(sign) : 어지러움(dizziness), 호흡장애(breathing difficulties), 흉통(chest pain), 과도한 피로(excessive fatigue), 심박동수 변화 또는 리듬의 변화(altered heart rate or rhythm)

3. 낙상(Fall down)에 대한 주의

- 마비된 쪽의 지각손상이 원인이 됨

4. 어깨의 손상 및 통증(Shoulder injury or pain)에 대한 주의

- 이동시 특별한 주의가 필요함
- 팔(arm)을 당기거나 미는 것을 반드시 피해야 함

5. 피부 관리에 대한 주의

- 욕창이 발생될 수 있음

6. 삼키기에 대한 주의

- 삼킴의 문제가 있는 경우 식사 시 주의가 필요함(식음 장애 참조)

7. 충동적 행동을 하거나 안전에 대한 인식이 낮은 환자에 대한 주의

- 적절한 감독(supervision)이 필요

8. 안전교육에 대한 주의

- 가족, 환자, 관련 전문가 등이 참여해야 함

1. 정의 및 원인

1) 뇌에 공급되는 혈액의 감소에 의해 야기되는 신경학적 증상
2) 범위가 다양하며 급성적 발생 또는 점진적 발생
3) 상위 운동 신경(upper motor neuron)의 기능 장애
4) 혈전(thrombus), 색전(embolism), 출혈(hemorrhage)로 인한 혈액순환의 문제
5) 뇌 산소 결핍증, 동맥류(aneurysm)가 원인
6) 고혈압, 당뇨, 비만, 관상동맥 질환, 흡연, 알코올 등이 원인

2. 기능 회복을 위한 예후

나쁜 예후	좋은 예후
• 발병 시 혼수상태 • 나쁜 인지 기능 • 심한 편부전마비(hemiparesis) • 뇌졸중의 과거력을 지님 • 심혈관 질환이 있는 경우	• 근 긴장과 운동 기능이 2주 내에 돌아옴 • 완전한 감각과 지각 • 좋은 인지 기능 • 완전한 신체도식(body scheme) • 낮은 경직(spasticity) • 구축(contracture)의 부재 • 선택적인 움직임의 가능

3. 뇌졸중(CVA) 이후 팔의 운동 회복 단계(Brunnstrom stage)

단계(Stage)	팔(arm)
1	• 이완(flaccidity) 상태 • 어떤 움직임도 수행 할 수 없음
2	• 시너지 발달이 시작되는 시기 • 연합반응(associated reaction)으로 시너지 또는 시너지의 일부분이 나타남
3	• 경직(spasticity)의 증가가 나타남 • 시너지 패턴 및 관련 요소들이 수의적으로 나타남
4	• 경직의 감소가 나타남 • 시너지로부터 벗어난 움직임의 조합(combination)이 가능해짐
5	• 시너지가 더 이상 우세하지 않음 • 시너지로부터 벗어난 움직임의 조합(combination)이 보다 쉽게 수행됨
6	• 빠른 움직임을 제외하고는 경직이 사라지게 됨 • 독립된(isolated) 관절의 움직임을 쉽게 수행함

4. 뇌졸중(CVA) 이후 다리의 운동 회복 단계(Brunnstrom stage)

단계(Stage)	다리(leg)
1	• 이완(flaccidity) 상태
2	• 경직(spasticity) 발달이 시작됨 • 최소의 수의적(voluntary) 움직임이 나타남
3	• 최고조의 경직 : 굽힘 및 폄 시너지 • 엉덩관절(hip) – 무릎관절 – 발목관절의 굽힘(앉기 및 서기 상태)
4	• 앉은(sitting) 자세에서 무릎관절 굽힘을 90° 이상 수행함 • 바닥 면에서 발을 뒤로 끌어당길 수 있음(sliding back ward) • 바닥 면 위에서 발뒤꿈치의 발등굽힘(dorsiflexion)이 가능함 • 무릎관절이 90° 까지 굽힘됨
5	• 선(standing) 자세에서 엉덩관절(hip)의 폄과 같이 무릎관절의 굽힘이 나타남 • 엉덩관절(hip) 및 무릎관절의 폄과 동시에 발목의 발등굽힘이 나타남
6	• 앉은 자세 또는 선 자세에서 엉덩관절의 벌림이 나타남 • 엉덩관절의 안쪽돌림과 바깥돌림의 교차가 일어남 • 앉은 자세에서 발목의 안쪽번짐과 가쪽번짐이 같이 나타남

5. 뇌졸중(CVA) 이후 손의 운동 회복 단계(Brunnstrom Stage)

단계(Stage)	손(hand)
1	• 손 기능이 없음
2	• 큰 잡기(gross grasp)가 시작됨 : 가능한 최소의 손가락 굽힘을 이용한 잡기
3	• 큰 잡기 및 후크(hook) 잡기가 가능해짐 : 놓기는 불가능함
4	• 큰 잡기가 존재함, 측면 쥐기(lateral prehension)의 발달이 이루어짐, 그리고 약간의 손가락 폄 및 엄지의 움직임이 가능함
5	• 삼점 쥐기(palmar prehension), 구형 쥐기(spherical grasp), 원통형 쥐기(cylindrical grasp), 그리고 놓기(release)가 가능함
6	• 모든 종류의 쥐기가 가능함 • 각각의 손가락 움직임이 가능함 • 수의적 폄시 완전한 ROM이 가능함

6. 작업 치료(Treatment)

1) 급성기

• 생명 위협에 대한 문제에 초점

(1) 초기 움직임(mobilization) 및 자기 관리(self care) 회복

① 침대에서 구르기, 침대에 앉기, 스스로 먹기, 옷 입기 등

② 방의 배치
- 환자의 환측이 자극이 들어오는 방향을 향해야 함

③ 접근(approach)
- 항상 환자의 환측으로 접근

④ 침대에서의 자세
- 약 2시간에 1회 이상 자세의 변화(repositioning)를 주어야 함

(2) 2차적 문제(secondary complications) 예방

① 욕창 관리(skin care)

② 연부 조직의 길이 유지(maintaining soft tissue length)

③ 낙상 방지(fall prevention)

(3) 환자 및 가족 교육

- 치료 방법, 병에 대한 이해, ADL방법, 자세 등을 설명

2) 재활기(rehabilitation phase)

(1) 특징

① 라뽀(rapport) 형성이 중요

② 의학적 상태가 안정되었을 때 재활훈련 시작

③ 보상 방법을 가르침

(2) 작업수행의 향상을 위한 치료

① 일상생활에서의 독립성 증진

② ADL 관련 보상 방법을 교육, 한 손(one hand) 테크닉을 교육

③ 보상과 재구성 치료

④ ADL 훈련을 단순하고 단계별로 실시

(3) 근 긴장의 정상화시키는 기술(technique)의 사용

① 손상된 쪽에 체중지지(weight bearing over affected side)

② 몸통 돌림(trunk rotation)

③ 어깨뼈 돌출(scapular protraction)

④ 전방 골반 자세 취하기(positioning pelvic forward)

⑤ 느리고 조절된 움직임 촉진(facilitation of slow, controlled movement)

⑥ 적절한 자세 취하기(proper positioning)

⑦ 상지를 활동에 통합하기(incorporating the upper extremity into activity)

(4) 침상 자세(bed positioning)

① 폄 시너지(extensor synergy)가 하지에 우세할 경우 바로 누운(supine) 자세가 추천됨

② 굽힘 시너지(extensor synergy)가 하지에 우세할 경우
- 무릎관절을 폄 자세로 유지시켜 놓아야 함
- 엉덩관절(hip)의 바깥돌림 예방(앞의 방법처럼 지지물을 이용)

③ 상지(upper extremity)
- 편안한 자세를 취한 후 베개를 이용하여 지지해줌

(5) 침상 이동(bed mobility)

• 환측(affected) 면으로 돌기(turning)가 건측(unaffected) 면으로 돌기보다 쉬움

(6) 몸통 움직임 및 균형 잡기(trunk movement and balance)

① 치료사는 평형반응을 촉진함

② 몸통 돌림(trunk rotation)의 촉진

(7) 어깨의 ROM(shoulder range of motion)

• 어깨관절(glenohumeral joint)의 통증 없는(pain free) 범위의 ROM 유지 및 성취

(8) 어깨의 아탈골(shoulder subluxation)

(9) 상지의 훈련(upper limb training)

(10) 기능적 활동

• 기능적 활동을 통해 근력, 운동 조절(motor control), 운동 재학습 등을 향상시킴

7. 치료 시 주의할 점(Precaution)

1) 치료 전 환자의 의학적 상태(medical status)와 안정성(stability)에 대한 확인

2) 'cardiac distress'와 혈압(BP) 변화를 주의 깊게 관찰

3) 낙상(fall down)

4) 어깨의 손상 및 통증(shoulder injury or pain)

5) 피부 관리에 대한 주의

6) 삼키기 능력에 문제가 있는 경우 식사 시 주의

7) 충동적 행동을 하거나 안전에 대한 인식이 낮은 환자는 적절한 감독(supervision)이 필요

OCCUPATIONAL THERAPY

3
C·H·A·P·T·E·R

연하곤란
(Dysphagia)

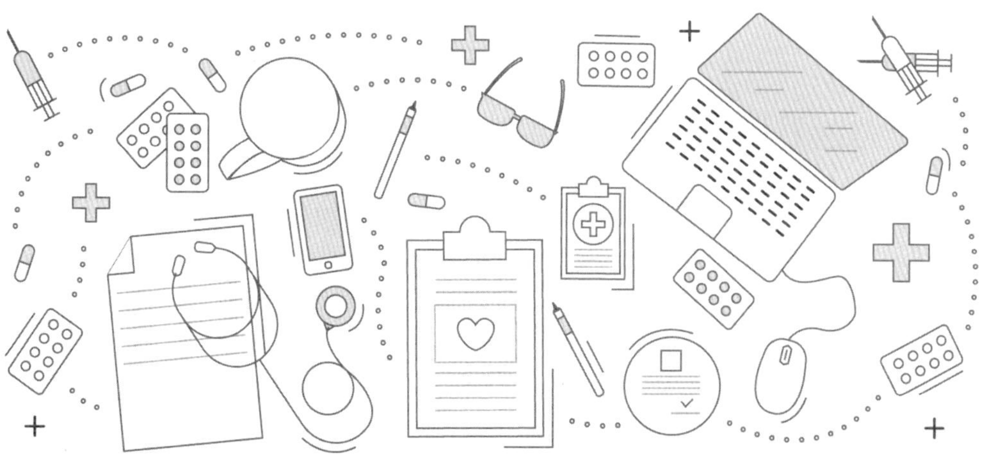

꼭! 알고 넘어가기!!

- 섭식의 단계별 특징과 해부학적 움직임을 이해해야 한다.
- 음식물의 종류와 식사 자세에 대한 이해가 필요하다.
- 흡인을 만드는 요소들이 국가고시에 빈번히 출제되고 있다.
- 삼키기 4단계의 단계별 특징들이 자주 출제되고 있다.

3.1 개요

식사의 정의	• 생존의 필수 요소가 됨 – 태어나서 죽기까지 생존을 위한 필수적 요소이며, 가장 기본적인 일상생활 활동이 됨 • 식사 요소들 – 음식을 보고 손 뻗기, 입으로 가져오기, 씹기, 삼키기 등 • 연하(deglutition)의 정의 – 고체 및 액체의 음식을 정상적으로 삼키는 것 • 연하곤란(dysphagia)의 정의 – 삼키기(swallowing)에 어려움이 있거나 수행이 불가능한 상태
식사 관련 요소들 (eating components)	• 운동 조절(motor control) • 근 긴장(muscle tone) • 몸통, 상지, 하지, 머리의 자세(positioning) • 원시적 반사의 억제(inhibition of primitive reflexes) • 구강 및 인두의 기능(oral and pharyngeal function) • 감각, 지각, 인지의 장애(sensory, perceptual, cognitive dysfunction)
연하곤란이 (acquired dysphagia) 나타나는 질환	• 뇌졸중(CVA), 외상성 뇌 손상(TBI), 뇌종양(brain tumor), Guillian-barre syndrome, 다발성 경화증(MS), ALS(amyotrophic lateral sclerosis), 파킨슨씨병(Parkinson' disease), 중증 근무력증(myasthenia gravis), 회백수염(polimyelitis), 사지마비 등

3.2 연하 관련 해부 및 생리(Anatomy and physiology of normal swallow)

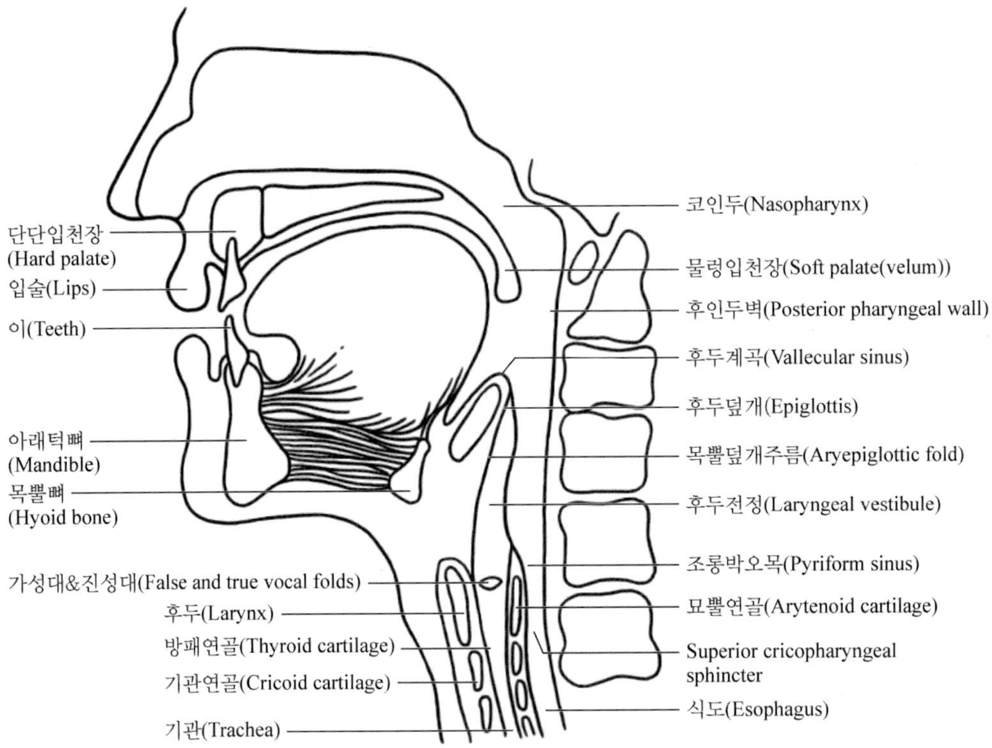

그림 3-1 구강 구조

1. 연하 관련 구조물

- 뇌줄기(brainstem)
- 대뇌 피질(cerebral cortex)
- 6개의 뇌신경(six cranial nerve)
  - 5번, 7번, 9번, 10번, 11번, 12번
- 1~3번 경추 신경(first three cervical nerve)
- 48쌍의 근육(48 pairs of muscle)

2. 연하 과정

<table>
<tr>
<td>구강준비 단계
(oral preparatory phase)
(관련 뇌신경 :
5, 7, 9, 12)</td>
<td>① 음식물 입으로 가져오기
• 음식물 보고 집기
– 시각적, 후각적 정보가 침분비를 자극함
• 음식물 접촉
– 입을 열기 위해 턱을 앞으로 내밀기(jaw forward)
• 입술 열기
– 음식물을 수저로부터 가져오기 위해
② 씹기(chewing)
• 하악골과 혀의 강한 움직임이 일어남
– 혀와 턱의 외측 움직임과 돌림 운동이 복합됨
– 윗니와 아랫니의 동시 사용이 나타남
• 음식물 부수기가 일어남
• 뺨의 협근(buccinator muscle) 수축
– 턱과 볼 사이의 공간(sulcus)에 음식물이 들어가지 않도록 보호함
<table>
<tr><td>혀</td><td>• 음식물 조각을 모아 침과 섞음</td></tr>
<tr><td>구강의 감각</td><td>• 맛, 질감, 온도감각을 지각함
• 7번, 9번 뇌신경이 뇌간으로 정보를 보냄</td></tr>
<tr><td>음식덩이(bolus) 형성</td><td>• 씹기를 통해 만들어진 음식물의 새로운 형태를 음식덩이/식괴(bolus)라고 함
• 삼킬 수 있는 정도의 음식덩이(bolus) 형성 시간은 다양함
– 단단하고 질긴 음식은 시간이 더 많이 걸림
• 삼키기 전 혀의 앞부분과 구개(palate) 사이에 놓임</td></tr>
<tr><td>인두와 후두</td><td>• 삼키기 과정 동안 인두와 후두는 이완 상태를 유지함
• 기도는 열린 상태가 됨</td></tr>
</table>
</td>
</tr>
<tr>
<td>구강 단계
(oral phase)
(관련 뇌신경 :
5, 11, 12)</td>
<td>① 혀
• 구강단계는 혀가 음식덩이(bolus)를 입 뒤쪽으로 넘기면서 시작됨
• 혀는 음식덩이가 뭉치게 하기 위해 위로 상승함
• 음식물을 모으기 위해 중심부에 홈을 형성함
② 삼키는 음식물의 양과 점도
• 삼키기 양은 점성도(viscosity)와 관련이 깊음
<table>
<tr><td>묽은 액체(thin liquid)</td><td>• 삼키기에 보다 적은 시간이 필요하며, 더 많은 양을 넘길 수 있음
• 대략 1초 정도가 소요됨</td></tr>
<tr><td>점도 높은 음식</td><td>• 삼키기 시간을 더 요구하며, 더 적은 양을 삼키게 됨
• 1초 이상의 시간이 소요됨</td></tr>
</table>
③ 수의적(voluntary) 과정
• 이 단계는 명료한 의식이 필요한 단계임</td>
</tr>
</table>

<table>
<tr>
<td>인두 단계
(pharyngeal phase)
(관련 뇌신경 :
5, 9, 10)</td>
<td>
① 불수의적(involuntary) 과정
• 음식물은 전 협궁(anterior faucial arches)과 혀 중간 부위에서 인두(pharynx)로 들어가게 됨
• 삼키기 반응이 시작되면(triggered) 멈출 수 없음(no pause)
– 불수의적 단계
• 삼키기 반응은 뇌간의 숨뇌(medulla oblongata)에 의해 조절됨
• 연수 내 그물체(reticular formation)
– 연하작용에 필요한 감각에 반응하게 됨
– 연하 관련 근육 및 운동 및 신경 조절에 관여하는 부위가 됨
② 삼킴반응(swallow response) 시작 시 일어나는 현상들
• 물렁입천장(velum) 올림(elevated) 및 수축(retract)
• 봉합 인두 부위(velopharyngeal port)의 닫힘
• 혀의 상승(elevated)으로 음식덩이(bolus)를 인두 쪽으로 밀어버림
• 인두관(pharyngeal tube)의 상승(elevated)
• 인두 괄약근(pharyngeal constrictor)의 수축(contract)
③ 후두 닫기 촉진을 위한 3가지 활동
• 연구개(soft palate)의 상승(elevation) 또는 수축(retraction), 코인두(nasopharynx)의 닫힘
• 후두 전정(vestibule)의 소거와 동시에 나타나는 후두의 움직임(전 방향 및 상방향), 후두 덮개(epiglottis)와 진 성대(true vocal cord)의 폐쇄
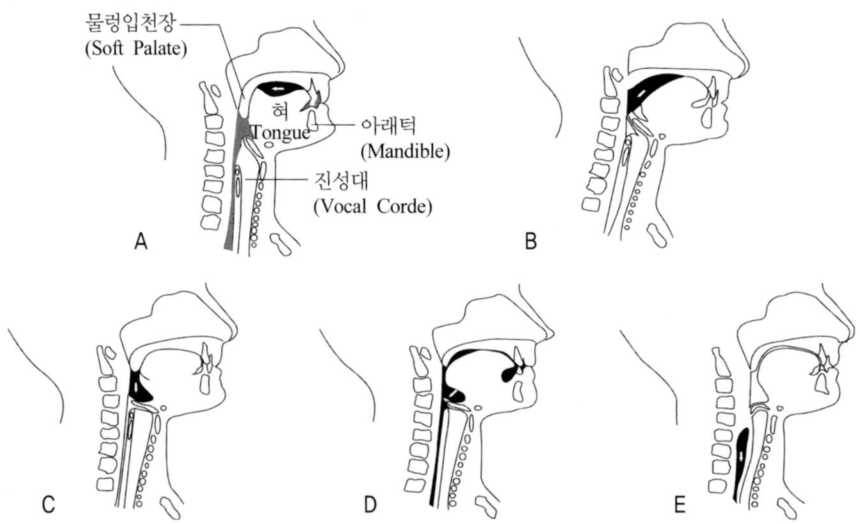

그림 3–2 정상적 삼키기 단계
A. 음식덩이(bolus)의 전진 B. 인두 삼키기의 시작 C. 음식덩이(bolus)의 후두계곡(vallecula) 도착 D. 혀 하부의 후퇴(retraction) E. 식도 내의 bolus
</td>
</tr>
</table>

<table>
<tr><td>인두 단계
(pharyngeal phase)
(관련 뇌신경 :
5, 9, 10)</td><td>– 음식의 기도 유입을 방지함
• 상부 식도 괄약근(upper esophageal sphincter)의 이완 및 열림
– 괄약근의 이완(sphincter relax) 때문에 음식은 인두에서 식도로 유입됨</td></tr>
<tr><td>식도 단계
(esophageal phase)
(관련 뇌신경 : 10)</td><td>• 음식덩이(bolus)가 식도로 들어가면서 시작됨
• 식도(esophagus)는 약 10인치의 관으로 인두에서 위까지 연결되어 있음
<table>
<tr><td>상부 1/3</td><td>• 가로무늬 근(striated muscle)
• 중추신경계(central nervous system)에 의해 지배</td></tr>
<tr><td>중간 부위</td><td>• 가로무늬 근(striated muscle)과 민무늬 근(smooth muscle)으로 구성
• 내장 신경계에 의해 지배</td></tr>
<tr><td>하부</td><td>• 민무늬 근(smooth muscle)
• 식도를 지나 위까지는 약 8~20초 정도의 시간이 걸림</td></tr>
</table>
• 중력 및 꿈틀 운동에 의해 아래로 내려감</td></tr>
</table>

3. 해부학적 이해

1) 구강

(1) 개요

- 입술과 인두 사이의 공간을 말함
- 단단입천장과 물렁입천장에 의해 코안과 분리됨

(2) 전구개활(anterior faucial arch)

- 운동감각 강화를 위해 온도/촉각 자극이 사용되는 중요한 부위임
  - 삼킴반사를 촉진할 수 있음

(3) 후두개활(posterior faucial arch)

- 입천장인두근으로 덮힌 점막주름

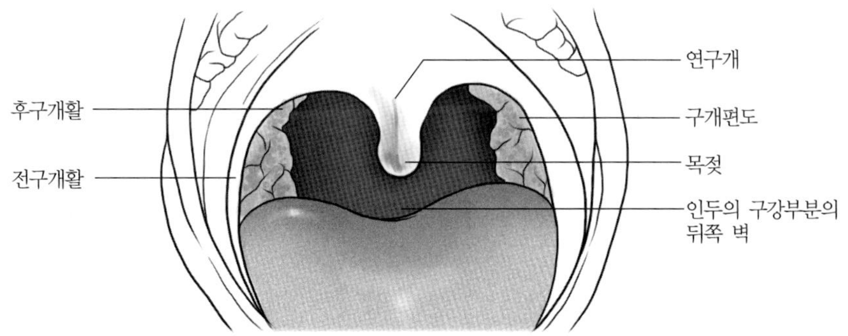

(4) 목뿔뼈(hyoid bone)

• 뒤 혀, 인두, 후두의 삼킴 동작과 관련하여 인두 근육조직과 연결되어 지레받침의 역할을 함

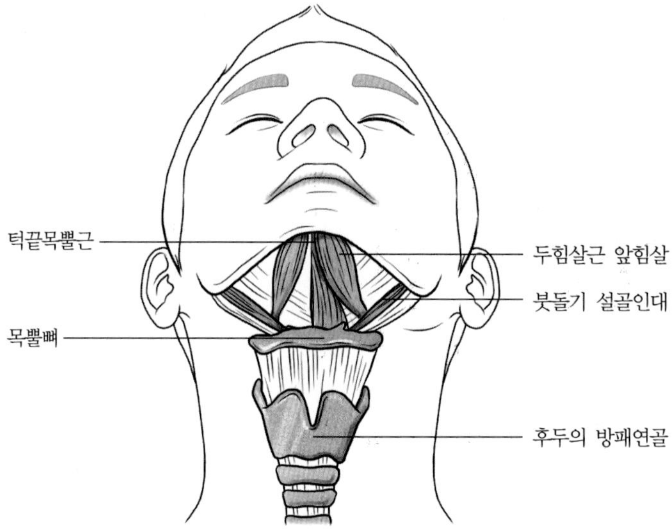

(5) 혀

• 대부분 근육섬유로 이루어져 있음

• 혀끝, 혀가쪽, 혀앞, 혀중앙, 혀뒤, 혀 기저부로 분류됨

• 구강부분의 혀
  - 수의적으로 조절되는 부분임
  - 구강 삼킴과 말하기의 역할을 담당하는 부위임

• 인두부분의 혀
  - 주로 불수의적이며, 반사적인 부분이 됨
  - 인두 삼킴의 역할을 도움
  - 혀의 기저부는 목뿔뼈까지 연장되어 있음

(6) 침샘

• 3쌍의 침샘이 있음
  - 귀밑샘, 턱밑샘, 혀밑샘

• 귀밑샘
  - 주로 장액성 침만을 분비함

• 턱밑샘
  - 장액성과 점액성 침을 분비함

2) 인두

(1) 코인두

- 코의 뒤코구멍으로부터 연구개까지 뻗어 있음
- 뒤쪽으로 두개골의 기저부와 이어짐

(2) 구강인두

- 입을 통해 보이는 부위임
- 위는 연구개로터 아래로 후두계곡으로 뻗어있음

(3) 아래인두

- 아래쪽으로 반지인두근까지 뻗어 있음
- 경추 수준의 식도와 이어짐
- 앞쪽으로 후두덮개와 후두가 있음

3) 후두

(1) 연골성 후두

- 기관의 상부 끝단의 아래인두 앞에 위치함
- 목뿔뼈에 부착된 근육과 연결됨

(2) 반지연골

- 기관 위에 위치함

(3) 방패연골

- 반지연골 위에 위치함

(4) 삼킴 기능에 기여하는 구조물

- 후두전정, 후두덮개, 모뿔후두덮개 주름, 가성대 주름, 진성대 주름 등

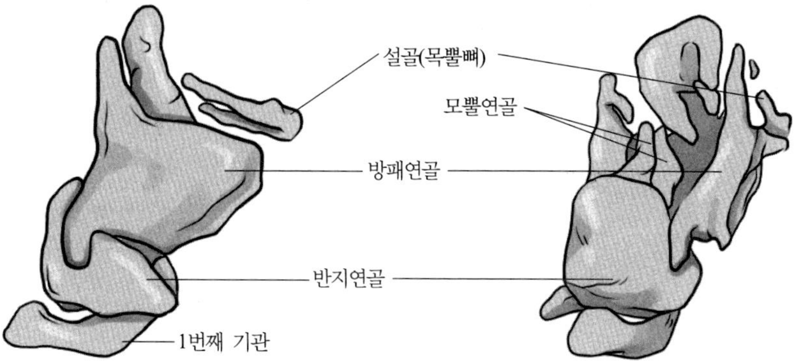

(5) 성대주름

- 후두실의 아래가장자리에 위치함
- 앞쪽으로 방패연골, 뒤쪽으로는 모뿔연골에 부착됨
- 발성에 관려하는 구조물임
- 음식물이 기도로 유입되었을 때 기도를 보호하는 마지막 관문임

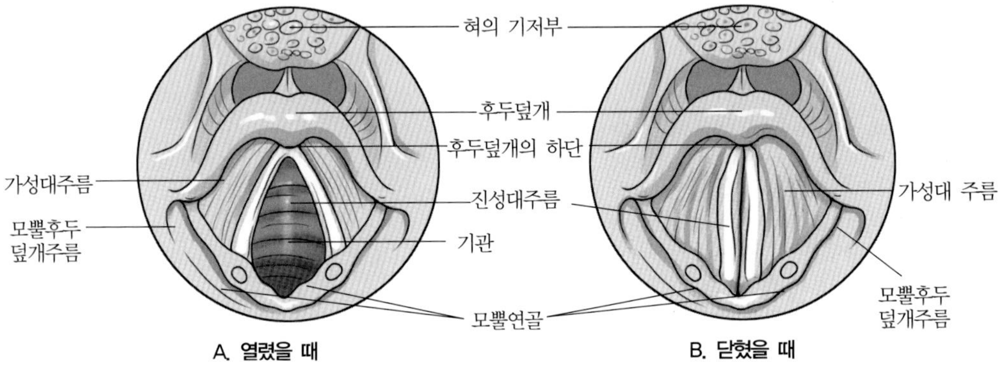

4) 식도

(1) 개요

- 위로는 인두와 연결되고, 아래로는 위와 연결됨

(2) 상부식도조임

- 인두를 식도와 분리함
- 음식물을 유입하게 하며, 음식물의 역류를 방지함
- 호흡하는 동안 위장관에 공기가 들어가는 것을 방지함

(3) 하부식도조임근

- 음식물이 위로 들어가도록 함
- 위장에서 식도로의 음식물 역류를 방지함

4. 단계별 근육과 뇌신경

1) 구강준비단계와 구강단계

- 얼굴신경(제 7뇌신경)은 위턱뼈와 아래턱뼈의 부착된 하부 얼굴 근육들을 지배함
  - 주로 삼키기와 관련된 근육들

※ 얼굴신경의 지배를 받는 얼굴의 근육들

근육	신경	동작	
입둘레근	7	• 입술을 닫고, 열고, 내밀고, 뒤집고, 비틈	
작은 광대근	7	• 위입술의 위쪽과 바깥쪽으로 끌어당김	
위입술올림근	7	• 위입술을 올리거나 위로 당김	
위입술콧방울올림근	7	• 입의 꼬리를 위로 올림	
큰 광대근	7	• 위입술을 위로 끌어당김 • 미소짓는 근육	• 입꼬리를 위쪽과 바깥쪽으로 끌어당김
입꼬리올림근	7	• 입의 모퉁이를 아래로 당김	
입꼬리내림근	7	• 아랫입술을 아래로 끌어당김	• 입꼬리를 아래쪽 안쪽으로 끌어당김
아래입술내림근	7	• 아랫입술을 내림	
턱끝근	7	• 아랫입술을 밀어 올림	• 턱을 위로 올림
입꼬리당김근	7	• 입의 꼬리나 모퉁이를 바깥쪽으로 끌어당김	• 얼굴에 긴장을 표현함
볼근(협근)	7	• 볼을 평평하게 함 • 입꼬리를 뒷당김함	• 음식을 치아에 접촉하여 유지함

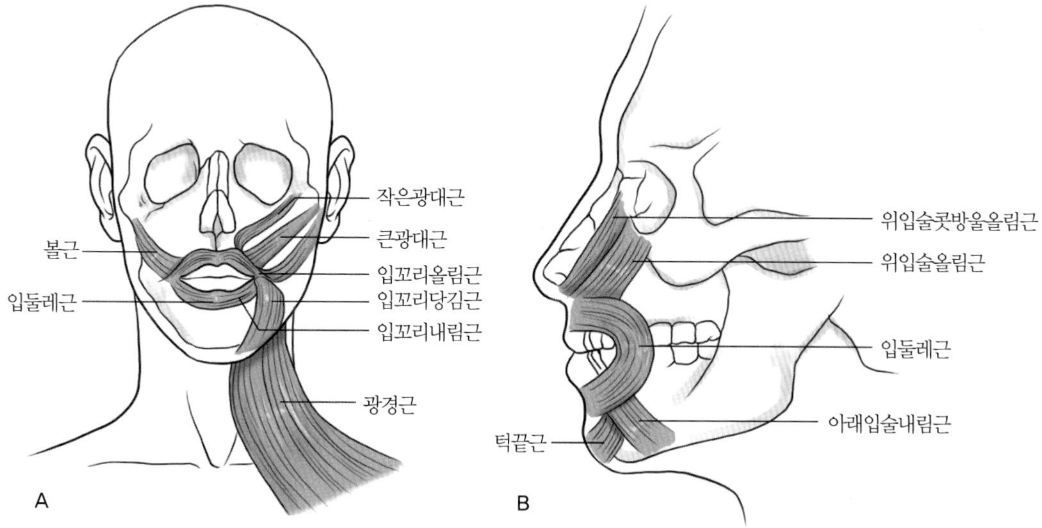

그림 3-3 앞(A)과 옆(B)에서 본 볼의 근육들

(1) 씹기 근육

- 삼차신경(제 5뇌신경)이 지배함

※ 삼차신경의 지배를 받는 씹기근

근육	신경	동작
관자근	5	• 아래턱을 올리거나 닫음 • 아래턱을 뒤쪽을 당김
교근 또는 깨물근	5	• 아래턱을 올리거나 닫음
내측날개근	5	• 아래턱을 올리거나 닫음 • 아래턱의 좌우 움직임을 허용함
외측날개근	5	• 아래턱을 벌림 • 아래턱을 전인시킴 • 아래턱의 좌우 움직임을 허용함

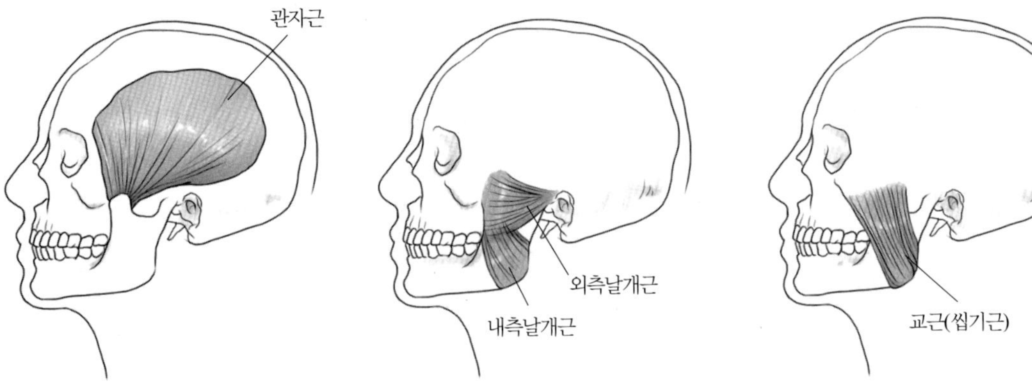

그림 3-4 씹기 근육들

(2) 혀의 근육

① 개요

- 구강준비단계에서 음식을 씹기 위해 측면으로 회전함

② 혀의 내재근

- 혀밑신경(제 12뇌신경)에 의해 지배됨

③ 더부신경(제 11뇌신경)

- 혀밑신경과 연합하여 붓돌기혀근을 지배함
- 삼킴동안 혀를 상방과 후방으로 끌어당김

※ 혀의 근육들

근육		신경	동작
내재근	혀세로근	12	혀를 단축하며 혀끝과 측면을 위로 감아올림
	혀아래세로근	12	혀를 단축하며 혀끝과 측면을 아래로 감아내림
	혀가로근	12	혀를 올리며 좁게 만듦
	혀수직근	12	혀를 넓게, 평평하게 만듦
외재근	목뿔혀근	12	혀를 내림
	턱끝혀근	12	혀를 내리고 내밈
	붓돌기혀근	11, 12	혀를 올리고 뒤당김을 함
	입천장혀근	11, 12	목구멍을 좁히고 뒤혀를 올림

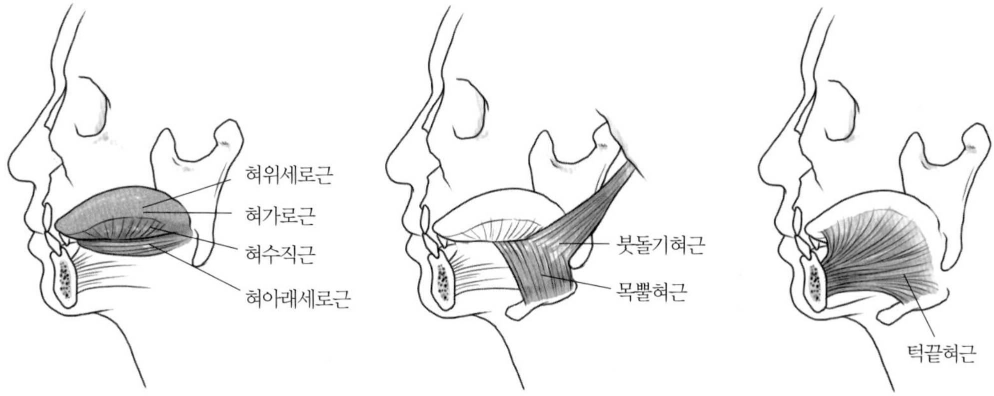

그림 3-5 혀의 근육들

2) 인두단계

- 6개의 뇌신경과 4개의 경수신경에 의해 지배됨

(1) 입천장의 근육

- 음식물의 위치를 조절함

※ 입천장의 근육들

근육	동작
입천장올림근	연구개를 위로 올림
입천장긴장근	연구개를 신장시킴
입천장혀근	삼킴의 구강준비 및 구강단계 동안 혀 뒤를 위로 올림
입천장인두근	삼킴의 인두단계 동안 코인두를 차단함
목젖	목젖을 단축하여 위로 올림

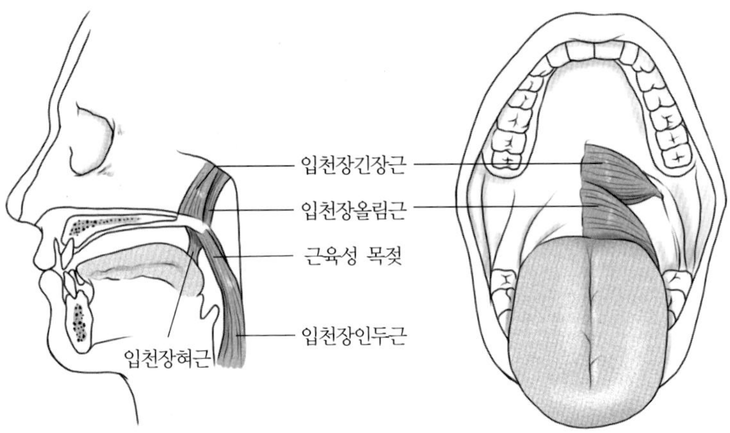

그림 3-6 코인두의 입천장 근육들

(2) 목뿔뼈상근들

- 턱 아래에 목뿔뼈와 연결되어 후두의 움직임을 도움
- 혀밑신경, 삼차신경, 얼굴신경들이 목뿔뼈상근들을 지배함

※ **목불뼈상근들(목뿔뼈의 근육들)**

근육	동작
턱목뿔근	• 혀와 입바닥을 올림 • 설골이 고정된 위치로 있을 때 턱을 아래로 내림
두힘살근앞힘살	• 턱이 고정된 위치로 있을 때 설골을 위로 올림
두힘살근뒤힘살	• 설골을 상방으로 올리거나 뒷당김을 함
턱끝목뿔근	• 설골을 앞으로 끌어당김 • 설골이 고정된 위치로 있을 때 아래턱을 아래로 내림
붓돌기목뿔근	• 설골과 혀기저부를 올림

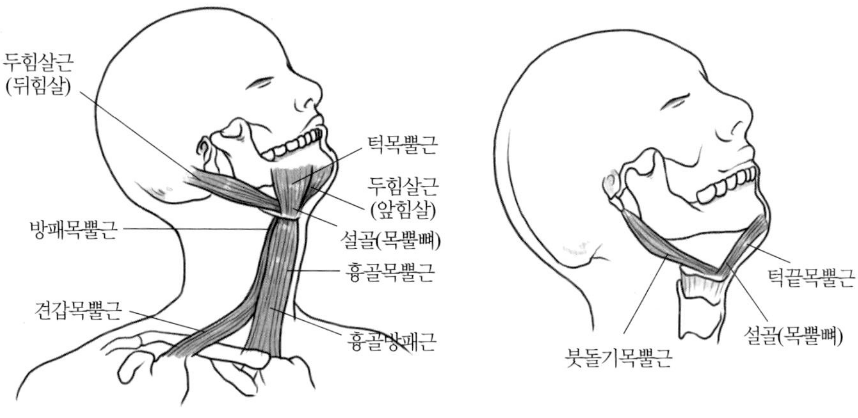

그림 3-7 목뿔뼈 주위의 근육

(3) 인두의 근육들

- 미주신경, 더부신경이 지배함
- 삼킴 동안 음식덩이가 식도를 향해 갈 수 있도록 작용함

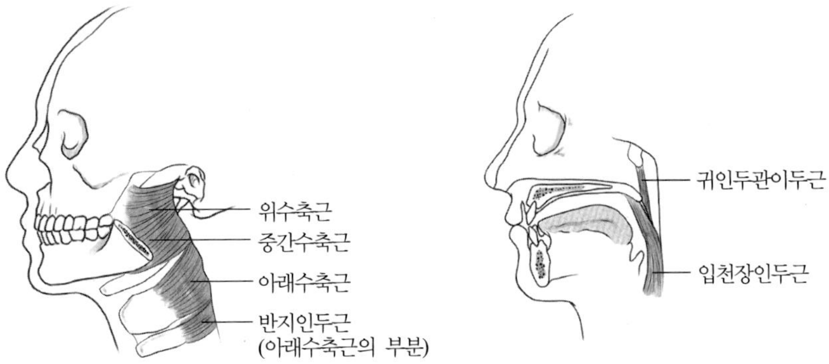

그림 3-8 인두의 근육

(4) 후두의 근육들

- 미주신경이 지배함

※ 후두의 근육들(내재근/외재근)

근육		동작
내재근	모뿔후두 덮개근	• 후두를 폐쇄하는 것을 도움
	방패후두 덮개근	• 후두입구를 폐쇄하는 것을 도움
	빗모뿔근	• 성문을 폐쇄하는 것을 도움 • 성대주름을 단축시킴
	가로모뿔근	• 모뿔연골을 내전함으로서 성문을 폐쇄하는 것을 도움
	외측반지 모뿔근	• 모뿔연골을 내전하고 내측회전하여 성문을 폐쇄시킴
	성대근	• 성대주름을 올림
	후반지 모뿔근	• 모뿔연골을 외전하여 성문이 넓어지게 함
	반지방패근, 수직섬유, 빗섬유	• 반지궁을 올리고 성대주름을 올림
	방패모뿔근	• 성대주름을 이완하거나 단축시킴
외재근	흉골목뿔근	• 설골을 내림
	흉골방패근	• 설골을 내림
	견갑목뿔근	• 설골을 내림
	방패목뿔근	• 방패연골과 설골 간의 거리를 단축시킴

5. 신경학적 삼킴 조절

※ 삼킴에 수반되는 구심신경 조절

감각 기능	신경 지배
• 미각, 혀의 앞쪽 2/3 • 미각과 일반감각, 혀의 뒤쪽 1/3 • 편도, 인두, 연구개 • 인두, 후두, 내장	• 안면신경(7번) • 설인신경(9번) • 미주신경(10번) • 설인신경(9번), 미주신경(10번)

※ 삼킴에 수반되는 원심신경 조절

운동 기능	신경 지배
• 씹기근, 볼근, 입 바닥 • 입술조임근 • 혀 • 수축근들과 붓돌기혀근 • 입천장, 인두, 후두 • 식도	• 삼차신경(5번) • 안면신경(7번) • 설하신경(12번) • 설인신경(9번) • 미주신경(10번) • 미주신경(10번)

6. 나이에 따른 삼킴의 변화

<table>
<tr><td>영유아</td><td>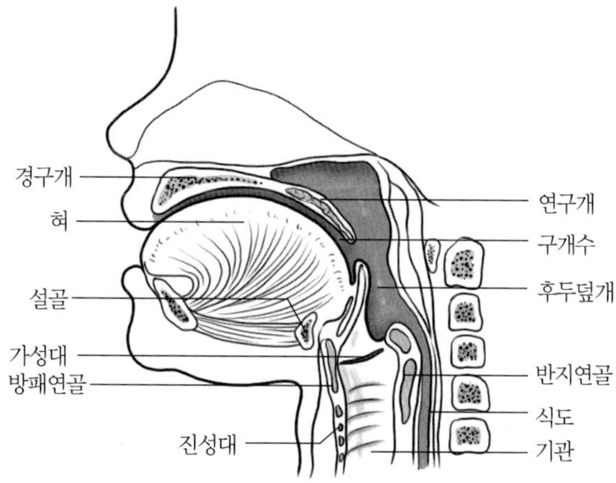

• 영유아의 구강 구조
– 목뿔뼈와 후두가 성인보다 높게 위치함
→ 자연스럽게 기도를 보호할 수 있음
– 인두삼킴은 성인과 비슷하지만 후두 상승의 폭이 작은 것이 특징임
• 유아의 성장
– 성장함에 따라 목이 길어지고, 구강과 인후 구조가 변함
– 지방으로 가득 찬 볼에서 지방이 빠지고, 구강공간이 넓어지고, 잘 열리게 됨</td></tr>
</table>

영유아	– 지방이 가득한 혀는 얇아지고 근육화됨 – 후두와 목뿔뼈는 함께 아래로 내려가 인두가 길어지고 넓어짐 → 목뿔뼈와 후두는 삼키기 동안 더 많이 상승하게 됨
노화에 따른 변화	• 구강단계 – 음식덩이를 혀 밑에 담는 자세로 유지하려는 경향이 있음 – 음식덩이를 입 안 바닥에 물고 있으므로 구강에 잔류물이 더 많이 남게됨 • 인두단계 – 음식을 삼키고 난 후 인두에 남아 있는 음식의 양이 증가됨 – 후두로 유입되는 음식의 양이 증가됨 • 식도단계 – 식도 통과 시간이 길어지고, 식도에 남은 음식의 양도 증가함

3.3 삼키기 평가(Swallowing assessment)

작업치료사의 평가	• 환자의 의료 기록 검토 • 시각·지각·인지 기술 평가 • 머리·몸통·사지의 신체 조절 능력을 평가 • 구강 구조, 삼키기 능력 등을 평가
의료 기록 (medical chart review)	• 진단명, 관련 병력, 처방 약물, 최근 영양상태 등을 확인할 수 있음 • 연하곤란의 발병 시기 및 진행 기간에 대한 정보가 기록되어 있음 • 이전 수술경력에 대한 정보를 얻을 수 있음 – 머리, 목, 위장 관 등 • 폐렴(pneumonia) 및 흡인(aspiration)의 유무를 확인할 수 있음 • 환자의 영양섭취 방법을 확인할 수 있음 – 구강(oral) – NG 튜브(nasogastric tube) – G 튜브(gastrostomy tube) • 간호기록을 통한 정보습득이 필요함 – 어떤 농도의 음식 – 사래, 기침 등의 유무 – 섭취량 및 배설량 정도

1. 인지 및 지각 상태(Cognitive-perceptual status)

평가 목적	• 식사 평가 또는 치료 프로그램에 능동적 참여가 가능한지를 결정하기 위해
평가 내용	• 의식의 명료성, 지남력(이름, 시간 등), 단순명령의 수용 등을 평가함 • 음식을 정확하게 보고 가져갈 수 있는지를 확인함 • 인지수준이 낮은 환자의 경우 – 치매(dementia), 혼란(confusion), 낮은 의식수준(poor awareness), 낮은 지각(poor perception) 등을 지닌 환자 – 식사 통제와 밀착된 감독(close supervision)이 필요

2. 신체적 상태(Physical status)

개요	• 머리와 몸통(trunk)의 조절(control) – 안전한 삼키기에 있어 중요한 요소가 됨
머리 조절 (head control)	• 평가내용 – 머리를 상/하/좌/우로 움직이도록 함 – 환자의 움직임이 부드럽고 자연스러운지, 뻣뻣함(stiffness) 또는 비정상적 근 긴장이 있는지를 관찰해야 함 • 머리 조절의 어려움이 있는 경우 – 근력의 감소, 근 긴장의 감소(또는 증가), 의식의 저하 등이 원인이 됨 – 턱과 혀의 움직임에 영향을 줌
몸통 조절 (trunk control)	• 평가 – 균형감 및 고른 체중분배를 평가함 • 치료 – 직립 자세(upright position)를 유지시켜 줌

3. 구강 평가(Oral assessment)

- 구강 외부 상태(outer oral status)
  - 얼굴 및 구강 외부는 평가 시 민감한 부분이 될 수 있음
    → 자세한 설명이 필요함 : '얼마나 오랫동안 얼굴을 만질 것인지'
    → 환자의 시야 내에서 접촉이 이루어져야 함
  - 치료사의 손을 천천히 환자의 얼굴 쪽으로 이동시켜 접촉해야 함

1) 감각 및 근육

감각 (sensation)	• 빈약한 감각(poor oral sensation) 지각 – 침 흘림(drooling), 입 주변에 묻은 음식, 입 밖으로 음식물 흘림 등을 인식하지 못함 – 적절한 얼굴 근육의 사용에 영향을 미칠 수 있음 – 자존감(self-esteem)에 영향을 미칠 수 있음 • 촉각 평가(touch assessment) – 시각 차단 후 면봉을 사용해 반응을 평가함 – 얼굴의 각기 다른 부위를 부드럽고 빠르게 접촉하므로 평가함 • 온도감각 평가(hot and cold assessment) – 두 가지 시험관을 준비함 → 뜨거운 물과 차가운 물 – 얼굴과 입에 적용함
근육 (musculature)	• 안면근육 평가 – 씹기와 삼키기 관련 움직임, 근력, 근 긴장에 관한 정보를 치료사에게 제공함 • 치료사의 관찰 – 휴식 시 환자의 얼굴 상태를 관찰함 → 비대칭, 느슨함 또는 팽팽함, 표정의 변화 등을 관찰 → 눈 또는 얼굴 찡그림(frowning or grimacing)이 가능한지를 관찰

※ **외부 구강운동(oral motor) 평가**

기능	지시(instruction)	평가 방법(procedure)
얼굴 표정 (facial expression)	당신이 할 수 있는 최대로 눈썹(eyebrow)을 들어 올리세요.	눈썹 위에 한 손가락을 놓는다. 아래로 누른다.
	당신의 눈썹을 찡그려 코 쪽으로 모으세요.	눈썹 위에 한 손가락을 놓는다. 위로 누른다.
	당신의 코를 위쪽으로 찡그리세요.	코끝에 한 손가락을 놓는다. 아래로 누른다.
	볼을 안쪽으로 빨아 당기세요.	들어간 볼에 밖으로의 저항을 제공한다.
입술 조절 (lip control)	웃어 보세요.	대칭적 움직임을 관찰한다. 양 볼을 촉진해 본다.
	입술을 꼭 다물고 바람을 불어 볼을 부풀리세요.	한 손가락은 입술 위에 다른 한 손가락은 입술 아래에 놓는다. 두 손가락이 멀어지도록 공기 압력을 가한다. 공기를 지탱하는 능력을 평가한다.
	뽀뽀하듯 입술을 오므리세요.	입술의 반대 방향(안쪽)으로 압력을 가한다(치아 쪽으로).
턱 조절 (jaw control)	당신의 입을 최대로 크게 벌리세요.	환자의 머리조절을 돕는다. 턱 아래에서 시작해 위로, 그리고 아래로 압력을 가한다.
	당신의 입을 꼭 다물어 주세요. 입이 열리면 안 됩니다.	환자의 머리 조절과 유지를 돕는다. 턱 아래로 압력을 가한다.
	아랫니를 앞으로 돌출시키세요.	턱에 두개의 손가락을 놓는다. 아래로 압력을 가한다.
	당신의 턱을 좌우로 움직여 보세요.	왼쪽 볼에 한 손가락을 놓는다. 오른쪽으로 압력을 가한다.

2) 구강의 반사(oral reflexes)

탐색/찾기(rooting) 반사	• 입 주변을 자극함(0~4개월) • 반응 : 자극이 들어 온 쪽으로 입술 또는 머리를 움직임
물기(bite) 반사	• 치아에 자극물을 제공함(4~7개월) • 반응 : 불수의적 물기가 나타남
빨기 삼키기 (suck-swallow) 반사	• 음식물 또는 음료수를 제공함(0~4개월) • 반응 : 불수의적 빨기와 삼키기가 나타남
혀 내밀기 (tongue thrust) 반사	• 음식물 또는 음료수를 제공함 • 반응 : 혀를 이 앞으로 내밀기(밀어내기)
구토(gag) 반사	• 혀 뒤쪽에 압력을 제공함 • 반응 : 혀가 둔덕을 이룸(humping), 인두의 수축(헛구역질 발생)이 나타남
구개(palatal) 반사	• 협궁(faucial arches)을 자극함 • 반응 : 협궁의 수축, 목젖(uvula)의 상승이 나타남
기침(cough) 반사	• 기도를 보호하기 위해서 성인에게도 나타남 • 기도에 음식물이 들어올 경우 기침이 나타남

3) 구강 내부 상태(inner oral status)

- 검사 내용
  - 구강구조(oral structures), 혀, 구개 기능(palatal function), 삼키기 등을 검사함
  - 설압자(tongue blade)를 사용하여 검사함
  - 일회용 장갑의 사용
    → 적절한 손 세척(hand washing)이 필요함
    → 일반적으로 환자들의 면역력이 약하므로 사용함

(1) 치아(dentition)

역할	• 음식물을 나누고 분쇄함
분류	• 4개 구역으로 분류함 – 오른쪽 위(right upper), 오른쪽 아래(right lower), 왼쪽 위(left upper), 왼쪽 아래(left lower)
평가	• 잇몸의 출혈(bleeding), 민감성(tender), 염증(inflames), 부드러운지 또는 단단한지(spongy or firm)를 평가함

평가	• 치아가 헐렁한지, 민감한지, 치아유실 상태 등을 체크함 • 뺨 근육의 긴장도를 평가함 　– 손가락을 뺨 안쪽에 대고 바깥쪽으로 부드럽게 밀어줌 　– 탄력성 및 스트레치 정도를 평가함 　– 단단한지 또는 그렇지 않은지를 평가함 • 구강 내부 상태 평가 　– 혀, 볼, 입술 등에 물린 흔적(biting mark)이 있는지를 확인함 • 침 삼키기 평가를 실시함 • 틀니(denture)를 착용한 경우 　– 씹기에 적절한지를 관찰함 　– 씹기 또는 말하기 시 잇몸 위에서 밀리거나 미끄러지는지를 관찰함 • 의치나 치아가 흔들릴 경우에는 치료사는 음식의 형태를 조절할 수 있음

(2) **혀의 움직임**(tongue movement)

개요	• 혀는 입안의 음식물을 혼합하고, 이동시키고, 삼키는 기능을 함 • 조절된 혀의 움직임(controlled tongue movement) 　– 음식물의 이동 및 음식덩이(bolus) 형성에 중요한 기능이 됨 • 혀 평가 　– 혀의 근력, ROM, 근 긴장도, 조절 능력 등을 평가함
혀의 외형 (appearance) 평가	• 환자의 입을 벌리게 한 후 손전등(flashlight)을 이용하여 관찰함 • 외형 평가 　– 분홍색인지, 촉촉한지, 너무 붉은지, 백태(white)가 두터운지 등을 관찰함 • 두껍게 낀(heavily coated) 백태의 의미 　– 맛, 온도, 재질에 대한 감각을 떨어트림 　– 약한 혀의 움직임을 의미함 또는 감염 증상을 의미함
혀 모양에 대한 평가	• 평평하게 퍼져 있는지(flattened out), 뭉쳐있는지(bunched up), 둥근지를 관찰해야 함 • 정상적인 혀의 모양 　– 약간의 볼록한 외형을 지님(slightly convex)
혀의 위치 평가	• 정상적 위치 　– 앞 치아의 뒤 중앙에 편안하게 위치해야 함 • 앞 치아로부터 뒤로 당겨져 있는지(퇴거된 혀 : retracted tongue) 관찰해야 함 　– 비정상적인 근 긴장도 또는 ROM의 문제를 알 수 있음

혀의 위치 평가	• 연부조직의 짧아짐(shortening)은 ROM 감소를 의미함 • 우측 또는 좌측으로 편위(deviation)되어 있는지를 관찰해야 함 – 손상 측의 근력약화, 비정상적 근 긴장이 원인이 됨
혀의 긴장도 및 ROM 평가	• 엄지와 검지로 혀잡기 – 젖은 거즈를 사용해 평가함 • 긴장도 평가 – 천천히 전방으로 잡아당김 – 딱딱한지(hard), 단단한지(firm), 무른지(mushy)를 평가함 – 좌우를 비교해야 함 – 비정상적으로 단단한 혀는 근 긴장도의 증가를 의미함 • ROM – 전방으로, 좌우로, 위아래로 움직이게 하므로 평가 → 혀를 잡고 있는 상태에서 평가해야 함 – ROM 평가 동안 근 긴장도 또한 평가할 수 있음 • 전방 및 후방으로 혀 당기기 – 저항의 유무를 보기 위한 평가임 – 혀가 뒤로 잡아당겨진 형태는 높은 근 긴장을 의미함 – 치아를 지나 너무 멀리 당겨지면 혀의 낮은 근 긴장을 의미함 • 혀의 측면(좌우) 움직임 – 특정 방향으로 보다 쉽게 혀가 움직이는지를 평가함
혀의 운동 조절 (근력 및 협응력)	• 환자에게 혀 움직임을 요구함 – 위로, 밖으로, 외측으로 움직여 보라고 요구함 – 언어적 지시를 따르기 어려운 경우에는 설압자를 이용해 움직임을 유도함 • 움직임의 용이성(ease), 힘(strength), 협응력(coordination) 등을 평가함
낮은 근력 또는 비정상적인 긴장도	• 음식을 모으고 음식덩이(bolus)를 형성하는 능력이 감소하는 결과가 나타남

4. 삼킴을 위한 임상적 평가(Clinical assessment of swallowing)

- 삼키기의 가장 주된 관심은 흡인(aspiration)이 됨
- 환자에게 음식을 제공하기 전 먼저 기도보호 능력이 있는지를 평가함
  - 구개반사(paratal reflex), 후두의 올림(elevation), 기침(cough) 등이 가능해야 함

※ 내부 구강운동 평가(inner oral motor assessment)

기능		지시사항
혀(tongue)	Protrusion	• 혀로 찌르기(stick out)를 하세요.
	Lateralization	• 혀를 좌우로 움직이세요. • 안쪽 볼을 혀로 접촉하세요. 그리고 혀를 위아래로 움직이세요.
	Tipping	• 혀로 윗입술을 접촉하세요.
	Dipping	• 입을 열어주세요. • 혀로 앞니를 접촉하세요. • 혀로 아랫니 뒷부분을 접촉하세요.
	Humping	• "응"이라고 발음하세요. 그리고 "가"라고 발음하세요. • 혀를 입천장을 따라 앞 또는 뒤로 움직여보세요.
삼키기(swallow)	Hard palate	• 입을 벌리세요. 그리고 그대로 유지하세요.
	Soft palate	• 당신이 할 수 있는 한 오랫동안 "아"라고 발음하세요(5초).
목뿔뼈 올림(hyoid elevation)		• 저에게 삼키기를 보여주세요.
후두(laryngeal)	ROM	• 제가 당신의 목(Adam's apple)을 좌우로 흔들겠습니다.
	Elevation	• 저에게 삼키기를 보여주세요.
기침(cough)	Voluntary	• 기침을 해보세요.
	Reflexive	• 숨을 크게 들이마셔 보세요.

※ 연하곤란 평가 시 필요한 질문들

- 음식덩이(bolus) 형성 및 삼킴에 필요한 정도의 명료한 의식이 있는지?
- 적절한 도움을 제공하며 적절한 머리/몸통의 조절을 유지할 수 있는지?
- 그것이 근 긴장도의 정상화와 질적 움직임을 촉진하는지?
- 음식덩이(bolus)를 만드는 속도를 조절하면서 인두로 넘길 수 있는가?
- 후두의 유동성이 충분히 빠르고 강한가?
- 환자가 최소의 침 흘림만으로 침 조절이 가능한가?
- 기도 내 이물질을 기침으로 뱉어낼 수 있는가?

※ 위 질문들에 대해 모두 '예'라고 답한다면 다양한 종류의 음식으로 구강 및 삼킴 조절을 평가할 수 있음

1) 개요

평가 요소	• 환자 요소 : 원시반사, 운동조절 능력, 구강과 인두단계의 기능이나 감각, 지각, 인지기능 등 • 환경적 요소 : 보호자, 주거환경, 식이 방법 등
삼킴장애 평가 방법	• 환자와 보호자 면담 • 병상에서의 일반적인 임상평가 • 도구를 이용한 비영상평가 • 비디오투시조영검사(video fluoroscopic study, VFSS) • 광섬유 내시경 검사(fiberoptic endoscopic evaluation of swallowing, FEES)

2) 일반적 평가

환자와 보호자 면담	• 이론적 배경 및 장점 – 환자에 대한 다양한 정보를 얻음으로써 폭넓은 평가를 할 수 있음 – 환자와 보호자 사이에 신뢰를 쌓을 수 있음 • 준비물 : 환자나 보호자를 위한 설문지 • 면담 내용 – 삼킴장애에 대한 인지도 정도를 면담함 → 환자와 보호자가 삼킴장애에 대해 알고 있는 것이 중요함 → 환자들은 음식을 삼키기 어려운 상태를 인정하는 데 두려움이 있음
환자의 기호식품	• 삼킴장애를 치료를 위한 음식과 음료를 선택하기 전 환자의 기호를 고려해야 함
음식과 음료 섭취 속도	• 환자의 먹고 삼키는 속도가 중요함 • 너무 빨리 먹는 환자 – 흡인의 위험요소가 됨 • 너무 느리게 먹거나 마시는 환자 – 영양부족 및 영양실조의 위험이 됨

3) 사전평가

이론적 배경 및 장점	• 구강단계에서 삼킴장애 증상을 관찰할 수 있음 • 인두단계에서 삼킴에 영향을 미치는 요인을 추정할 수 있음 • 인위적으로 증상을 확인할 수 있음 • 자세한 영상학적 평가나 치료가 더 필요한 환자를 결정할 수 있음
준비물	• 손전등, 설압자, 컵, 숟가락, 음식과 음료를 담는 그릇, 구강 감각 평가를 위한 면봉, 일회용 비닐장갑, 물, 넥타, 푸딩, 환자의 기호를 고려한 음식과 음료, 평가용지 등

평가 과정	• 병상에서의 평가를 하기 위해서는 먼저 환자의 의료기록을 검토 한 후 기본정보를 확인하거나 환자나 보호자와 면담을 시행함 • 삼킴과 관련된 구체적인 증상을 포함한 병력 청취와 삼킴 동작과 관련 있는 운동 및 감각, 의사소통, 인지기능을 확인함

4) 구강 근긴장도 평가

볼	• 손가락을 볼 안쪽에 넣어 바깥쪽으로 부드럽게 밀어 줌 • 볼이 탄력있게 단단한지, 너무 쉽게 늘어나는지, 또는 팽팽한지 등을 기록함
구강	• 혀, 볼, 그리고 입술에 깨문 자국이 있는지를 살핌
입술	• 긴장도 저하로 인해 입술이 꽉 다물어지지 않아서 침 흘림이 나타나는지를 관찰함 • 입술을 깨무는지, 앞쪽 고랑에 음식 찌꺼기가 남는지, 입 밖으로 음식물이 흘러나오는지를 관찰함
혀	• 위치가 정상적으로 앞니의 바로 뒤 중앙선에 위치하고 있는지, 앞니로부터 뒤로 당겨져 있거나 수축해 있는지를 관찰함 • 혀를 내밀었을 때 오른쪽 또는 왼쪽으로 치우쳐 있는지 혀의 위치를 관찰함

5) 구강 감각의 평가

구강 감각의 평가	• 가벼운 촉각 검사, 압력, 온도, 미각을 평가함 • 면봉으로 볼의 점막, 입천장활(oral arch)을 자극해 감각을 검사함
입술 평가	• 눈을 감게 하고 윗입술과 아랫입술을 면봉으로 자극함
혀 평가	• 혀의 앞뒤, 좌우를 면봉으로 자극하여 감각이 동일한지를 평가함 • 맛을 구별할 수 있는 능력을 평가함 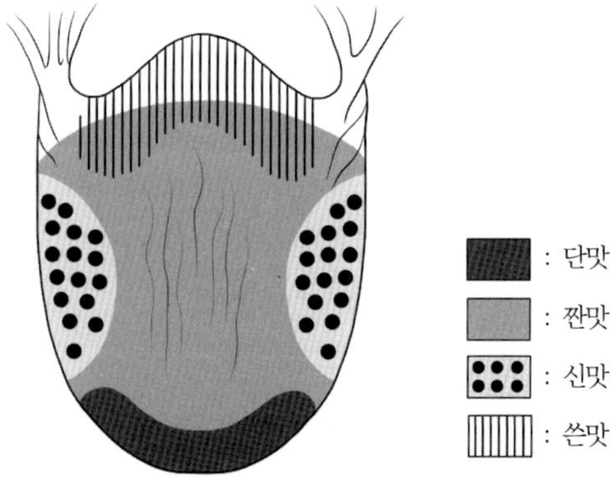
치아 평가	• 장갑을 착용하고 잇몸을 세 번 문지른 뒤 출혈, 민감도, 염증이 있는지를 확인함

6) 도구를 이용한 평가

표면 근전도검사 (surface electromyography, SEMG)	• 잘 붙는 점성 패드로 되어 있는 전극을 피부 표면에 붙임 • 근육이 움직이면, 전기적 활동이 생체 되먹임 장치에 의해 기록됨 – 기록된 전기적 활동은 컴퓨터에 옮겨지고 스크린에 나타남 • 환자와 치료사는 스크린을 통해 근육의 사용 정도를 볼 수 있음 – 근육의 움직임에 따라 파형(waveform)이 나타남 – 멘델슨 메뉴버나 힘껏 삼킴을 가르치면 효과가 좋음 • 만성기 환자나 삼킴장애 정도가 심각한 환자에게 주로 사용함
경부 청진 (cervical auscultation)	• 신체의 이상을 찾아내기 위해 목, 배, 가슴과 같이 몸의 강(cavity)에서 나오는 소리를 듣는 방법 • 인두단계 삼킴과 기도의 소리를 증폭하는 방법임 – 삼킴 전이나 후에 침의 양, 흡기(inspiration)을 확인할 수 있음 – 목의 기관을 따라 반지연골 바로 밑에 청진기를 대면 인두 삼킴과 기도의 소리를 가장 잘 들을 수 있음 – 인두 삼킴과 연관된 흡기과 호기의 타이밍을 듣는데도 사용됨
맥박 산소측정기 (pulse oximetry, PO)	• 혈액 내 산소포화 정도를 이용하여 흡인의 여부를 알아내는 것임 • 삼킴장애의 선별검사로 사용됨 • 산소가 혈액으로 얼마나 잘 전달되는지를 측정함

7) 영상평가

(1) 비디오 투시 조영 검사(VFSS) 또는 수정된 바륨 삼킴 검사(MBS)

개요	• 바륨을 사용하여 삼킴 과정을 투시 촬영하여 비디오테이프에 기록하는 방사선 촬영방법임 • 검사방법이 간단하여 삼킴장애 평가에 널리 사용되고 있음 • 음식 섭취 전 과정과 안전정도를 검사할 수 있음 • 직접 환자나 보호자에게 보여줄 수 있음 • 삼킴 시 나타나는 구강, 인두, 후두 구조물의 부적절한 움직임을 볼 수 있음
단계별 관찰 포인트	(아래 표 참조)

단계	관찰해야 할 점
구강 단계	음식 조절 능력을 반영하는 음식덩이(volus) 형성, 씹기, 혀의 움직임 유무 등을 관찰함
인두 단계	후두의 방어, 삼킴 반사, 후두 거상, 후두개 움직임, 구강 및 비강으로의 역류, 후두 침습 시 음식 도달 깊이, 삼킴 반사 전 또는 후의 후두침습의 정도를 관찰함
식도 단계	상하부 식도 조임근의 수축 및 이완 기능, 식도 연동 운동 장애, 식도와 기도 사이의 누공 등을 관찰함

<table>
<tr><td>VFSS 검사가 적합하지 않은 환자</td><td>
• 빠르게 호전을 보이는 환자
• 의식수준이 낮거나 인지능력 감소된 환자
• 구강단계에서만 문제를 가진 환자
• 검사를 수행하기에 신체적 능력이 따르지 않은 환자
</td></tr>
<tr><td>비디오조영검사(VFSS) 시 사용되는 음식</td><td>
<table>
<tr><td>묽은 액체</td><td>• 액체 바륨 56~113cc 또는 파우더 바륨을 혼합한 물(56~113cc)</td></tr>
<tr><td>된 액체</td><td>• 토마토 주스나 넥타르 정도의 농도로 만든 액체바륨(56~113cc)</td></tr>
<tr><td>퓨레</td><td>• 바륨 페이스트 또는 파우더 바륨에 푸딩이나 사과 소스를 첨가한 혼합물</td></tr>
<tr><td>고형식</td><td>• 작은 빵조각이나 크래커의 1/4 정도의 퓨레 바륨을 묻혀 사용함</td></tr>
<tr><td>기타</td><td>• 특정한 음식이나 액체를 삼키는데도 어려움이 있는 환자는 티스푼 1/2 정도의 바륨을 사용함
• 알약을 먹을 때 불편을 호소할 경우 바륨 알약을 사용해서 검사할 수 있음</td></tr>
</table>
</td></tr>
<tr><td>평가 자세</td><td>
• VFSS를 시행하는 동안 고관절을 직각으로 굽힘시키고 바로 앉은 자세를 유지함
  – 어려울 시 고관절 굽힘은 최소 45° 이상이어야 함
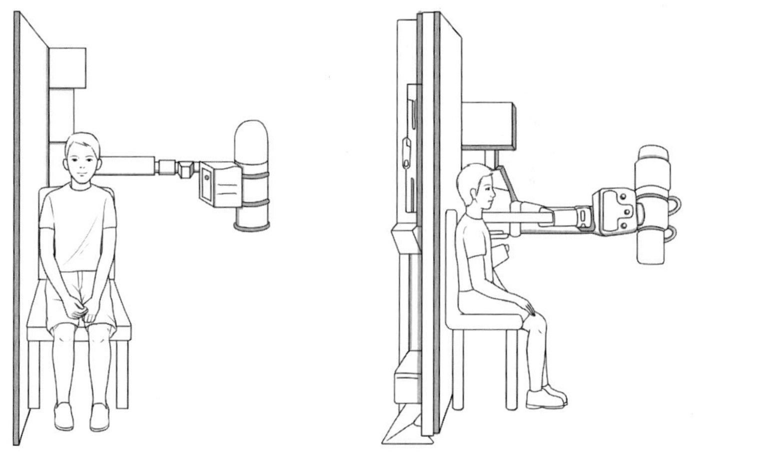
A. 측면촬영검사를 할 때의 자세   B. 뒤–앞면촬영검사를 할 때의 자세
그림 3-9 VFSS 측정 자세
</td></tr>
<tr><td>실행방법</td><td>
• 평가 시 참여하는 전문가
  – 작업치료사, 방사선사(radiologist), 비디오 기술자(video technician)
• 평가 시 환자의 자세
  – 측방 촬영(lateral view)
    → 가장 일반적인 방법임
    → 삼킴의 4단계를 모두 볼 수 있음
    → 흡인(aspiration)의 과정을 잘 보여줌
    → 주로 입술(lips), 경구개(hard palate), 후방 후두벽(posterior pharyngeal wall)이 포커스가 됨
</td></tr>
</table>

<table>
<tr><td rowspan="3">실행방법</td><td colspan="2">– 전후방 촬영(posterior-anterior view)
→ 성대(vocal cord)의 비대칭(asymmetry)을 평가할 수 있음
→ 조롱박오목(pyriform sinuses)과 계곡(valleculae)에 음식물 쌓임을 평가할 수 있음</td></tr>
<tr><td>음식물</td><td>• 바륨 죽(paste) 또는 바륨 가루(powder)를 사용함
• 음식물 또는 액체(liquid)에 혼합하여 사용함
– 액체의 경우는 점도가 높은 것부터 시작함
• 순서
– 티스푼의 1/2 정도의 음식물 제공함
– 지시에 따라 삼키기를 실행함
– 흡인이 발생되면 즉시 중지해야 함
• 피로(fatigue)에 대한 관찰
– 반복적(repeated) 수행과 연속적(serial) 진행으로 인해 피로에 대한 관찰이 필수적임</td></tr>
<tr><td>결과 기록</td><td>• 제공된 음식물의 내용
• 각 단계에서 나타난 문제점들
• 음식물 삼킴의 횟수
• 효율적으로 사용된 특정 테크닉</td></tr>
</table>

(2) 기타

<table>
<tr><td rowspan="2">광섬유
내시경 검사
(FEES)</td><td>개요</td><td>• 삼킴 전·후의 인두와 후두기능 관찰
• 유연한 내시경을 비강을 통해 인두까지 넣음</td></tr>
<tr><td>FEES의 적용</td><td>• 삼킴장애가 인두단계에서 발병한 경우
• 사지에 구축이 있는 경우
• 심하게 마비된 경우
• 욕창으로 병상에 있는 경우
• 인공호흡기를 장착한 경우
• 환자가 비만인 경우</td></tr>
<tr><td>초음파 검사</td><td colspan="2">• 비방사성 영상도구임
• 혀기능, 구강통과시간, 목뿔뼈의 움직임을 평가함
• 인두단계를 평가할 수 없기 때문에 널리 쓰이지 않음
• 방사선 노출이 없어 구강, 구강준비단계의 시각 되먹임 방법으로 사용할 수 있음</td></tr>
</table>

침입 & 흡인 척도	① 음식물이 기도에 들어가지 않는다. **침입 음식물이 후두전정내로 들어가지만 성대는 넘어가지 않는다.** ② 음식물이 기도로 들어가고, 성대주름 위에 남고 객출을 할 수 있다. ③ 음식물이 기도로 들어가고, 성대주름 위에 남고 객출을 할 수 없다. ④ 음식물이 기도로 들어가고, 성대주름에 닿고 객출을 할 수 있다. ⑤ 음식물이 기도로 들어가고, 성대주름에 닿고 객출을 할 수 없다. **흡인 음식물이 성대를 넘는다.** ⑥ 음식물이 기도로 들어가고, 성대주름 아래로 내려가고 객출을 할 수 있다. ⑦ 음식물이 기도로 들어가고, 성대주름 아래로 내려가고 노력하지만 객출을 할 수 없다. ⑧ 음식물이 기도로 들어가고, 성대주름 아래로 내려가고 객출하려는 노력이 없다.

8) 음식물

단일 종류(pureed) 의 음식	• 흡인(aspiration)을 최소화하기 위해 선택됨 예 푸딩, 사과즙 등 • 운동조절의 어려움을 가진 환자, 흡인의 위험이 있는 환자, 씹기에 어려움이 있는 환자, 실행증(apraxia)이 있는 환자에게 적용함
부드러운(soft) 음식	• 음식덩이(bolus) 형성에 유리함 예 바나나, 치즈 등 • 보다 적은 씹기가 요구됨 • 구강운동 조절이 빈약한 환자에게 적용할 수 있음
농도가 낮은(thin) 음식	• 삼키기 가장 어려운 음식이 됨 • 흡인의 문제가 발생됨
농도가 높은(thick) 음식	• 음식물이 앞에서 뒤로 천천히 이동되기 때문에 삼킴작용이 느려진 환자에게 사용함 예 바나나가 들어간 혼합 과일 주스 등
입자가 있는 음식 (ground food)	• 참치를 갈아 마요네즈와 섞은 음식, 고기를 다져서 소스와 섞은 음식 등 • 씹기 능력, 음식덩이(bolus) 형성, 구강 내 움직임 등을 평가할 수 있음

9) 씹기 능력이 조금 있는 환자의 식사

- 부드러운 음식과 단일 음식으로부터 시작하는 것이 바람직함

<table>
<tr><td>음식물 제공</td><td>
① 음식물의 위치
포크를 이용해 티스푼 1/3 정도의 음식물을 혀 중앙부위에 놓음
② 삼키기 촉진(palpate)하기
• 엄지는 목뿔뼈 측면(hyoid notch)에 두 번째 손가락은 후두(larynx) 상부에, 세 번째 손가락은 후두 중앙부에 위치함
• 치료사는 삼킴의 강도와 부드러움을 느낄 수 있음
• 각 단계의 시간을 평가해야 함
• 정상적 삼킴 시간
– 1초 내에 묽은 유동식을 처리함
③ 입안에 남아 있는 음식물(remaining food) 확인하기
• 구강 내 음식물이 잘 남겨지는 부위
– 측면고랑(lateral sulci), 혀의 기저부, 혀 아래, 경구개(hard palate)
• 구강 내 음식물이 남아 있는 경우
– 음식물이 남아있다는 것은 구강 이동 능력이 저하되거나, 근력이 저하되었음을 의미함
④ “아” 소리를 내도록 요구하기
• 소리의 질을 평가하기 위해 실시
• 소리에 힘이 있는지(strong), 분명한지(clear), 가글링 소리(gargling)가 있는지를 평가해야 함
⑤ 가래 낀(gurgly) 것 같은 목소리가 나타나는 경우
• 삼킴반응이 지연된 결과로 발생됨
• 음식물이 모여 있으므로 발생됨
• 환자에게 음식물 모임을 제거할 수 있도록 1초간의 시간을 제공함
• 다시 “아” 소리를 내도록 요구함
• 환자에게 몇 초간 기도를 자극(pant)하도록 함
– 조롱박 오목(pyriform sinuses) 또는 후두 계곡(valleculae)에 남아있는 음식물에 약한 진동을 제공함
⑥ 지속적으로 기침을 할 경우
검사를 중단하고 VFSS(videofluroscopy) 평가를 실시함
⑦ 단단한 음식을 다루거나 물 같은(liquid) 음식물을 섭취하기 어려운 환자
• 치료사는 농도가 높은 음식물을 먼저 제공해야 함
• 순서
– 짙은 농도(thick) → 중간 농도(semithick) → 물과 비슷한(thin liquid) 농도
</td></tr>
</table>

※ 흡인(aspiration)의 종류

- 혀 조절 감소로 인한 삼키기(swallow) 전의 흡인(A)
- 삼킴반응(swallow response) 부재로 인한 삼키기 전의 흡인(B) : 후두계곡에 음식물 쌓임
- 감소된 후두 닫힘(closure)으로 인한 흡인(C)
- 조롱박오목(pyriform sinuses) 내의 음식물 쌓임으로 인한 삼킴 후의 흡인(D)

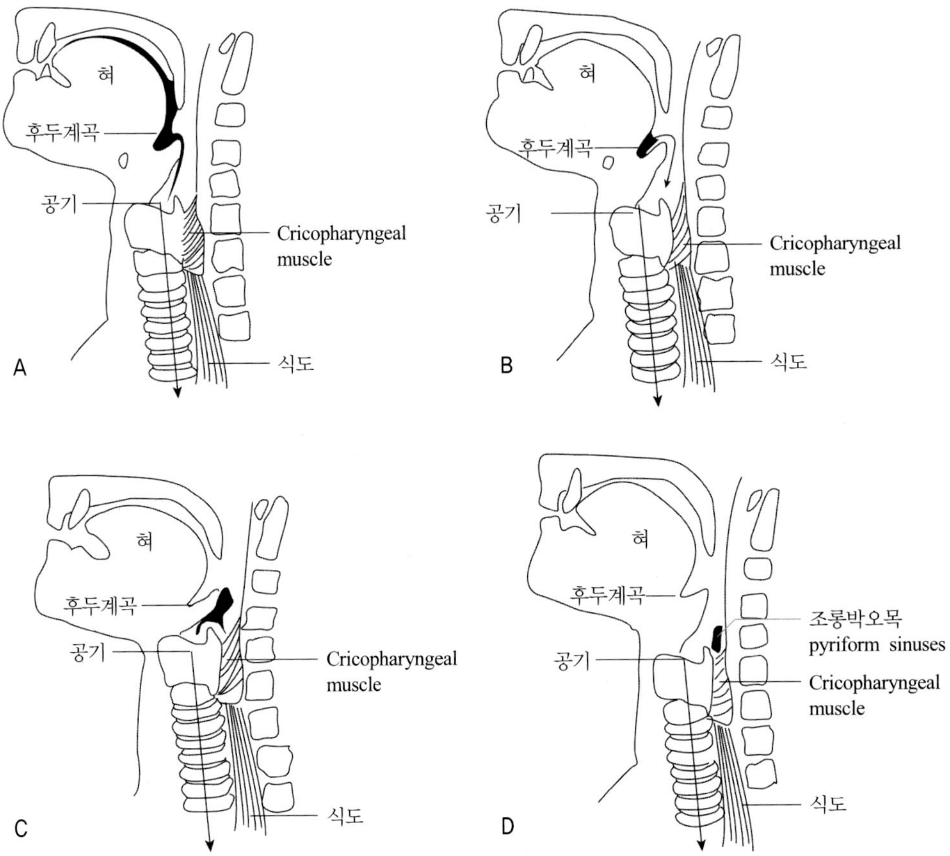

그림 3-10 흡인(aspiration)의 종류

10) 기관 절개(tracheostomy) 튜브

유공(fenestrated) 타입	• 공기가 흐를 수 있는 구멍(opening)이 존재함 • 정상적인 호흡 패턴을 다시 학습할 수 있음 • 코를 통해 호흡이 가능함
무공(nonfenestrated) 타입	• 구멍이 없음 • 커프(cuff)가 있을 경우 – 튜브의 아래에 위치하며, 팽창시켰을 때 흡인(aspiration)을 예방함

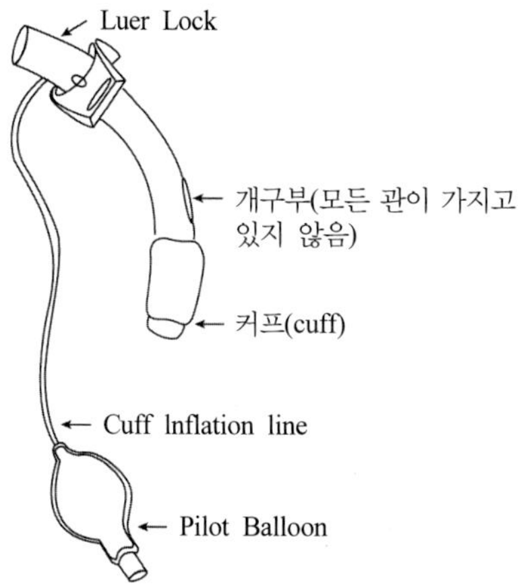

그림 3-11 기관절개 튜브(Tracheostomy tube)

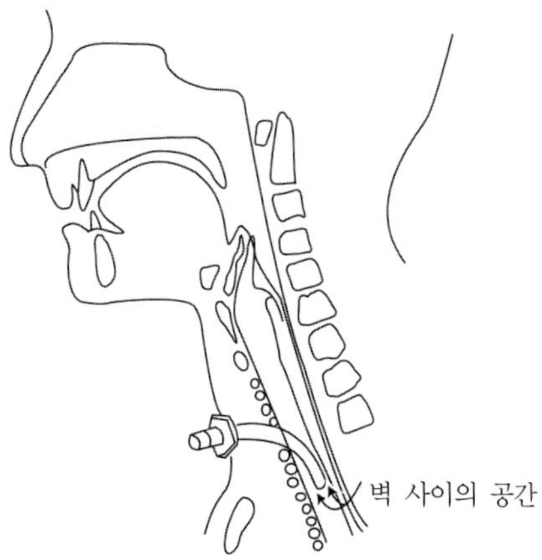

그림 3-12 기관절개(Tracheostomy)

11) 삼키기 장애를 나타내는 지표들(indicators)

삼킴 장애 지표	• 구강 내의 음식물 이동이 어려운 경우 • 음식덩이(bolus) 형성이 어려운 경우 • 삼키기 전, 삼키기 중, 삼키기 후에 기침 또는 목 가다듬기(throat clearing)가 있을 경우 • 가래 낀 소리(gurgling voice)가 들릴 경우 • 호흡 패턴의 변화가 발생될 경우 • 삼킴 반응의 지연 또는 부재가 있을 경우 • 빈약한(poor) 기침을 보일 경우 • 식사 후 음식물의 역류(reflux)가 있을 경우

12) 흡인성 폐렴(aspiration pneumonia)

흡인으로 인한 급성증상 (acute symptoms)	• 환자의 얼굴색에 변화가 나타남 – 기도가 막혔을 경우 자주 나타남 • 기침을 오래함(prolonged coughing) • 가래 낀 듯한(걸걸한) 목소리(gurgling voice)가 나타남
관찰	• 삼킴 후 24시간 동안 흡인(aspiration) 증상을 관찰해야 함

3.4 치료(Treatment)

1. 개요

연하곤란을 지닌 환자의 치료 내용	• 몸통과 머리의 자세유지 및 조절(positioning & control) • 손에서 입까지의 이동 기술(hand to mouth skills) • 구강운동 기술(oral motor skills) • 삼키기(swallowing) • 인지 및 지각(cognitive & perceptual)
작업치료의 목표(Goals)	• 먹기 동안의 적절한 자세 유지 • 각 단계의 운동조절 향상 • 근 긴장 정상화 및 질적 움직임 촉진 • 적절한 영양섭취의 유지 • 흡인 예방 • 안전한 최적 수준의 구강식사(oral eating)로의 회복
팀별 관리 (Team management)	• 연하곤란(dysphagia) 치료에 필요한 구성원(의사, 작업치료사, 영양사, 간호사, 물리치료사, 언어병리학자, 방사선전문의, 가족 등)

2. 자세 취하기(Positioning)

연하곤란(dysphagia) 환자의 올바른 자세	• 의자와 같이 견고한 표면 위에 앉기 • 환자의 발을 바닥위에 평평하게(flat) 위치시킴 • 무릎을 90° 굽힘시킴 • 양쪽 엉덩이(ischial tuberosity)에 균등한 체중을 실어줌 • 등을 곧게 펴고, 몸통은 전방으로 약간 굽힘시킴(엉덩관절의 100° 굽힘) • 환자의 양팔은 테이블 위에 적절히 올려짐 • 머리는 수직으로 정중선상에 있으며, 턱은 약간 당겨진(tucked) 상태를 유지함 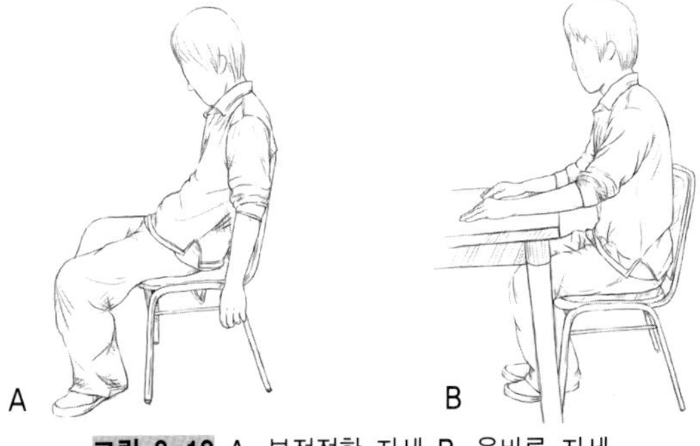 A B **그림 3-13** A. 부적절한 자세 B. 올바른 자세

치료사의 손(hand) 사용	• '2 hand hold technique'의 사용(그림 3-14) – 측면잡기와 정면잡기를 이용할 수 있음 – 머리 조절 및 유지를 도움 – 턱과 혀의 움직임, 안면 근육조절, 삼키기 등을 촉진 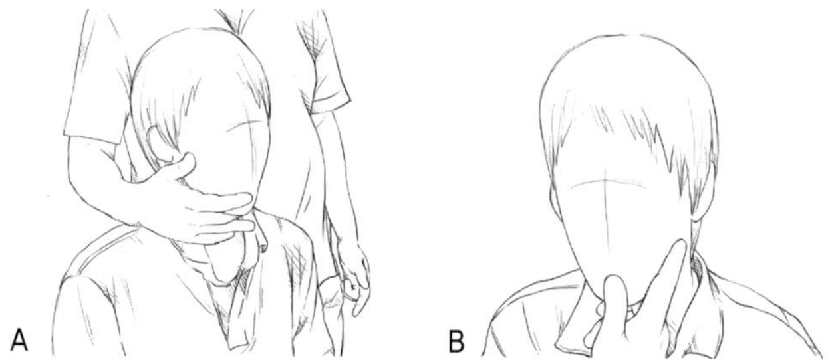 **그림 3-14** A. 측면 잡기 : 중도~최대의 도움이 요구될 때 B. 정면 잡기 : 최소의 도움이 요구될 때
부적절한 자세 (poor position)의 영향	• 조절(control) 능력을 감소시킬 수 있음 • 고 긴장(hypertonicity) 또는 저 긴장(hypotonicity)을 유발시킬 수 있음 • 신체 지각이 감소(poor body awareness)될 수 있음

3. 구강 위생(Oral hygiene)

예방해야 할 내용	• 잇몸병(gum disease) • 분비물(secretions) 누적(accumulation) • 치석(plaque)의 발생 • 식사 후 남은 음식물로 인한 흡인(aspiration)
과도한 감각 (hyper sensitivity)을 지닌 환자	• 환자의 입 또는 입술 주변을 견고히(firmly) 문지르기 및 쓰다듬기가 효과적임
양치질(cleaning)	• 4부분으로 나눠 닦아야 함 **순서**: 윗니에서 시작(전방에서 후방으로) → 아랫니(후방에서 전방) → 칫솔을 직각으로(vertical) 유지한 뒤 치아 안쪽(inside)을 위에서 아래로(잇몸에서 치아로) → 마지막으로 치아의 윗면(절단면 : cutting surface)
감각 자극 (sensory stimulation)	• 촉각, 질감, 온도, 맛을 이용해 자극할 수 있음 • 턱과 혀의 움직임을 촉진시킴 • 자동적 삼킴을 촉진시킴

4. 비구강적 식사(Nonoral feeding)

<table>
<tr><td>NG(Nasogastric)
튜브</td><td>
• 1개월 이상 사용할 수 없는 단기간용
• 코를 통해 삽입해 식도까지 들어감
<table>
<tr><th>NG 튜브의 장점(advantages)</th><th>NG 튜브의 단점(disadvantages)</th></tr>
<tr><td>• 외과적 수술 없이도 삽입 및 제거가 가능함
• 연속(continuous) 급식 또는 음식덩이(bolus) 급식 중 택일이 가능함
• 관이 있는 상태로 식사훈련이 가능함</td><td>• 삼킴반응(swallow response)을 둔감하게 만듦
• 자세유지(positioning) 프로그램을 방해함
– 식사 동안 기울기가 30° 까지 들려짐
• 흡인의 위험, 인두 분비물, 비강 역류(nasal reflux) 등이 증가할 수 있음
• 환자의 자존감(self esteem)이 감소됨</td></tr>
</table>
</td></tr>
<tr><td>G(Gastrotomy)
튜브</td><td>
• 작은(minor) 수술 과정이 필요함
• PEG(Percutaneous Endoscopic Gastrostomy)를 통해 G-tube를 삽입하게 됨
– 복부에 작은 개구부(opening)를 형성해야 함
• 식사공급을 위해 1개월 이상 착용해야 할 경우에 선택됨
<table>
<tr><th>G 튜브의 장점(advantages)</th><th>G 튜브의 단점(disadvantages)</th></tr>
<tr><td>• 연속(continuous) 급식 또는 음식덩이(bolus) 급식 중 택일이 가능함
• 관이 있는 상태로 식사훈련이 가능함
• 반사작용과 흡인 위험을 감소시킬 수 있음
• 삼키기 전 변성이 생기거나 둔감해지지 않음
• 자세유지 프로그램을 방해하지 않음
• 보충식(supplemental feeding) 또는 유동식(liquid)이 필요하지 않음</td><td>• 위 부위를 자극하거나 염증을 만들 수 있음
• 가족들이 영구적인 장치로 인식할 수 있음</td></tr>
</table>
</td></tr>
</table>

5. 구강 섭식(Oral feeding)

- 환자에게 적절한 음식물의 종류를 결정하는 것이 가장 중요한 부분이 됨
- 최종 목표는 흡인 없이 삼키기를 수행하는 것이 됨

6. 음식물 선택(Diet selection)

<table>
<tr><td>구강 섭식
대상자의 기준</td><td>
• 의식이 명료해야 함(alert)
• 보조를 통해 몸통과 머리의 적절한 자세유지(positioning)가 가능해야 함
• 혀 조절이 시작되어야 함
• 최소의 침 흘림과 동시에 침 분비의 관리가 이루어져야 함
• 기침 반사(reflexive cough)가 있어야 함
</td></tr>
</table>

연하곤란 환자에게 제공되는 보편적 음식	• 점도와 질감이 동일한 음식 • 충분한 밀도와 양 • 응집력이 유지되는 음식 • 좋은 맛과 온도를 지닌 음식 • 쉽게 먹을 수 있고(removed) 쉽게 빨아들일 수 있는 음식
연하곤란 환자에게 부적절한 음식	• 다양한 질감의 음식 • 섬유성 음식, 긴 형태의 야채, 과일, 고기 등 • 무른(crumbly) 음식, 부서지기 쉬운(flaky) 음식 • 잘 녹는 음식 • 껍질이나 씨가 있는 음식 • 혼합된 음식

7. 음식의 진행(Diet progression)

1단계 : 단일 음식 (purred food)	• 대상 – 턱 또는 혀의 조절이 거의 없거나 전혀 없는 환자 – 삼킴에 지연이 있는 환자 – 인두 통과의 지연으로 인해 조롱박오목(pyriform sinuses)과 후두 계곡(valleculae)에 음식물 고임이 있는 환자 • 단일 음식은 인두까지 보다 느리게 움직이므로 삼킴반응에 필요한 시간을 제공함 • 음식덩이(bolus) 형성이 필요하지 않으므로 구강운동 조절에 필요한 노력이 적은 음식임 • 구강으로 음식물 섭취를 늘리기 위해 사용하는 음식임
2단계 : 잘 뭉쳐지는 부드러운 음식 (soft food)	• 잘 뭉치므로 음식물이 기도로 유입될 가능성을 낮춤 • 대상 – 턱의 회전(rotatory chewing)이 이제 막 시작되는 환자 – 도움을 받아 인두 쪽으로 음식물을 이동시킬 수 있을 정도로 충분한 혀 조절 능력을 지닌 환자 – 삼킴이 약간 지연되는 환자 • 조리 기구를 이용해 만든 부드러운 음식(mechanical soft food) – 운동 및 감각의 상실을 지닌 환자에게 흡인 위험을 감소시킴 – 밀도가 높은 음식물은 구강에서 고유수용성 감각(proprioceptive)을 증진시킴 – 음식덩이(bolus)가 잘 형성되며, 음식물이 잘 흩어지지 않으므로 음식물의 기도 유입을 예방함

3단계 : 쪼개진 덩어리 음식 (chopped ground food)	• 대상 - 씹을 수 있는 환자 - 음식덩이(bolus)를 조절할 수 있는 환자 - 삼키기가 가능하거나 지연된 삼키기를 하는 환자 • 매우 다양하고 폭넓은 음식물의 사용이 가능한 단계임 • 고기류 - 잘게 잘라주어(finely cut) 삼키기를 촉진할 수 있음 • 삼킴반응 및 턱과 혀의 조절(control)에 있어 최소의 문제를 지닌 환자에게만 적용함

※ 유동성 음식물의 레벨(liquids levels)

점도가 낮음(thin liquids)	물, 커피, 차, 우유, 과일주스, 아이스크림, 젤라틴 등
중간 정도의 점도(semi-thick liquids)	밀크셰이크, 토마토주스, 요거트, 크림스프(soup) 등
점도가 높음(thick liquids)	바나나와 혼합된 유동식(nectar), 과일과 혼합된 유동식, 감자와 혼합된 크림스프, 죽 등

8. 구강 섭식의 원칙(Principles)

구강 섭식 원칙	• 환자의 시야(visual field) 내에 음식물을 제공해야 함 • 환자의 적극적 참여가 필요함 • 신체적 기능이 있을 때 스스로 먹기(self feeding)가 허용되어야 함 • 스스로 먹기(self feeding)가 불가능할 때 치료사는 환자에게 먹기(bite) 좋은 음식을 선택하게 함으로써 능동적 참여를 유도해야 함 • 가능한 정상적인 환경(normal setting)을 제공해 주어야 함 - 사회적 환경 : 가족, 친구 등과 같이 식사하기 • 치료사는 지속적으로 환자의 자세를 평가해 주어야 함 • 치료사는 환자가 섭취하는 음식의 양을 결정해 주어야 함 • 음식물 삼키기 후 환자의 목소리를 평가해야 함 • 치료사는 먹기와 관련된 환자의 기술 레벨 및 수행 정도를 수시로 확인해야 함 • 식사 중 흡인의 징후(sign)를 지속적으로 모니터해야 함(흡인성 폐렴 때문) • 영양상태에 대한 주의 깊은 관찰이 필요함

9. 삼킴장애의 치료 접근법들

1) 간접 및 직접 치료전략

간접적인 치료전략	• 음식물을 사용하지 않고 삼킴에 필수적인 운동조절을 향상시키는 방법임 – 침 삼키기 등을 포함한 훈련 프로그램을 의미함 – 음식의 점도와 양으로 인해 흡인이 발생하는 환자에게 사용하는 치료법
직접적인 치료전략	• 환자에게 음식이나 액체를 주고 그것을 삼키게 하는 동안 특정 지시를 제공하므로 적절한 행동을 하게 하는 운동조절 강화 방법임

2) 보상전략

앉기 자세	• 견고한 재질의 의자가 필요함 • 발은 바닥에 바르게 내려놓아야 함 • 무릎은 90° 정도 구부려야 함 • 양쪽 엉덩이에 동등하게 체중 지지가 일어나야 함 • 엉덩 관절이 100° 정도 구부러지게 몸통 기울이기가 나타나야 함 • 양손은 책상 위에 올려놓아야 함 • 머리는 정중앙에서 반듯하게 들고 고개를 살짝 숙여 턱이 아래로 향하게 해야 함
바로 누운 자세	• 양측 인두벽 수축력이 저하된 환자나 후두 상승이 약화된 환자에게 유용함 – 양측 인두벽 수축력과 후두상승 악화로 인해 인두에 음식이 쌓여 있을 때 작용하는 중력의 방향이 바뀌기 때문임
정상 측으로 돌아누운 자세	• 구강암 환자에게 사용되는 방법임 • 옆으로 눕기 자세 – 침대에 옆으로 누운 후 머리가 30° 정도 상승됨 – 자세를 고정하기 위해 등 뒤와 머리 밑에 베개를 놓음 • 앉은 자세가 불가능한 경우를 제외하고는 거의 사용하지 않는 방법임 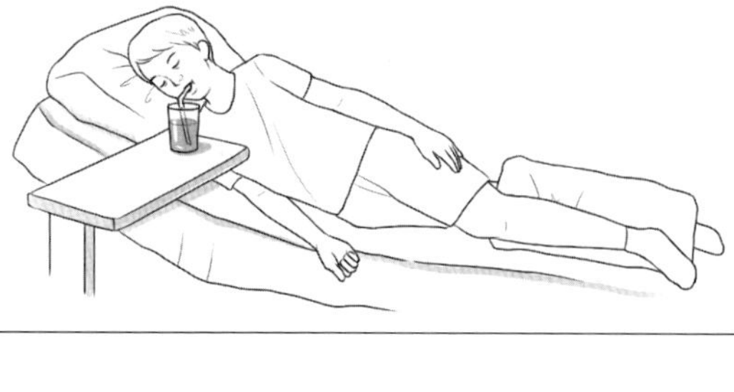

턱 당기기(내리기)	• 삼킴 유발이 지연된 환자들에게 적용함 – 보다 쉽게 삼킬 수 있음 • 인두와 방패연골 아래턱 사이의 움직임 거리를 감소시킴 – 흡인이 감소되며, 후두와 기관으로의 음식 침습의 확률이 낮아짐 • 적용대상 – 음식의 미성숙 유출로 인해 흡인의 위험이 있는 환자 – 인두 삼킴에 지연을 보이는 환자 – 삼키는 동안 혀 기저부의 뒤쪽 당김에 지연이 있는 환자 등
마비측으로 고개 돌리기	• 반지인두조임근의 개방을 증가시킴 • 반지인두조임근 장애를 가진 환자들에게 유용함 • 인두 내에서 음식의 진행방향을 정상쪽으로 치우치도록 하는 효과가 있음 • 인두에 남는 음식의 양을 줄여 흡인의 위험을 감소시킬 수 있음
마비측으로 고개 돌려 턱 당기기(내리기)	• 편측 인두의 마비로 인두 삼킴에 지연을 보이는 환자에게 유용함 • 음식이 정상쪽 인두로 흘러가게 하여 인두 삼킴을 촉진시킴
비마비측으로 고개 기울이기	• 편측 인두나 구강마비가 있는 환자에게 효과적인 자세임 • 머리를 정상쪽으로 기울여 음식이 중력에 의해 구강과 인두에서 정상쪽을 따라 움직일 수 있도록 함
고개를 뒤로 기울이기	• 음식이 중력에 의해 구강 앞에서 뒤로 흘러가도록 하는 방법임 • 구강 운동능력이 저하된 환자에게 효과적임 • 인두근이 약해 흡인의 위험이 있거나 삼킴 유발의 지연이 있는 환자에게는 적용할 수 없음

3) 메뉴버

- 삼키기에 요구되는 생리학적 측면을 자발적으로 조절할 수 있도록 만들어진 기술
- 환자의 삼킴 능력 향상을 위해 일시적으로(혹은 보상전략으로) 사용됨

(1) 멘델슨 메뉴버

개요	• 후두 상승을 향상시키고 최대로 상승된 지점에서 유지 시간을 연장시킴 • 반지인두 조임근의 개방된 상태 유지 능력을 향상시킴 • 인두 삼킴의 조화로운 움직임을 향상시킴 • 혀 기저부가 뒤쪽 인두벽과 접촉하는 시간을 연장시킴 • 멘델슨 메뉴버를 반복적으로 장기간 지속했을 때 반지인두 조임근 개방에 효과적임 • 심한 인두단계 손상이 있는 환자에게 효과적임

<table>
<tr><td>적용 순서</td><td>① 소량의 음식이나 한모금의 음료를 입에 넣음
② 씹기를 함
③ 엄지와 검지손가락으로 방패연골을 잡음
④ 삼키도록 지시함
⑤ 삼킴 동안 방패연골의 움직임이 최고 지점인 곳에서 방패연골을 잡고 몇 초 동안 자세를 유지함
⑥ 이완함
※ 매번 삼킬 때 ①에서 ⑥ 단계를 반복한다.</td></tr>
<tr><td>적용 사례</td><td>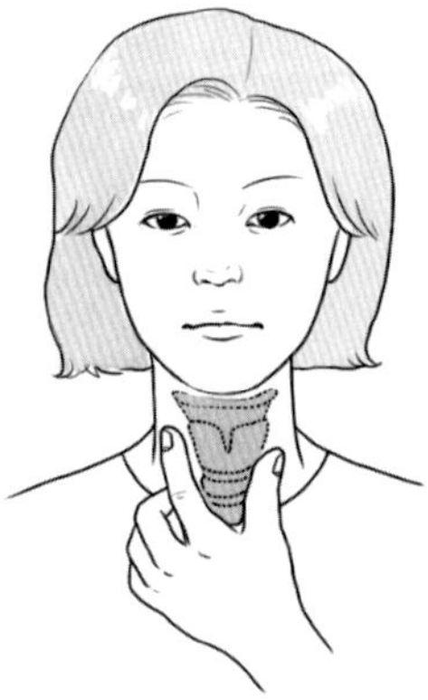</td></tr>
</table>

(2) 성문위 삼킴

<table>
<tr><td colspan="2">개요</td><td>• 자발적으로 성대를 닫는 기술을 사용하여 삼키기 전과 삼키는 동안의 흡인 위험을 감소시킴
• 적용 대상
– 기도 폐쇄 능력이 저하되거나 지연된 환자
– 후두암으로 인해 성문위 후두절제를 한 환자
– 방사선 치료로 기도 폐쇄가 잘 되지 않는 환자</td></tr>
<tr><td rowspan="2">적용</td><td>음식/액체 섭취 없이 시행하기</td><td>① 숨을 깊게 들이마시고 아주 단단히 참음(기관절개술을 한 사람인 경우 숨을 참은 상태에서 기관절개관을 가볍게 막음)
② 숨을 참은 상태에서 삼킴
③ 기침을 하며 숨을 내쉼
※ 매번 삼킬 때 ①에서 ③ 단계를 반복함</td></tr>
<tr><td>음식/액체 섭취를 통해 시행하기</td><td>① 숨을 깊게 들이마시고 아주 단단히 참음
② 소량의 음식이나 한 모금의 음료를 입에 넣음
③ 숨을 참은 상태에서 삼키기를 함</td></tr>
</table>

적용	음식/액체 섭취를 통해 시행하기	④ 기침을 함 ⑤ 숨을 들이쉬기 전에 다시 한 번 삼키기를 함 ⑥ 숨을 내쉼 ※ 매번 삼킬 때 ①에서 ⑥ 단계를 반복함
적용 사례		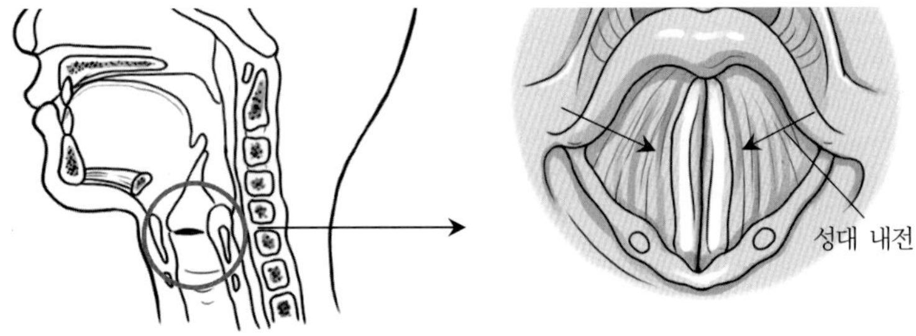

(3) 최대 성문위 삼킴

개요	• 성문위 삼킴과 발살바(valsalva) 메뉴버를 함께 사용하는 방법임 • 두 가지 기법 모두 숨을 깊이 들여마신 후 숨을 멈춤 • 음식을 삼키게 하므로 흉강 내압을 증가시켜 심장으로 돌아가는 정맥 유입을 방해할 수 있음 – 고혈압 환자에서는 주의해서 사용해야 함 • 성문위 후두절제로 삼킴장애가 생긴 환자에게 일반적으로 사용함 • 성문위 삼킴보다 후두 전정 보호가 잘 이루어지고, 기도 폐쇄시간도 길어짐 • 성문위 삼킴보다 더 강한 힘을 주게 되므로 기관절개술 환자에게는 적용하지 못함 • 힘껏 삼킴(effortful swallow)과 같이 사용하면 기도 보호에 더 효과적임
적용	① 숨을 깊게 들이 마시고 아주 단단히 참음 ② 소량의 음식이나 한 모금의 음료를 입에 넣음 ③ 계속해서 숨을 참으며 내려 누름 ④ 숨을 참고 내려 누르는 것을 지속하는 동안 평상시보다 더 큰 노력으로 강하게 삼킴 ⑤ 기침을 함 ⑥ 숨을 내쉼 ※ 매번 삼킬 때 ①에서 ⑥ 단계를 반복함

적용 사례	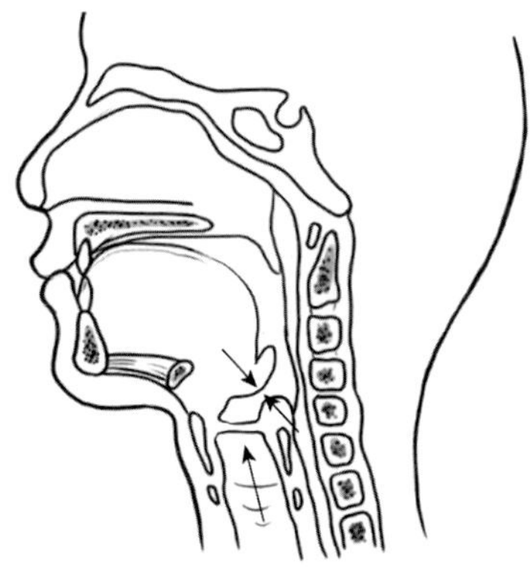

(4) 힘껏 삼킴

개요	• 인두기 삼킴 동안 혀 기저부의 뒤쪽 당김을 증진시킴 • 후두계곡에 잔여물이 남는 것을 막아주며, 음식덩이가 깨끗하게 인두로 통과하는 것을 강화시켜 줌 • 주로 혀 기저부의 뒤쪽 당김이 저하된 환자와 삼키기 동안 인두 수축력이 감소된 환자에게 적용함
적용	• 환자가 음식을 삼킬 때 최대한 모든 근육을 사용하여 쥐어짜듯이 삼키게 함
적용 사례	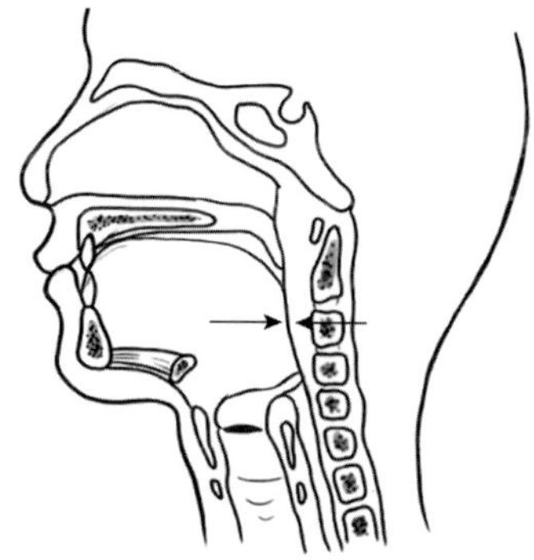

(5) 반복 삼킴

개요	• 삼킴 후 구강이나 인두에 음식이 저류되는 경우 시행하는 기법임
적용	• 반복 삼킴이나 여러 번 삼킴을 수행함 – 구강이나 인두에 남아있는 음식의 양을 줄이거나 제거할 수 있음 • 음식을 삼키고 난 후, 환자에게 다시 한 번 삼키라고 지시함 – 환자의 기침소리나 목소리 변화를 통하여 흡인 여부를 확인할 수 있음

(6) **발사바 메뉴버**(Valsalva maneuver)

개요 및 정의	• 치료사는 환자에게 삼키는 동안 의지적으로 힘을 아래로 강하게 누르라고 지시함 • 대변을 보거나 무거운 물건을 들 때와 힘을 주면서 숨을 깊게 들여 마셔 꾹 참을 때 성대가 닫히는 원리를 이용하여 삼키는 기법임 • 최대성문위 삼킴을 사용할 때 성문위 삼킴과 발살바 메뉴버가 같이 사용됨

4) 재활치료 기법(rehabilitation technique)

(1) **자극 치료**

① 감각 자극

온도-촉각 자극		• 전구개활 부위에 차가운 것을 반복하여 문질러 줌으로써 인두 삼킴을 유발하는 간접적인 치료 전략임 • 단기적으로 긍정적 효과가 있지만, 장기적 효과는 분명하지 않음 • 필요한 도구 – 손잡이가 달린 후두경 : 처음 사용하기 전 열소독이 필요함 – 얼음 컵 : 얼음이나 찬물을 넣어두어 일정한 온도를 유지해야 함 – 설압자 : 입술과 볼을 바깥쪽으로 벌릴 때 사용함 – 장갑 : 자극을 제공하고나 환자의 체액이 닿아야 하는 과정이 있을 사용함 – 마스크 : 결핵과 같이 공기를 통한 감염이 의심되는 경우에 사용함
반사 촉진 기법	**촉각 자극을 통한 정상 반사 촉진 기법**	• 혀의 기저부나 목젖, 전구개활(anterior faucial arch)이나 후구개활(posterior faucial arch)을 빠르게 문지르면 약한 구토 반사가 나타남 • 입천장반사(palatal reflex) – 면봉으로 물렁입천장을 빠르게 누르면서 소리를 내게 하면 나타남 • 기침 반사(cough reflex) – 삼키는 동안 기도를 보호하는 데 있어 매우 중요한 역할을 함 • 자발적인 기침 – 기침 강화를 위해 호흡을 깊게 하거나 발성을 통해 성대를 움직이게 함 – 기침 시 손으로 복부에 압력을 가하여 기침을 훈련시킬 수도 있음 • 삼킴 반사 촉진 – 차가운 후두경으로 전구개활을 문질러 준 후 삼키게 함 • 기타 – 손가락으로 턱 아래를 위쪽 방향으로 두드려 줌 – 턱 아래와 후두 측면에 진동자극을 줌

반사 촉진 기법	비정상적인 반사 억제 기법	• 연령에 맞지 않게 나타나는 반사는 비정상적인 반사이므로 제거되어야 하는 반사임 – 깨물기 반사(bite reflex), 찾기/포유류 반사(rooting reflex), 혀 밀어내기(tongue thrust) 등 • 비정상적인 반사 억제를 위해 반사를 유도하는 자극은 최대로 피해야 함 • 깨물기 반사(bite reflex) – 억제를 위해 치아, 잇몸, 볼에 자극을 최소한으로 함 – 치료중 반사가 나타날 경우 환자가 진정될 때까지 기다림 – 턱관절에 직접적인 압박을 제공함 • 혀 밀어내기 반사(tongue thrust) – 턱 아래에 있는 혀를 뒤로 잡아당기는 근육을 엄지손가락으로 압박하고 다른 손가락으로는 볼이나 입 주위 부분, 관자놀이 부분에 지속적인 압박을 줌 – 거즈 등으로 혀를 잡고 대각선방향으로 운동시킴 – 환자 스스로 혀를 뒤로 당기거나 턱을 아래로 당기면 감소시킬 수 있음 • 구토반사(gag reflex) – 태어날 때부터 존재함 – 평생 동안 지속됨 – 정상의 경우 혀의 1/2～2/3까지 압박을 해도 구토반사는 나타나지 않음 – 뇌손상 환자들의 경우 민감하며 심한 경우에는 혀끝을 자극해도 나타남 – 설압자에 거즈를 말아 혀에 압박을 제공하면 둔감화시킬 수 있음 – 거즈를 말은 설압자로 몇 초 동안 압박을 가함(점차 뒤쪽으로 이동함)

※ 부위별 감각 자극 방법

부위	방법	내용
볼	손가락으로 양쪽 볼 눌러주기	양쪽 볼에 손가락을 올려놓고 손끝으로 눌러줌
	손가락으로 양쪽 볼 두드리기	양쪽 볼에 손가락을 올려놓고 손끝으로 두드림
	볼 위로 올려주기	양쪽 볼에 손가락을 올려놓고 손끝으로 위로 올려주면서 빠르게 손을 뗌
	차가운 숟가락으로 자극하기	한쪽 볼에 차가운 숟가락을 올려놓고 입 꼬리에서 귀 끝까지 약간 압박하여 움직이면서 자극을 줌. 반대쪽 볼도 시행함
	얼음막대로 자극하기	한쪽 볼에 얼음막대를 올려놓고 입 꼬리에서 귀 끝까지 약간 압박하여 움직이면서 자극을 줌. 반대쪽 볼도 시행함
	전동 칫솔로 자극하기	한쪽 볼에 전동 칫솔을 올려놓고 입 꼬리에서 귀 끝까지 약간 압박하여 움직이면서 자극을 줌. 반대쪽 볼도 시행함
턱	양쪽 턱 누르기	양손의 엄지손가락을 턱 아래에, 나머지 네 손가락을 양쪽 턱에 놓고 누름
	양쪽 턱 두드리기	손가락으로 양쪽 턱을 두드림
	양쪽 턱 잡고 떨림 자극 주기	양손의 엄지손가락을 턱 아래에 나머지 네 손가락을 양쪽 턱에 놓고 약간 압박하며 떨림을 줌
	얼음막대로 자극하기	한쪽 턱 가운데에 얼음막대를 올려놓고 귀 끝까지 약간 압박하여 움직이면서 자극을 줌. 반대쪽도 시행함
	전동 칫솔로 자극하기	한쪽 턱 가운데에 전동 칫솔을 올려놓고 귀 끝까지 약간 압박하여 움직이면서 자극을 줌. 반대쪽도 시행함
입술	입술 주위 압박하기	양손의 네 손가락으로 양쪽 윗입술과 아랫입술 주위를 눌러줌
	인중 누르기	인중에 검지를 가볍게 놓고 지속적인 접촉을 함
	입술 잡고 자극하기	엄지손가락과 검지손가락으로 윗입술을 눌러줌. 아랫입술에도 시행함
	입술 선을 따라 움직이며 자극하기	윗입술 선을 따라 움직이며 약간 압박하여 움직이면서 자극을 줌. 아랫입술에도 시행함
	입술 선을 따라 얼음막대로 자극하기	얼음막대를 윗입술에 대고 윗입술 선을 따라 약간 압박하여 움직이면서 자극을 줌. 아랫입술 선에도 시행함
	입술 선을 따라 전동 칫솔로 자극하기	전동 칫솔을 윗입술에 대고 윗입술 선을 따라 약간 압박하여 움직이면서 자극을 줌. 아랫입술 선에도 시행함
혀	거즈로 잡고 압박하여 누르기	거즈로 혀끝을 잡고 누름
	얼음막대로 자극하기	얼음 막대를 혀에 놓고 빠르게 또는 강하고 느리게 눌러줌
	설압자로 자극하기	설압자를 혀에 놓고 빠르게 또는 강하고 느리게 눌러줌
	전동 칫솔로 자극하기	전동 칫솔을 혀에 놓고 빠르게 또는 강하고 느리게 눌러줌
연구개	손가락으로 입천장 자극하기	검지손가락으로 입천장을 바깥쪽에서 안쪽으로 약간 압박하여 움직이며 자극을 줌
	설압자로 입천장 자극하기	설압자로 입천장을 바깥쪽에서 안쪽으로 약간 압박하여 움직이며 자극을 줌
	얼음막대로 입천장 자극하기	얼음 막대로 입천장을 바깥쪽에서 안쪽으로 약간 압박하여 움직이며 자극을 줌
	전동 칫솔로 입천장 자극하기	전동 칫솔로 입천장을 바깥쪽에서 안쪽으로 약간 압박하여 움직이며 자극을 줌

(2) 운동치료

① 구강 운동

개요	• 혀의 움직임 감소, 구강 감각의 저하, 구강의 비협응, 음식덩이 조절능력의 감소에 사용됨 • 입술과 얼굴 근육의 약화 및 비협응으로 인해 구강 통과 시간이 지연된 환자 또는 음식을 삼키고 난 후 혀에 음식이 남아 환자에게 적절함
목적	• 볼, 턱, 입술, 혀 근육의 관절가동범위를 증진시키고, 근력을 강화시킴 • 구강에 감각입력을 증진시키고, 구강 내 압력을 증가시키며, 흡인의 위험을 감소시킴 - 씹기 근육을 활성화시켜 턱의 회전 움직임과 음식 씹기가 강화됨 - 음식덩이의 형성과 조절 능력을 향상시킴

② 부위별 운동

볼	• 볼 운동은 볼 근육의 관절가동범위를 증가시키고, 근력을 강화시킴
턱	• 회전 움직임에 필요한 아래턱의 근력과 관절가동범위를 증진시킴
입술	• 입술 근육의 관절가동범위를 증가시킴 • 입술 운동 - 입술 폐쇄의 저하로 인한 구강내에 음식이나 액체, 침 등을 유지하지 못하는 환자들에게 적절함 - 외측과 앞쪽 고랑에 음식물이 고이는 환자에게도 유용함 - 근력 강화의 효과가 있음 - 입술의 근력과 입술 폐쇄 능력을 향상시킴 - 삼키기 능력과 발음의 명확성을 향상시킴
혀	• 혀의 근력과 관절가동범위 증진은 음식덩이 형성과 조절 능력을 향상시킴 • 앞쪽 내밀기와 뒤쪽 당기기 운동 - 구강 준비기와 구강기를 활성화시킴 • 위쪽으로 올리는 운동 - 음식덩이 형성 능력과 만들어진 음식덩이를 뒤쪽으로 이동시키는 능력을 향상시킴 • 혀의 외측 운동 - 혀 조절능력과 관절가동범위 증가와 음식덩이 형성 능력을 증진시킴 • 뒤쪽으로 당기기 운동 - 인두삼킴을 증진시킴 • 구음장애가 있는 환자의 발음 명료도를 증진시킴

(3) 구강인두 운동

<table>
<tr><td>혀뿌리 운동</td><td>
• 혀뿌리가 뒤로 당겨지는 움직임은 혀뿌리와 인두벽을 접촉시켜 음식덩이가 인두로 내려가는 압력을 만들어 줌
• 인두기 삼킴을 도움
※ 혀뿌리 운동방법
<table>
<tr><td>혀 당기기</td><td>혀를 될 수 있는 한 최대로 구강 뒤쪽으로 당기도록 하고 그 상태에서 1초간 유지함. 이완하였다가 다시 반복함</td></tr>
<tr><td>혀 뒷부분 천장에 닿기</td><td>혀의 뒷부분이 천장에 닿도록 하고, 그 상태에서 1초간 유지함. 이완하였다가 다시 반복함</td></tr>
<tr><td>혀끝 연구개에 닿기</td><td>혀끝이 연구개에 닿도록 하고 그 상태에서 1초간 유지함. 이완하였다가 다시 반복함</td></tr>
<tr><td>가글하기</td><td>혀의 기저부를 최대한으로 뒤쪽으로 당겨 가글을 하는 것처럼 3~5초간 목 울리는 소리를 냄. 이완하였다가 다시 반복함</td></tr>
</table>
</td></tr>
<tr><td>물렁입천장 운동</td><td>
• 약화된 물렁입천장의 근력을 향상시키고 움직임 범위를 증진시킴
• 하품하기 : 물렁입천장이 위로 당겨지는 것을 느끼며 하품하고 이를 3~5초간 유지, 이완 반복함
• 아－ㅎ－ㅎ－ㅎ(A－H－H－H)라고 소리 내도록함
• 코로 숨쉬지 않고 풍선, 촛불, 빨대 등 불기 : 입천장인두의 폐쇄 촉진 시킴
</td></tr>
<tr><td>마사코 메뉴버
(Masako maneuver)</td><td>
• 상부수축근 부위의 훈련을 위해 만들어진 방법임
• 혀끝이 밖으로 약 3/4인치 정도 나오도록 하여 고정시킨 후 삼키기를 하는 방법임
－ 혀를 윗니와 아랫니 사이에 혀의 앞쪽을 살짝 물고 있게하므로 혀뿌리 근육의 앞쪽 지점을 고정시켜 혀뿌리의 근육을 수축 할 수 있도록 함
－ 이 방법을 사용할 때 목의 뒤쪽이 강하게 앞쪽으로 당겨지는 느낌을 받아야 함
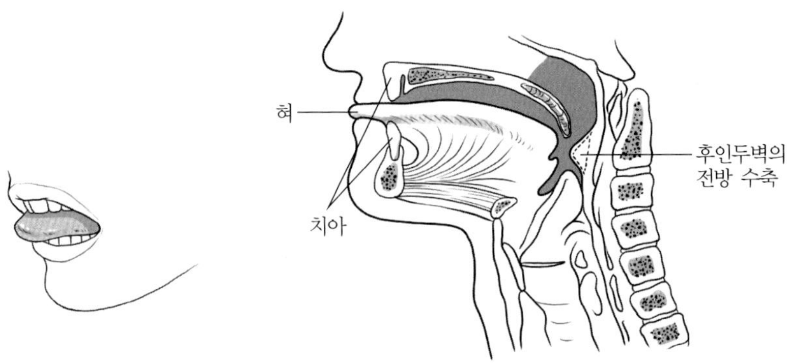

그림 3-15 마사코 메뉴버
</td></tr>
<tr><td>쉐이커 운동
(shaker)</td><td>
• 상부 식도 조임근이 잘 안 열리거나 후두 상승이 감소되어 흡인이 발생하는 환자에게 효과적임
• 목뿔위 근육의 근력을 강화시키고, 상부 식도조임근의 개방을 증진시킴
</td></tr>
</table>

쉐이커 운동 (shaker)	• 하루에 3번, 6주 동안 시행하는 것이 추천됨 • 방법 – 평평한 바닥이나 침대에 누움 → 바닥에서 고개를 들어 1분 동안 자신의 발가락을 바라봄 → 머리를 들어올릴 때 어깨를 같이 들어올리지 않도록 주의해야 함 → 1분 동안 이완하였다가 2번 더 시행함 – 평평한 바닥이나 침대에 누움 → 바닥에서 고개를 들어 자신의 발가락 바라보기를 30회 시행함 → 일정한 속도를 유지하며 고개를 들고, 어깨가 들어올려지지 않도록 주의함 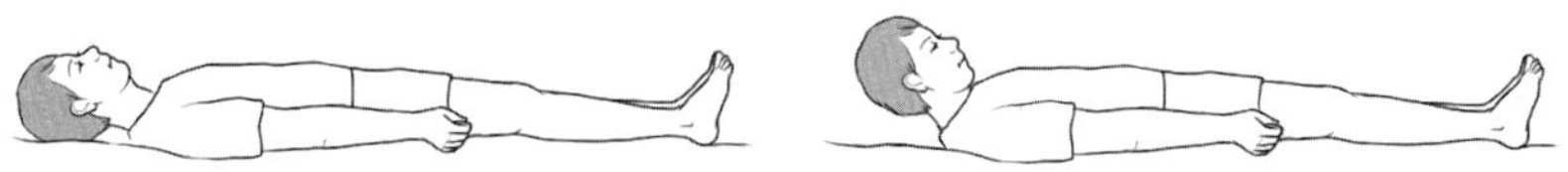 그림 3-16 쉐이커 운동

(4) 후두 운동

기도 폐쇄 운동	• 후두 기능 장애가 자세 변화, 성문위 삼킴, 최대성문위 삼킴 등으로도 해결되지 않을 경우 기도 폐쇄 운동을 시작함 • 혈압이 상승되는 문제가 있는 환자에게는 사용 할 수 없음 • 들어마신 공기를 아래로 누르며 성대를 폐쇄시키는 방법으로 대변을 볼 때 힘을 주는 방법과 유사함 • 5～10회씩, 각 5분씩 수행함 • 방법 – 앉아서 숨을 들여 마신 후 숨을 참고 아래로 1초 동안 힘을 주어 눌러준 후 내쉼 – 몇 초 동안 양손으로 의자를 당기거나 밀면서 숨을 들여 마신 후 1초 동안 눌러 참았다가 내쉬기를 함
성대 내전 운동	• 성대 폐쇄가 어려워 거친 소리 또는 떨리는 소리를 내는 환자에게 적절함 • 방법 – 상체를 곧게 펴고 두 팔로 책상을 밀면서 "아"를 가능한 크고, 일정한 소리로 지속적으로 발성함(10회) – 상체를 곧게 펴고 두 팔로 책상을 당기면서 "아"를 가능한 크고, 일정한 소리로 지속적으로 발성함(10회) – 숨을 깊이 마신 상태에서 숨을 멈추고 아래로 누르듯 가슴에 힘을 주어 "아"하고 크고, 강하게 발성함 – 앉거나, 서거나, 누운 자세에서 손바닥을 마주 대고 양쪽 손바닥을 서로 밀면서 힘을 주어 "아"하고 크고, 강하게 발성함

성대 내전 운동	– 보조자와 마주 앉은 상태에서 손이나 팔을 마주 잡고 서로 손바닥에 힘을 주면서 "아!아!아!"하고 짧게 발성하며, 가능한 크고 분명하게 발생함 – 목 근육에 힘을 준 상태에서 "아!아!아!"하고 가능한 크고 또렷하게 발성함 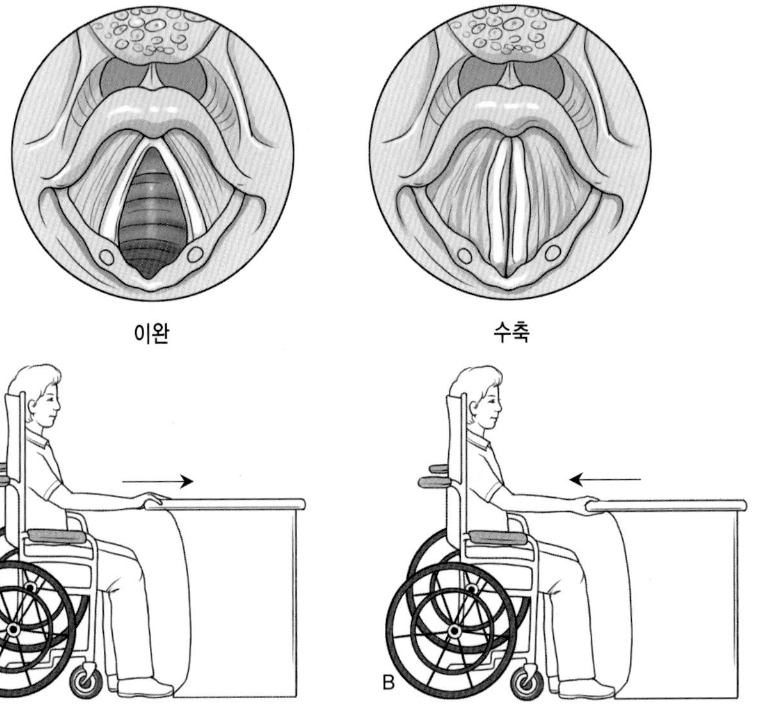 **그림 3-17 성대 내전 운동 A.** 상체를 곧게 하고 두 팔로 책상을 밀면서 '아'를 가능한 크고 일정한 소리로 지속 발성한다. **B.** 상체를 곧게 하고 두 팔로 책상을 당기면서 '아'를 가능한 크고 일정한 소리로 지속 발성한다.
가성대 강화 운동	• 높은 음을 낼 때처럼 가성을 이용하여 발성을 하는 방법임 • 후두는 거의 삼킬 때만큼 상승하며 가성대가 닫히게 됨 • 방법 – 앉거나 서거나 누운 자세에서 손바닥을 마주 대고 양쪽 손바닥을 서로 밀면서 힘을 주어 "아"하고 크고 강렬하게 발성함 – 높고 날카로운 목소리로 저음에서 고음으로 음을 높게 올림(마치 노래하는 것과 같이) – 가장 높은 음에 도달했을 때 힘껏 몇 초 동안 가장 높은 음을 유지하여 발생함
리실버만의 성대 치료 전략 (lee seilverman voice treatment, LSVT)	• 소리를 좀 더 크게 낼 수 있도록 하며, 환자의 성량을 높이는 데 중점을 두는 방법임 • 방법 – 말을 할 때에는 크고 명료한 목소리로 말함 "일상 대화시가능한 가장 큰 소리로 말씀하세요"

리실버만의 성대 치료 전략 (lee seilverman voice treatment, LSVT)	– "아(모음)" 소리로 최대한 크고 길게 유지함 – "아" 소리를 점차 높여서 가장 높은 소리를 지속함
후두 가동화	• 삼킴 동안 기도를 보호하기 위해 후두의 상승 움직임이 필요함 • 식사 전 후두 가동화를 수행하면 후두 근육을 활성화시켜 식사 동안 기침이나 흡인을 감소시킬 수 있음

5) 숨막힘 위험 관리

흡입기의 사용	• 가래나 음식으로 인해 흡인이 생기거나, 기도로 음식이 유입되었을 경우 사용하게 됨 • 비인두/구강 흡입 방식과 기관절개 흡입 방식이 있음
하임리히 메뉴버 (복부밀기)	• 기도가 막혀서 숨을 전혀 쉴 수 없는 기도 폐쇄가 있는 경우 사용함
순서	① 환자를 앉히거나 서게 한 후 환자 뒤에 위치함 ② 환자의 가슴을 팔로 감싸 안고, 한 손으로 주먹을 쥐고 흉골의 아래 끝과 배꼽 사이에 엄지손가락을 위치시킴 ③ 다른 쪽 손으로 복부에 있는 주먹을 빠르게 위쪽으로 다섯 번 밀어 올림 ④ 주먹이 복부 가운데에 정확하게 위치하고 있는지와 환자의 기도가 여전히 막혀 있는지 다시 확인함 ⑤ 막힌 것이 해결되지 않거나 무의식이 될 경우 중단하고 응급 구조팀의 도움을 받아야 함
방법	• 환자의 가슴을 팔로 감싸 안는다. 한쪽 손은 주먹을 쥐고 흉골의 아래 끝과 배꼽 사이의 복부에 엄지손가락을 댄다. • 다른 쪽 손으로 환자의 복부에 있는 주먹을 꼭 쥔 손을 빠르게 위쪽으로 다섯 번 밀어 올린다.
적용 사례	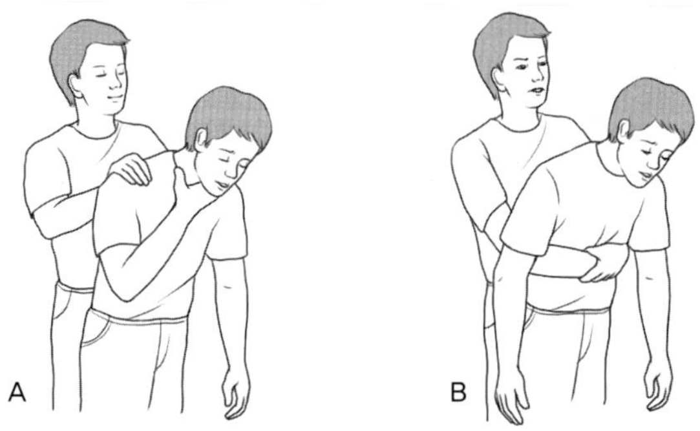 **그림 3-18** 하임리히 메뉴버(복부밀기)

SUMMARY

1. 단계

1) 구강 전 단계(oral preparatory phase)

(1) 음식물 입으로 가져오기

(2) 씹기(chewing)

2) 구강 단계(oral phase)

(1) 이 시기는 혀가 음식덩이(bolus)를 입의 뒤쪽으로 넘기기 시작하면서 시작됨

(2) 이 시기의 삼킴은 수의적(voluntary) 과정

3) 인두 단계(pharyngeal phase)

(1) 불수의적(involuntary) 과정

(2) 삼킴 반응이 시작됨

4) 식도 단계(esophageal phase)

음식덩이(bolus)가 식도로 들어가면서 시작됨

2. 구강의 반사들(oral reflexes)

1) 찾기(rooting) 반사

2) 물기(bite) 반사

3) 빨기 삼키기(suck-swallow) 반사

4) 혀 내밀기(tongue thrust) 반사

5) 구토(gag) 반사

6) 구개(palatal) 반사

7) 기타

3. 삼키기 장애

1) 흡인성 폐렴(aspiration pneumonia)

(1) 삼키기 후 흡인으로 인한 급성증상(acute symptoms)

(2) 삼키기 후에 24시간 동안 흡인(aspiration)의 증상 관찰

2) 비디오 형광 투시법(videofluroscopy)을 사용한 평가

(1) 비디오 형광 투시법(videofluroscopy)

(2) 바륨에 음식(고체 형태 또는 액체 형태)을 묻혀 먹게 하고 비디오로 기록

3) 삼키기 장애를 나타내는 지표들

(1) 입으로 음식물 이동의 어려움

(2) bolus 형성의 어려움

(3) 삼키기 전, 삼키기 중, 삼키기 후의 기침 또는 목 가다듬기(throat clearing)
(4) 가래 낀 소리(gurgling voice)
(5) 호흡 패턴의 변화
(6) 삼킴 반응의 지연 또는 부재(absent)
(7) 빈약한(poor) 기침
(8) 식사 후 음식물의 역류(reflux)

4. 작업치료

1) 작업치료의 목표(goals)

(1) 먹기 동안의 적절한 자세(positioning)
(2) 각 단계의 운동조절(motor control) 향상
(3) 적절한 영양 섭취의 유지
(4) 흡인(aspiration) 예방
(5) 가장 안전하며 최적 수준까지의 식사(oral eating) 회복(reestablishment)

2) 연하곤란(dysphagia) 환자에게 올바른 자세

(1) 의자와 같은 견고한 표면 위에 앉기
(2) 환자의 발은 바닥위에 평평하게(flat) 위치함
(3) 무릎은 90° 굽힘시킴
(4) 양쪽 엉덩이의 좌골(ischial tuberosity)에 균등하게 체중을 실음
(5) 등은 곧게 펴고, 몸통(trunk)은 전방으로 약간 굽힘시킴(엉덩관절 100° 굽힘)
(6) 환자의 양팔은 앞을 향해 테이블 위에 놓음
(7) 머리는 정중선상에서 수직이며 턱은 약간 당겨진(tucked) 상태로 유지함

3) 비구강적 식사(nonoral feeding)

(1) 지구력 부재로 인해 충분한 영양섭취가 어려운 환자에게 적용
(2) 두 가지 가장 일반적인 방식
 • NG 튜브와 G 튜브

4) 구강 섭식(oral feeding)

(1) 구강섭식 대상자의 기준
 ① 의식이 명료해야 함(alert)
 ② 보조를 통해 몸통(trunk) 및 머리(head)의 적절한 자세유지(positioning)가 가능해야 함
 ③ 혀 조절(control)이 시작되어야 함
 ④ 최소의 침 흘림과 동시에 침 분비(secretion) 관리가 이루어져야 함
 ⑤ 기침 반사(reflexive cough)가 있어야 함

(2) 연하곤란(dysphagia) 환자에게 제공되는 보편적 음식

① 점도와 질감이 동일한 음식 제공

② 충분한 밀도와 양

③ 응집력이 유지되는 음식

④ 좋은 맛과 온도의 음식

⑤ 쉽게 먹을 수 있고(removed) 쉽게 빨아들일 수 있는 음식

(3) 연하곤란(dysphagia) 환자에게 부적절한 음식

① 다양한 질감의 음식

② 섬유성 음식, 긴 형태의 야채, 과일, 고기 등

③ 무른(crumbly) 음식, 부서지기 쉬운(flaky) 음식

④ 잘 녹는 음식

⑤ 껍질이나 씨가 있는 음식

⑥ 혼합된 음식(garnish)

5) 음식의 진행(diet progression)

(1) 1단계 : 단일 음식(purred food)

(2) 2단계 : 잘 뭉치는(cohesive) 부드러운 음식(soft food)

(3) 3단계 : 쪼개진 덩어리 음식(chopped ground food)

※ 유동성 음식물의 레벨(Liquids levels)

점도가 낮음 (thin liquids)	물, 커피, 차, 우유, 과일주스, 아이스크림, 젤라틴 등
중간 정도의 점도 (semi-thick liquids)	밀크셰이크, 토마토주스, 요거트, 크림스프(soup) 등
점도가 높음 (thick liquids)	바나나와 혼합된 유동식(nectar), 과일과 혼합된 유동식, 감자와 혼합된 크림스프, 죽 등

OCCUPATIONAL THERAPY

4

C·H·A·P·T·E·R

척수 손상 (SCI : spinal cord injury)

2024 OCCUPATIONAL THERAPY

OCCUPATIONAL THERAPY

꼭!
알고 넘어가기!!

- 척수 손상의 종류에 따른 특성을 반드시 이해해야 한다.
- 척수 손상의 레벨에 따른 ADL 수행 수준을 잘 이해해야 한다.
- 척수 손상 환자의 평가를 잘 이해해야 한다.

4.1 정의

- 척추의 압박, 탈골 등에 의해 발생된 손상을 의미함
- 손상된 레벨(level) 이하의 상·하지에 부분적(또는 완전) 마비가 발생함
  - 사지마비(quadriplegia, tetraplegia), 하반신마비(paraplegia) 등이 발생됨
  - 완전(complete) 손상과 불완전(incomplete) 손상으로 분류됨

발생	• 젊은 층 > 노인 층 : 남성 > 여성 • 평균 나이 : 31.8세(50%가 16~30세) • 남녀 비율 = 4(남) : 1(여)

원인	**외상성** 교통사고, 추락, 다이빙, 산업재해, 총상 등
	질환성 폴리오, 척추협착증, 척수염, 종양, 허혈성, 감염 등
	• 절단(transection)
	  – 척수의 완전 절단을 의미함
	  – 손상 레벨 이하의 모든 감각과 운동이 사라짐
	  – 교통사고, 칼로 인한 상해(자상), 총상, 다이빙 등이 원인이 됨
	• 압박(compression)
	  – 종양, 퇴행성 질환 등이 원인이 됨
	• 감염(infection)
	  – 척수의 정상 상태를 손상시킴
	예 Polio(소아마비)는 척수의 앞뿔(ventral horn) 세포체를 손상시킴

원인	• 퇴행성 질환(degenerative disorder) – 운동성 신경에 영향을 줌 예 ALS(근위축성 축삭경화증)의 경우 앞뿔(ventral horn)과 피라미달 트랙(pyramidal tract) 양쪽 모두에 퇴행을 초래

4.2 척수 손상의 결과

개요	• 사지마비(quadriplegia), 하반신마비(paraplegia) 등이 발생됨
손상레벨	• 손상 레벨에 대한 정의 – 기능을 완전히 가진 척수의 신경학적 위치를 말함 – C_6는 경수부분 중 6번째 신경(척추 신경)까지 완전함을 의미함 ◦ 경수 7번 이하(C_7부터 S_5까지)로 신경학적 기능이 없음을 의미함

4.3 완전(Complete) 손상과 불완전(Incomplete) 손상

1. SCI의 분류

완전(complete) 손상	• 오름신경 및 내림신경의 트랙이 완전히 끊어져 운동과 감각이 완전히 손상됨
불완전(incomplete) 손상	• 운동 및 감각 기능이 일부가 남아 있는 경우를 말함
신경학적 분류 (neurological classification)	• 신경학적 손상 범위는 손상 위치와 정도에 따라 결정됨 • ASIA 스케일에 의한 분류 ※ ASIA 스케일('American Spinal Injury Association' impaired scale)

ASIA impairment scale	내용
A	• 완전 손상을 의미함 • 운동과 감각 기능이 전혀 없음($S_{4\sim5}$는 잔존)
B	• 불완전 손상을 의미함 • 손상된 신경학적 수준 이하의 감각(sensation) 기능이 존재함($S_{4\sim5}$ 포함)

	ASIA impairment scale	내용
신경학적 분류 (neurological classification)	C	• 불완전 손상을 의미함 • 손상된 신경학적 수준 이하의 운동(motor) 기능이 존재함 – 손상된 신경학적 수준 이하의 주요(key) 근육들 대부분이 근력 등급 '3' 미만인 경우 • 손상 이하 주요 근육의 50% 이상이 MMT 3등급 미만임(손상 이하 3개 레벨 이상에서 나타남)
	D	• 불완전 손상을 의미함 • 손상된 신경학적 수준 이하의 운동(motor) 기능이 존재함 – 손상된 신경학적 수준 이하의 주요(key) 근육들 대부분이 근력 등급 '3' 또는 '3' 이상인 경우 • 손상 이하 주요 근육의 50% 이상이 MMT 3등급 이상임(손상 이하 3개 레벨 이상에서 나타남)
	E	• 운동과 감각 기능이 모두 정상임

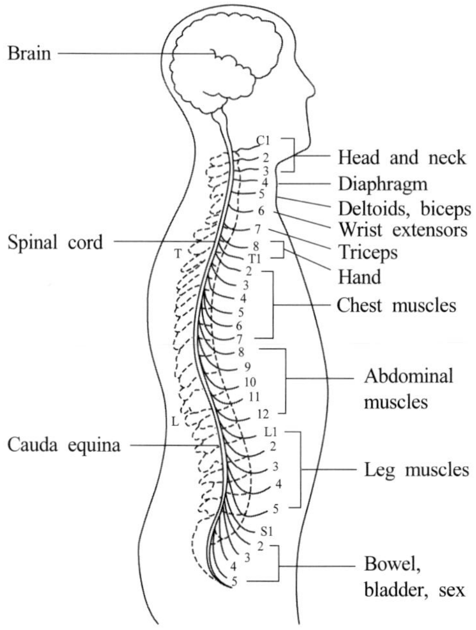

그림 4-1 척추 신경(spinal nerve)과 주요 근육들

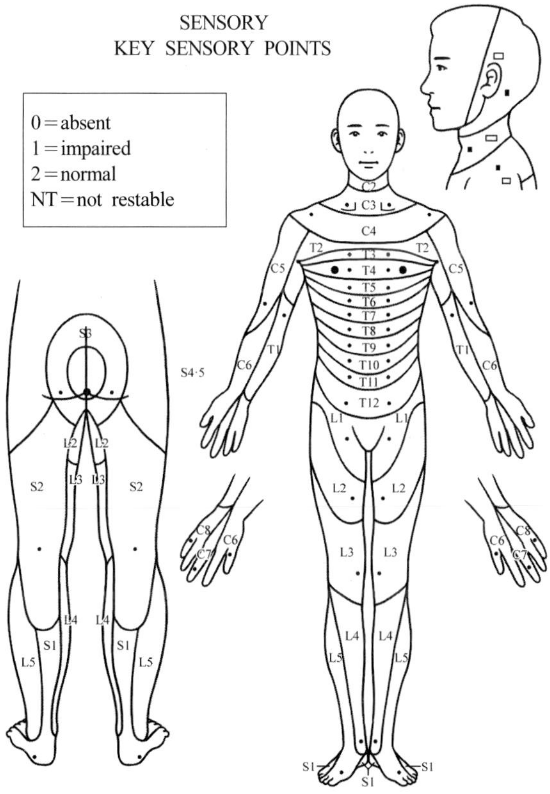

그림 4-2 피부분절(dermatome)

※ 감각평가

Light Touch	Pin-Prick
• 측정 도구 – 면봉이나 손가락 끝, 휴지조각 등을 사용함 • 측정 자세 – 눈을 감거나 시각이 차단된 상태에서 실시함 • 적용 – 검사에 대해 간단하게 설명 후 도구를 이용하여 신체를 자극함 그리고 환자에게 신체 어느 곳을 긁었는지 질문함 • 점수 – 0점 : 면봉이 닿았는지, 닿지 않았는지를 구분하지 못함 – 1점 : 닿았는지 여부를 정확히 구분할 수는 있지만 얼굴에 닿을 때와는 다르게 느낌 – 2점 : 닿았는지 여부를 일관되게 구분할 수 있으며 얼굴에 닿았을 때와 동일하게 느낌	• 측정 도구 – 안전핀의 뾰족한 면과 무딘 면 • 측정 자세 – 눈을 감거나 시각이 차단된 상태에서 실시함 • 적용 – 검사에 대해 간단하게 설명 후 도구를 이용하여 신체를 자극함 그리고 무딘지 따가운지 확인함 • 점수 – 0점 : 뾰족한 감각과 뭉툭한 감각을 구분하지 못함 – 1점 : 뾰족한 감각인지 뭉툭한 감각인지를 정확히 구분할 수 있지만 핀의 뾰쪽한 부분이 얼굴에 닿았을 때와는 다르게 느낌 – 2점 : 뾰족한 감각인지 뭉툭한 감각인지를 정확히 구분할 수 있으며 핀의 뾰쪽한 부분이 얼굴에 닿았을 때와 동일하게 느낌

※ 상위 운동 신경(UMN)과 하위 운동 신경(LMN) 손상의 양상

Upper Motor Neuron	Lower Motor Neuron
• 경직(spasticity)이 특징임 • 근 긴장이 증가되어 자발적인 근육 조절이 어려움 • 움직임에 어려움이 따르고 한 방향의 움직임이 강함(예, 굽힘은 가능하지만 폄이 어려움) • 굽힘성 경직 또는 폄성 경직 중 한 가지 형태를 보임 – 만약 두 가지 긴장(tone)이 모두 증가 되었다면 강직(rigidity)이 나타남 • 과도한 반사활동이 나타남 • 간헐성경련(Clonus)이 나타남 • 근육의 갑작스런 움직임이 연속적으로 지속됨	• 이완(flaccidity)이 특징임 • 반사감소(Hyporeflexia)가 나타남 • 하위 운동 신경 손상 후 근육의 위축이 나타남 • 섬유성 연축(Fibillations)이 나타남 – 근섬유(single muscle fiber)의 미세한 경련이 나타남 – 임상적 실험에는 나타나지 않지만 EMG에서 보임 • 신경섬유 다발(Fasciculations)이 나타남 – 운동단위(motor unit)의 짧은 수축을 의미함

※ 주요 신경로(tract)

올림 신경로	가쪽척수시상로(Lateral spinorhalmic tract)	• 통증, 온도자극을 전달
	앞척수시상로(Anterior spinothalamic tract)	• 단순촉각(투박한 접촉, 압력)을 전달
	뒤쪽기둥(Posterior column tract)	• 진동감각, 고유감각, 분별감각 등을 전달
	앞척수소뇌로(Anterior spinocerevellar tract)	• 잠재의식적인 고유감각(양쪽)을 소뇌로 전달
	뒤척수소뇌로(Posterior spinocerebellar tract)	• 잠재의식적인 고유감각을 신체의 한쪽 면으로부터 같은 쪽 소뇌로 전달
	기타	• 쐐기소뇌로, 척수덮개로, 척수그물로 등
내림 신경로	앞겉질척수로(Anterior corticospinal tract) 가쪽겉질척수로(Lateral corticospinal tract)	• 민첩하고 숙련된 운동의 시작 • 수의적 운동의 조절 • 반사운동의 조절 • 수의적 운동을 위하여 위한 운동자극 조절

내림 신경로	적핵척수로(Tractus rubrospinal tract)	• 근긴장도 조절 • 자세와 관련 불수의적 운동 자극 전달 • 먼 쪽 팔 근육의 근긴장 및 운동 전달 • 굽힘 촉진 및 폄억제
	덮개척수로(Tectospinal tract)	• 앞뿔세포의 운동 흥분전도 • 시각, 청각 자극에 대한 반응 • 머리 움직임 근육의 불수의적 운동 전도
	안뜰척수로(Medial vestibulospinal)	• 머리움직임 관련 근 긴장 및 평형 조절 • 불수의적 운동자극 전도 • 머리운동에 관여하는 근육 조절 • 같은 쪽 팔/다리의 균형 유지하고 • 폄촉진 및 굽힘 억제
	기타	• 그물척수로, 올리브척수로

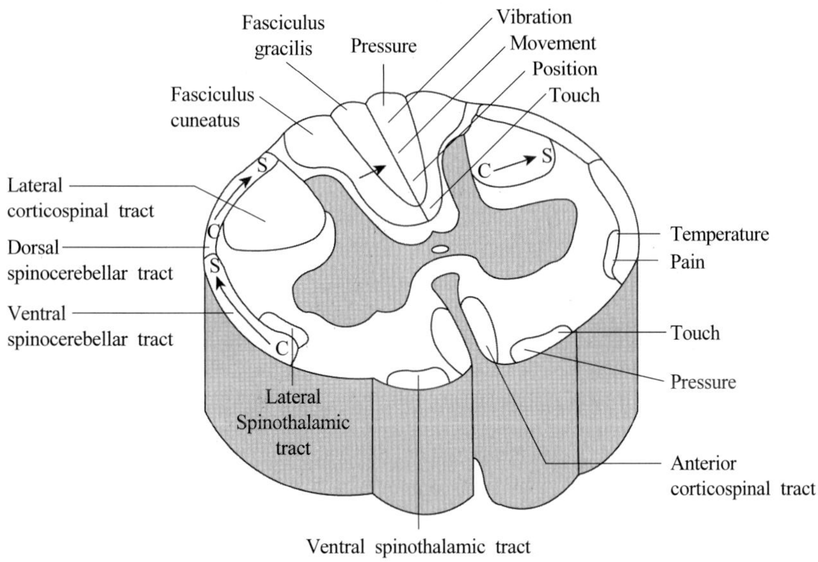

그림 4-3 다양한 신경로

2. 척수 손상의 분류

1) 중심성 척수 증후군(central cord syndrome, schneider syndrome)

원인	• 가장 흔하며, 척수 중심부의 파괴로 회색질 및 백질이 모두 손상됨 • 퇴행성 경추증이 있는 노령층에서 과도한 폄에 의해 발생됨 • 소아에서는 굽힘 손상에 의해 발생됨 • 노인에게 주로 발생함

증상	• 양쪽 통증 및 온도의 감각상실 – 척수시상로(spinothalamic tract) 손상 • 촉각, 진동, 고유수용성 감각이 부분적으로 남아 있을 수도 있음 • 상지에서는 이완성 운동신경원의 마비가 나타나며, 하지에서는 경직성 운동신경원의 마비가 나타남 • 상지로 가는 피질척수로(cortico spinal tract)가 중심부에 위치하므로 상지의 기능장애가 심하며, 상대적으로 하지의 기능장애는 작은 것이 특징임 – 환자는 사지마비를 보이지만, 상지의 마비가 상대적으로 더 심한 것이 특징임 → 'Walking quadri'라고도 함 • 보통 항문 주위의 감각(sacral sensation)은 보존됨
예후	• 50%의 환자에서 배뇨 및 배변 기능이 회복됨 • 일반적으로 보행이 가능하며, 손의 기능은 일부 회복되기도 함 • 환자의 50% 정도에서 몸통과 하지의 운동 및 감각 기능이 회복됨 • 중심성 회백질의 파괴로 인해 상지의 기능회복은 어려움

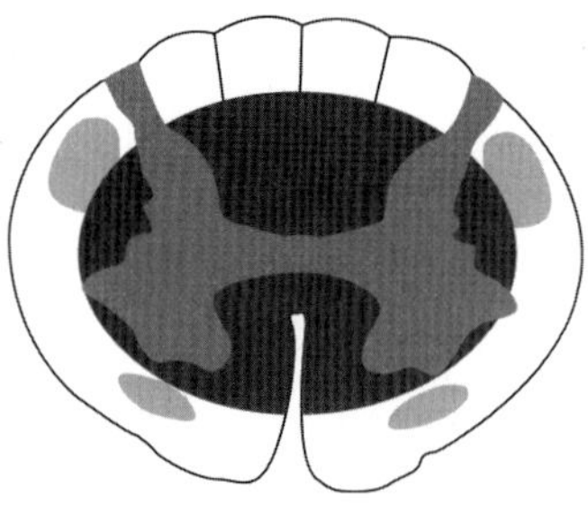

그림 4-4 중심성 척수 증후군

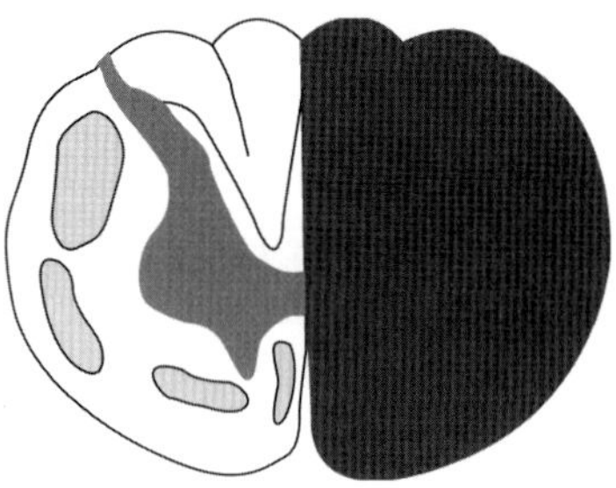

그림 4-5 Brown-sequard syndrome

2) 브라운 세카르 증후군(Brown-sequard syndrome)

원인	• 척수의 절반이 손상된 것으로 일명 브라운 세카르 증후군(Brown-Sequard syndrome)이라고 함 – 오직 한 쪽만 손상된 경우를 의미함 • 골절, 관통상, 돌림 손상, 종양 등에 의해 발생됨
증상	• 동측(ipsilateral) – 운동조절의 손상과 손상 레벨 이하에서의 강직이 나타남 → 가쪽겉질척수로(lateral corticospinal tract) 손상으로 인해 – 손상 부위 이하에서 이완(flaccidity)이 나타남 → 'lateral corticospinal tract' 손상으로 인해

증상	– ‘촉각/압박/진동/고유수용성’ 감각의 상실이 나타남 → 등쪽기둥(dorsal column) 손상으로 인해 • 반측(contralateral) – 반대쪽 손상 레벨 이하에서 ‘통증과 온도’ 감각의 상실이 나타남 → 척수시상로(spinothalamic tracts) 손상으로 인해
예후	• 90% 이상의 환자에서 방광 및 대장조절 기능이 회복되고 보행이 가능하게 됨

3) 앞 척수 증후군(anterior cord syndrome, ventral horn syndrome)

원인	• 척추의 과굽힘(hyperflexion) 손상에 의해 전방 척수동맥 및 전방 척수의 압박으로 인해 발생됨 • 앞뿔(ventral horn)의 운동신경이 파괴됨(예 급성 회백수염)
증상	• 손상 받은 레벨 양쪽 모두에서 근육의 이완(flaccidity)이 나타남 • 완전한 운동신경 마비와 ‘통각 및 온도’ 감각의 소실이 나타남 – 뒷뿔(posterior horn) 세포의 기능은 잔존하므로 심부 감각, 가벼운 촉각, 고유수용성 감각은 보존됨
예후	• 앞뿔 세포의 기능상실로 척수의 불완전 손상 중 가장 나쁜 예후를 지님

4) 말총 증후군(cauda equina syndrome)

원인	• 직접적인 척수손상보다는 말초신경 손상의 원인이 더 큼 • 척추관내 요천추 신경근의 손상으로 척수손상 증후군은 아님
증상	• 무반사(areflexia)가 특징임 – 방광, 장, 하지 등에 나타남 • 장, 방광, 항문 주위, 하지로 가는 모든 말초신경의 기능이 소실됨 – 모든 반사기능이 소실됨 • 대소변 조절이 어려움 • ‘deep tendon reflex’가 감소됨 • 교감신경계 기능이 손상됨 – 혈관수축 감소, 혈압 저하, 느린 심박동수, 손상 레벨 이하에서의 발한작용 소실 등이 나타남
예후	• 척수손상과 달리 완전마비일지라도 신경근의 기능회복을 기대할 수 있음 – 회복이 빠르고 예후도 좋음 • 척수쇼크(spinal shock) 기간이 있음 – 손상 후 24시간에서 6주 사이

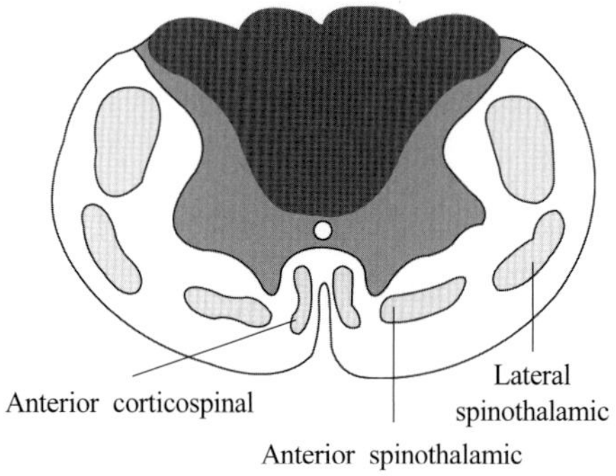

그림 4-6 후 척수 증후군

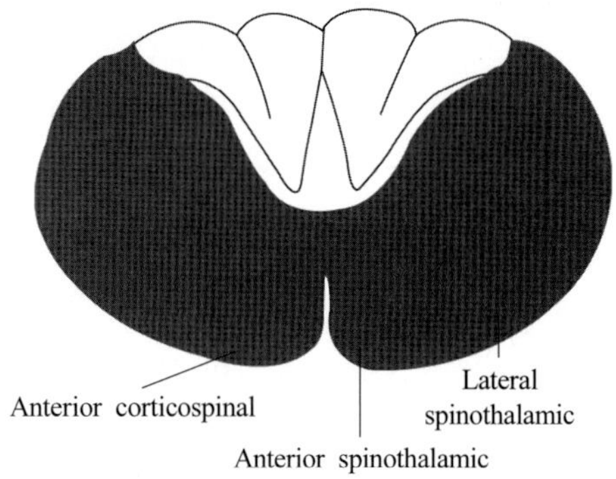

그림 4-7 전 척수 증후군

5) 뒤 척수 증후군(posterior cord syndrome)

원인	• 등쪽기둥(dorsal column)의 손상이 특징임 • 이 증후군은 매우 드물며, 폄 손상에 의해 발생됨
증상	• 심부감각, 고유수용성 감각, 진동감각의 소실이 나타남 • 운동신경, 통각, 온도감각 등은 보존됨 • 보행실조, 롬버그 사인 등이 나타남
예후	• 예후가 좋아 거의 완전한 회복이 기대됨

6) 기타 비교(말총 손상/척수원뿔 손상/척추 쇼크)

말총(cauda equina : 말초신경) 손상	• 척수의 손상이라기 보다는 말초신경의 손상임 • L_2 레벨 아래에서 주로 골절로 인해 발생됨 • 결과로 이완성마비(flaccid type parlysis)가 나타남 • 말초신경의 회복능력으로 인해 좋은 예후를 기대할 수 있음 • 운동과 감각손상 　– 매우 다양하게 나타남 　– 비대칭적으로 나타남
척수원뿔 (conus medullaris) 증후군	• 천수(sacral cord)와 신경관(neural canal) 내의 허리 신경뿌리(lumloar nerve roots)의 손상으로 인해 발생됨 • 하지(LEs), 방광(bladder), 대장(bowel)에 무반사(a reflexia)가 나타남
척추 쇼크 (spinal shock)	• 기간 　– 24시간~6주 내에 발생됨 • 증상 　– 무반사(areflexia)가 특징임

척추 쇼크 (spinal shock)	• 손상 레벨 이하 – 손상 레벨 이하에서 반사활동의 중단이 나타남 ◦ 방광 및 장 기능의 소실 ◦ 교감신경부전으로 인한 땀 분비의 소실 ◦ 'deep tendon reflex'의 감소 ◦ 혈관수축의 감소, 혈압의 저하, 심박동수의 감소 등이 나타남

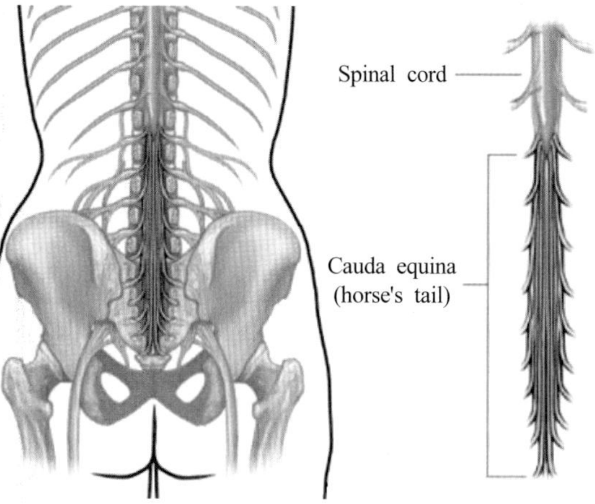

그림 4-8 말총 증후군

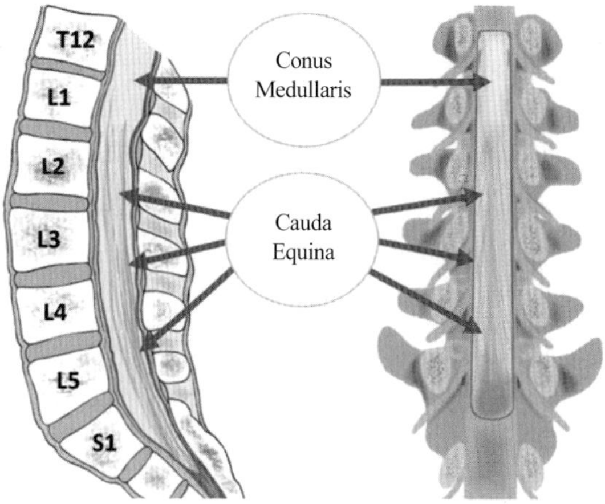

그림 4-9 척수원뿔 증후군

4.4 합병증

1. 피부 탈락(Skin breakdown) 및 욕창(Pressure sore or decubitus ulcer)

원인 및 특징	• 감각상실이 원인이 됨 – 감각이 없는 상태로 오래 앉아있게 되므로 압박에 의해 발생됨 • 물리적 압박은 혈액공급을 저하시켜 괴사를 초래함 • 열, 피부 손상(shearing), 습기 등이 추가적 원인이 될 수 있음 – 소변, 대변, 땀 등에 의한 습기, 피부 변성 등에 의해 발생됨 • 스플린트(splint), 바디자켓(body jacket) 등의 보조기에 의해서 발생될 수 있음

<table>
<tr><td>욕창의 4단계</td><td>
<table>
<tr><td>1단계</td><td>표피조직 정상 : 30분 내로 사라지지 않는 홍반</td></tr>
<tr><td>2단계</td><td>피부조직 부분손상 : 표·진피 손상, 마찰·물집·균열</td></tr>
<tr><td>3단계</td><td>피부와 피하조직까지 침범 : 피부전체 소실</td></tr>
<tr><td>4단계</td><td>근막, 근육, 뼈조직, 관절 인대 등까지 침범</td></tr>
</table>
</td></tr>
<tr><td>예방</td><td>
• 압박을 감소시키고, 올림(elevation)을 유지함
• 과도한 쓸림, 습기, 열 등에 노출되지 않도록 주의함
• 최소 2시간에 1회 이상 침대에서 자세변화를 만들어 줌
• 쿠션, 방석 등을 이용해 체중분산을 만들어 줌
– 계란 판처럼 생긴 매트리스나 방석을 이용함
• 뼈 돌출부위(bony prominence)를 항상 관찰하고, 환자와 보호자 교육을 실시함
• 호발부위 : 엉치뼈(sacrum), 궁둥뼈(ischium), 넙다리뼈돌기(trochanter), 뒷꿈치(heels), 엉덩뼈능선(iliac crest), 어깨뼈(scapular) 등
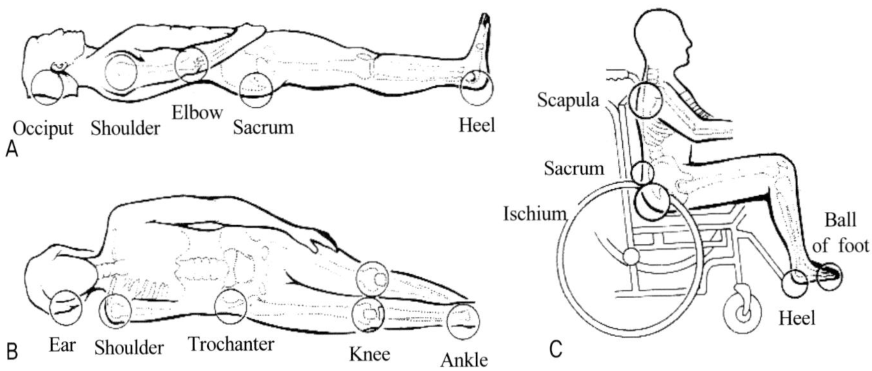

그림 4-10 욕창 호발부위
</td></tr>
</table>

2. 무용성 골다공증(Osteoporosis of disuse)

원인 및 증상	• 장골(long bone)에서 주로 발생됨 – 특히 하지에서 자주 발생함 – 손상 후 일 년 후 병적 골절로 이어질 수 있음 • 호발부위 – 넙다리뼈(femur) : 관절융기(supracondylar), 목부위(neck), 돌기사이(intertrochanter) 부위 – 정강뼈(tibia) : 몸쪽과 먼쪽부위
예방 및 치료법	• 스탠딩 프레임(standing frame)과 틸트 테이블(tilt table)을 이용함 • 서있기 훈련을 매일 실시함 – 장골에 체중지지를 제공함

3. 기립성 저혈압(Orthostatic hypotension)

원인 및 증상	• 누워있는 자세에서 갑자기 일으켜 세우거나, 급히 자세를 바꿀 때 발생함 – 누운 자세에서 선 자세로 갑자기 자세를 바꿀 경우에 발생됨 – 복부와 하지의 근 긴장도의 저하로 혈압 저하와 함께 혈액이 한 부분으로 쏠림 – 어지럼증(dizziness), 오심(nausea), 의식상실 등이 나타남
예방 및 응급처치	• 예방 : 복대(abdominal binder), 다리 붕대(leg wraps), 색전 방지용 스타킹(antiembolism stocking), 약물 등을 사용함 • 앉기 지구력(sitting tolerance) 및 활동 수준을 향상시킴 • 재빨리 휠체어를 뒤로 기울이거나 눕혀 증상이 사라질 때까지 유지함 – 등을 기대고 다리를 위로 올린 상태로 유지해야 함

4. 자율신경반사부전(Autonomic dysreflexia)

원인 및 증상	• 척수손상 레벨이 $T_{4\sim6}$ 이상(above)일 경우에 나타남 • 어떤 자극에 대해 자율신경계의 반사적 작용(reflex action)이 나타나는 것 – 방광의 팽창, 분변 덩어리(fecal mass), 직장의 활동(manipulation), 방광 변성(irritation), 온도 및 통증에 의한 자극, 내장 팽창(distension) 등이 원인이 됨 • 증상 : 두통(headache), 짜증(anxiety), 발한(perspiration), 홍조(flushing), 오한(chill), 코막힘(nasal congestion), 돌발 고혈압(paroxysmal hypertension), 서맥(bradycardia) 등이 나타남
예방 및 응급처치	• 환자를 재빨리 기립자세(upright position)로 만들어 줌 • 탄력 붕대, 복대 등을 제거함 • 소변 배출을 확인함 • 혈압을 수시로 체크함

5. 경직(Spasticity)

원인 및 증상	• 상위 신경(higher center)의 억제 부족으로 인해 근육이 불수의적으로 수축하는 현상 • 첫 6개월 동안 점진적으로 증가하며, 발병 후 1년이 되면 고원기(plateau)에 이르게 됨 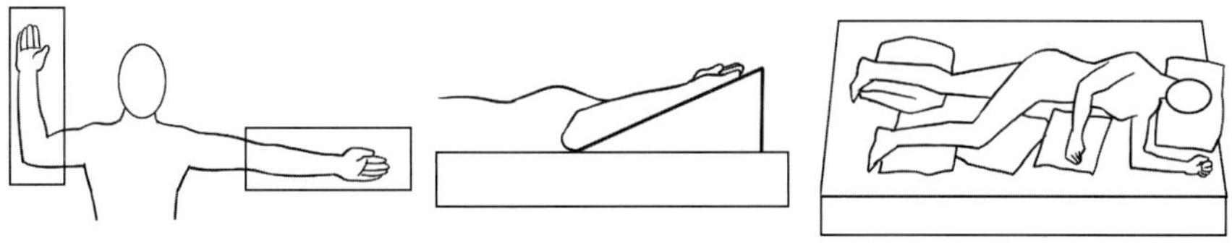 **그림 4-11** 구축 예방을 위한 침상자세

예방 및 관리	• 적당한 경직은 오히려 유익할 수 있음 – 근육의 크기 유지, 침대 및 휠체어 이동에 도움이 됨 • 구축(contracture)이 발생되므로 침상자세(positioning)가 매우 중요함 • 심한 경우 신경차단, 절개, 주사 등의 처치가 필요함

6. 이소성 골화증(HO, Heterotopic Ossification, Ectopic bone)

원인 및 증상	• 정의 – 뼈가 비정상적 위치에 형성되는 것 • 호발부위 – 주로 엉덩관절, 무릎관절 주변의 근육에 발생함 – 드물게 팔꿉관절, 어깨관절 주변의 근육에도 발생함 • 발생시기 – 손상 후 1~4개월 사이에 주로 발생됨 • 증상 – 초기에는 부종(swelling), 따뜻함(warmth), ROM의 제한 등이 나타남 – 더 진행되면 앉은 자세에서 엉덩관절 굽힘 및 골반의 기울어짐이 나타남 – 척주옆굽음증(scoliosis), 척주뒤굽음증(kyphosis)과 같은 몸통의 변형이 추가적으로 발생됨
예방 및 치료	• 호발부위치료는 약물처방, ROM 유지, 수술(칼슘 제거) 등이 있음 • 기능적 ROM 운동, 대칭적인 골반자세, 기능적 움직임 등으로 예방할 수 있음

7. 감소된 폐활량(Vital capacity)

원인 및 증상	• 경추 및 흉추 주로(상위 레벨) 손상 환자에게 나타남 • 증상들은 호흡 근육의 약화로 인해 발생됨 – 가슴 팽창의 제한, 기침 능력의 감소, 가래 뱉기의 어려움 등 – 호흡기관의 감염이 초래될 수도 있음 • 활동 시 지구력에 영향을 미침
예방 및 치료	• SCM과 가로막의 근력을 강화시킴 • 보조자와 함께하는 기침 훈련(manually assisted cough)을 실시함 – 깊은 호흡(deep breathing) 운동을 실시함 – 일반적으로 경수 4번 환자는 호흡기(ventilatory support)를 필요로 함

예방 및 치료	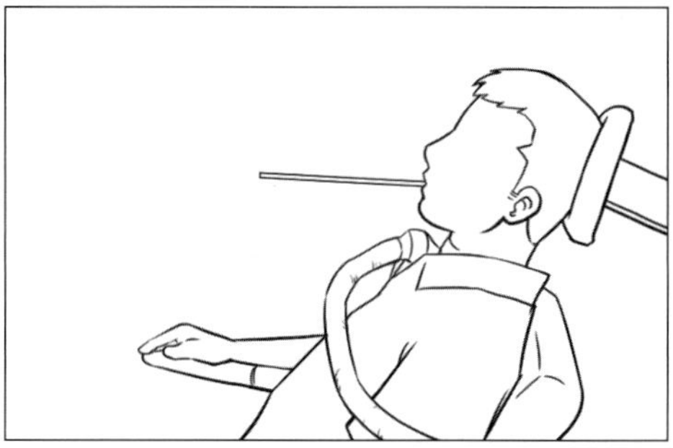 그림 4-12 호흡기를 착용한 경수 손상 환자(마우스 스틱을 이용한 그림 그리기 활동 중)

4.5 척수 손상의 외과적 관리

- 목적
  - 손상부위의 재정렬 및 유지를 위해

4.6 작업치료 수행

1. 치료 목표

일반적 목표	• ROM의 유지 및 증진, 변형 방지 – AROM, PROM, 부목(splinting), 자세유지(positioning) 등을 사용함 • 사용 가능한 근육의 지속적 사용, 목적 있는 활동을 통한 근력증진 • 기능적 활동들을 통해 신체 지구력(physical endurance) 증진 • 모든 영역에서의 독립성 확보 – 자조활동(self-care), 이동성(mobility), 가사활동(home making) 등 • 레저 및 직업탐색 • 장애에 대한 정신사회적 적응의 향상 • 필요한 도구(보조도구, 의학적 도구 등)에 대한 평가/추천/사용법에 대한 교육 및 훈련 • 집 구조의 개선(home modification) • 환자 교육 및 보호자 교육 – 의사소통 기술의 증진, 안전한 보조방법의 고안

2. 평가(Evaluation)

초기 평가 (intial evaluation)	• 나이, 성별, 손상 일, 손상 수준, 과거 병력, 신체적 상태, 정신적 상태, 사회적 상태, 인지 상태, 가족, 교육, 직업, 취미, 약물, 거주지 등에 대한 자료를 획득해야 함
신체 (physical status) **평가**	• ROM, 근력, 지구력, 구강운동 조절, 머리 및 몸통 조절 등 – PROM의 평가가 중요함 – 근 긴장, 근 조절(muscle control) 등을 평가함 • 기능적 상태 평가 – 구르기(rolling), 앉기(sitting), 서기(standing), 걷기(walking) 등의 기능적 상태를 평가해야 함 – 앉기균형(sitting balance) → 침상 또는 휠체어에서의 균형감(정적 또는 동적)을 평가함 – 휠체어 이동(침대, 변기, 욕조 등)을 평가함 • 감각(sensation) – 1차(protective)감각 : 방어감각 → 가벼운 촉각(light touch), 통증(pain), 온도(temperation)를 평가함 – 2차(discriminative)감각 : 분별감각 → 2점식별, 고유수용성(proprioception), 입체지각(steregnosis) 등 • 상지 기능 – 손목과 손의 기능 → MMT, ROM, 협응력, 손조작(manipulation) 등을 평가함 – 쥐기(graps) 및 집기(pinch)를 평가함 – 어깨관절 통증(shoulder pain) 유무를 평가함

3. 치료 방법

1) 급성기(acute phase)

부동 시기 (immobilization phase)	• 절대 안정 시기를 의미함 • 견인(traction) 시기 또는 보조기(stabilization device) 착용 시기이기도 함 – 'halo brace', 'body jacket' 등과 같은 보조기를 착용하는 시기임 – 척추와 목의 굽힘, 폄, 돌림이 금지됨
자세 (positioning)	• 전신의 자세유지(total body positioning)와 손 보조기(hand splint)의 제작이 필요함 • 어깨의 통증 및 LOM 발생에 주의해야 함 – 사지마비 환자의 어깨뼈 올림(scapular elevation)과 팔꿉관절 굽힘이 원인이 됨 • 상지의 올바른 자세 – 수시로 자세를 만들어 주어야 함 – 어깨관절은 80° 벌림과 바깥돌림을 취하고, 어깨뼈는 내림(depression)을 유지해야 함 – 팔꿉관절(elbow)은 완전 폄(full extension) 상태를 유지함 – C_5 환자의 경우 아래팔의 엎침(pronation) 상태를 유지함 → 뒤침(supination)으로 인한 구축을 예방하기 위해
스플린트(splinting)	• 적절한 스타일의 선택 및 신체에 잘 맞는 스프린트의 제작이 중요한 요소가 됨 • 손의 자세 – 손목의 폄, 엄지의 내림, 손가락 사이(web space)의 유지가 필요함 – 손가락 관절(MP, PIP)의 자연스런 굽힘의 유지가 중요한 요소가 됨 • 손바닥 형(ventral type)보다는 손등 형(dorsal type)이 더 바람직함 – 최대의 감각 되먹임(feedback)을 허용하기 때문 • 손목 폄의 근력이 최소 $F^+(3^+)$ 이상이 될 경우 – 건고정(tenodesis) 잡기를 위한 스플린트가 사용될 수 있음 – 모든 관절에 AROM 및 AAROM을 실시 → 각 관절의 능력(근력, 지구력 등)에 맞게
기타	• ROM 운동 • 팔꿉관절 및 손목관절의 근 재교육(muscle reeducation)이 필요함 • 손목에 점진적 저항운동을 제공함 • 자조(self care) 활동 참여를 촉진함 • 침상 활동, 보호자 훈련 등을 실시함

2) 능동기(active phage)

- 활동(mobilization) 시기이며, 재활(rehabilitation) 프로그램이 시작되는 시기임
- 환자는 휠체어에 앉아있을 수 있음
- 직립자세 유지를 위해 지구력을 키우는 시기임

욕창 (decubitus ulcer) 방지를 위한 압력감소	**어깨와 팔꿈치의 근력이 $F^{+}(3+)$ 이상인 사지마비**	• 상지로 엉덩이의 체중을 감소시키기 어려움 • 가죽 루프를 휠체어에 묶어 몸을 앞으로 기울여 엉덩이에 압력을 줄여줌 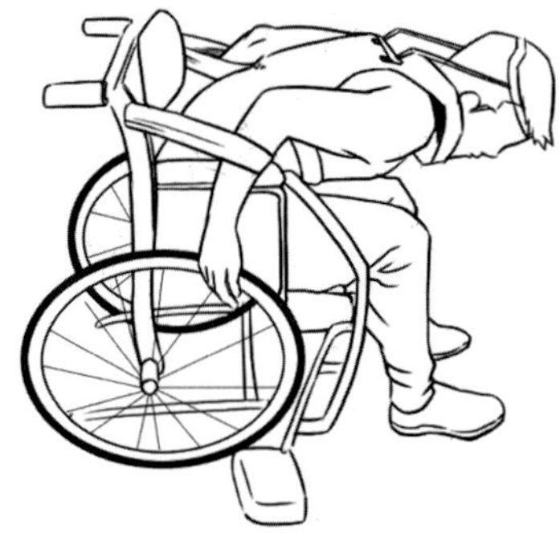 **그림 4-13** C_6 **척수손상 환자의 욕창예방.** 가죽 루프를 이용한 압력 감소 방법
	상지의 근력이 좋은 C_7 수준의 사지마비	• 팔로 밀어서 체중을 이동시킴 • 매 60분마다 수행해야 함
건고정 (tenodesis) 잡기		• 상실된 잡기 능력을 보상하는 방법 • 긴 손가락 굽힘근(long finger flexor)의 건 고정(tenodesis)을 이용하는 잡기를 의미함 • 어느 정도의 구축(contracture)이 필요함 : 구축을 유발시켜야 함 • '손목 폄과 동시에 손가락 굽힘'+'손목 굽힘과 동시에 손가락 폄' 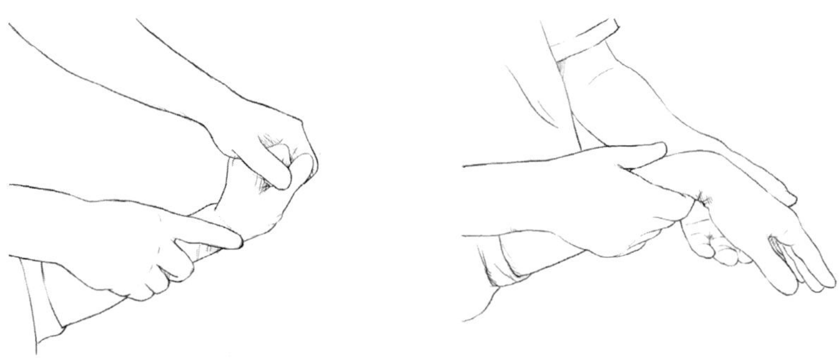 **그림 4-14** 건고정(tenodesis) 동작

<table>
<tr><td>AROM 운동과 PROM 운동</td><td>• 구축 예방을 위해 정기적으로 실시해야 함
• 팔꿉관절의 구축
– 결코(never) 발생되면 안되는 관절
– 팔꿉관절의 온전한(full) 폄은 균형유지를 만드는 버팀(propping)에 있어 절대적 요소가 됨
→ 앉은 자세에서 이동할 때와 균형 유지에 매우 중요함
• 세 갈래근(triceps) 근력이 0인 C_6 사지마비 환자의 균형유지 방법
– 앞으로 기울여 앉기 시 균형유지를 위해 팔꿉관절 폄을 이용함
– 어깨의 내림(depression), 돌출(protraction), 바깥돌림(external rotation)+팔꿉관절 폄(extension), 손목의 완전 폄(full extension)
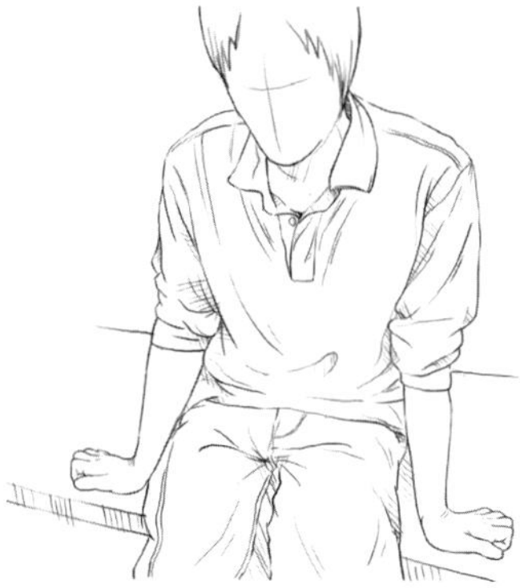
그림 4-15 C_6 사지마비 환자의 앉기 시 균형유지 방법</td></tr>
<tr><td>점진적인 저항운동(progressive resistive exercise) 및 저항활동(resistive activities)</td><td>• 신경 지배를 받는 근육들이 대상이 됨
• 어깨 근육들의 몸쪽 안정성(stability) 확보를 위해 적절한 운동이 필요함
– 넓은등근(latissimus dorsi), 어깨세모근(deltoid), 기타 잔존 근육들
• 휠체어 이동 및 체중이동에 필요한 근육들
– 세갈래근(triceps), 큰가슴근(pectoralis), 넓은등근(latissimus dorsi) 등
• 건고정(tenodesis) 잡기를 위한 손목 폄근의 근력운동이 필요함</td></tr>
<tr><td>치료 프로그램의 등급화</td><td>• 지구력, 근력, 활동 등에 등급화가 필요함</td></tr>
<tr><td>다양한 보조도구 및 장비</td><td>• 다양한 활동의 수행을 위해 가능한 최소의 사용(또는 사용하지 않는 것)이 바람직함
• 적합할 경우 'universal cuff, wrist', 'cock-up splint', 'plate guard, cup holder', 'extended straw', 'wash mit', 'soap holder', 'soap on rope', 'button hook', 'transfer board' 등을 사용할 수 있음
• MAS(mobile arm support), 'overhead sling' 등을 사용할 수 있음</td></tr>
</table>

다양한 보조도구 및 장비	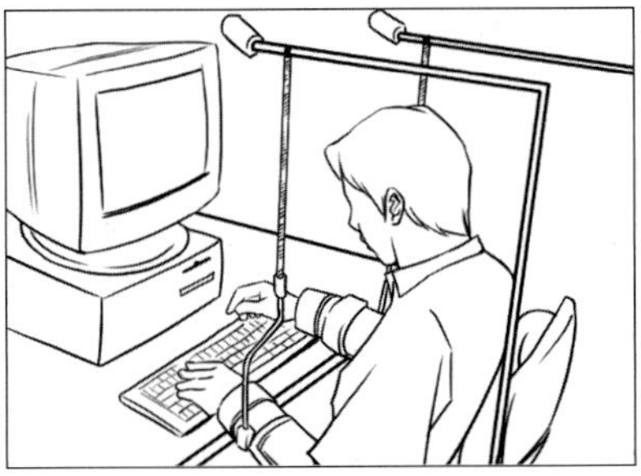 **그림 4-16** 'overhead sling'을 사용한 경수 4~5번 환자의 컴퓨터 사용
기타	• ADL 프로그램의 확대 – 보조도구를 통한 식사, 구강위생, 목욕, 대소변 관리 등을 수행함 • 커뮤니케이션(communication) 기술의 향상 – 글씨쓰기, 전화사용, 컴퓨터 사용 등을 개발함 • 사회심리적 지지(psychological support) – 좌절, 분노, 공포, 관심 등에 대해 치료사의 지지가 필요함 • 견고한 의료장비(DME : durable medical equipment) – 평가/처방/맞춤은 재활 프로그램의 중요한 일면이 됨 – 휠체어, 앉기 및 자세유지 장치, 리프트, 침대, 호흡기 등이 사용될 수 있음 – 기능, 자세, 환경, 비용, 심리 등을 모두 고려해야 함 • 호흡기능의 증진 – 직립자세를 지지해 주어야 함 – 앉기 지구력(sitting tolerance)을 최대화시켜야 함 • 변형 및 욕창의 방지 • 휠체어 활동을 위한 집안개조 및 휠체어 조작훈련 등이 필요함 – 문턱개조, 문개조, 리프트 설치 등이 포함됨

3) 퇴원

작업치료의 역할	• 가옥평가(home evaluation)의 수행이 필요함 – 집안 구조(경사로, 난간, 욕조, 가드레일 등)를 개선할 것을 권고함 • 다양한 환경에 대한 안전성과 접근성에 대한 교육을 제공함 • 보호자 교육이 필요함 – 피부 관리, 특수장비의 사용, 침대이동, 자세, 이동, 옷 입기, 대소변 처리 등에 대한 교육이 필요함 • 운전재활, 가사 돌보기, 여가활동 탐구, 직업능력 평가 등이 필요함

※ 기대되는 기능적 결과(functional outcomes)

레벨(level)	기능적 결과
$C_{1\sim3}$	• 씹기, 삼키기, 말하기, 보기, 듣기, 냄새, 미각 지각 등의 감각운동은 존재함 • 모든 ADL에서 의존적 상태 • 호흡의 심각한 손상 : 호흡기 사용 • 전동 휠체어 : 턱과 호흡을 이용한 전동 휠체어의 사용 • 의사소통 : 'mouth stick', ECU 등을 이용한 컴퓨터 사용(많은 도움이 필요함) • 필요한 장비 – 두 개의 호흡기 : 침대용, 휴대용 – 흡입장치(suction equipment)
$C_{3\sim4}$	• 독립적인 호흡이 가능함 • 어깨뼈의 올림(scapular elevation)이 가능함 • 전동 휠체어 : 턱이나 호흡으로 조절하여 사용함 • 의사소통 : 마우스 스틱(mouthstick), ECU 등을 이용해 컴퓨터를 사용함
C_5	• 식사(준비는 의존적) – 적절한 컵이나 빨대로 독립적인 마시기(drink)가 가능함 – 보조도구를 이용한 독립적 식사(utensil feeding)가 가능함 • 독립적 글씨쓰기(handwriting) 및 타이핑(typing) – 보조도구(long ponens splint 등)를 착용시켜주면(setting) 수행이 가능함 • 고도의 기술을 지닌 장비를 통해 독립적 이동이 가능함 • 독립적 전동 휠체어의 사용 및 약간의 수동 휠체어의 사용이 가능함 – 수동 휠체어 : 카펫이 없는 실내의 평평한 바닥에서 운전이 가능함 • 필요한 장비 : 'long opponens splint'
C_6	• 식사 – 자르기(cutting)를 제외한 모든 면에서 독립적임 – 보조도구의 사용 또는 사용 없음 • 이동(transfer) – 평평한 곳 : 약간의 도움으로 또는 독립적인 이동이 가능함 – 평평하지 않은 곳(uneven) : 의존적임 • 옷 입기 – 상지는 독립적이지만, 하지는 의존적임 – 'loop, dressing stick, button hook, velcro closure' 등이 필요함 • 치장(grooming) – 약간의 도움 또는 독립적임 – 'U-cuff', 변형된 핸들 등을 사용함 • 목욕 – 상체는 독립적이지만, 하체는 의존적임 – 'bench, chair' 등을 사용함 • 휠체어 – 전동 : 모든 지면에서 독립적임 – 수동 : 실내에서 독립적이지만 실외에서는 의존적임 – 코팅된 핸드림(hand rim)이 필요함 • 의사소통 : 보조도구를 사용하므로 독립적임 • typing aid, telephone holder, page turner' 등을 사용함 • 'tenodesis 스플린트(RIC 스플린트)'의 사용이 가능함 • 테노데시스(tenodesis)잡기가 가능함

레벨(level)	기능적 결과
C_6	• 운전이 독립적임(리프트 달린 밴 등의 보조 장치 필요) • 대·소변 관리하기(bladder and bowel) : 약간 또는 완전 의존적임
$C_{7\sim8}$	• 식사 : 독립적(보조도구의 사용이 필요함) • 이동(transfer) – 평평한 곳 : 독립적 이동(트랜스퍼 보드의 사용 또는 비사용) – 평평하지 않은 곳(uneven) : 독립적 또는 약간의 도움이 필요함 • 옷 입기 – 상지는 독립적, 하지는 독립적 또는 약간의 도움(변형된 도구의 사용)이 필요함 – 치장(grooming) : 독립적(보조도구의 사용) • 목욕 – 상체는 독립적, 하체는 독립적 또는 약간의 도움이 필요함 – 'bench, chair', 보조도구 등의 사용 • 휠체어 – 수동 : 실내에서 독립적, 실외의 평지에서 독립적임 – 평평하지 않은(uneven) 지역에서는 도움이 필요함 – 가벼운 폴딩(folding)형 휠체어, 코팅된 핸드림(hand rim)이 필요함 • 의사소통 : 독립적(보조도구의 사용) • 운전 : 독립적(보조장치 필요) • 대·소변 관리(bladder and bowel) – 대변 : 약간 또는 완전 의존 – 소변 : 독립적 또는 약간의 도움(보조도구 사용)이 필요함
$T_{1\sim9}$	• 식사 : 독립적 • 이동(transfer) : 독립적 이동(트랜스퍼 보드의 사용 또는 비사용) • 옷 입기 : 상하지 모두 독립적, 하지는 독립적 또는 약간의 도움(변형된 도구)이 필요함 • 치장(grooming) : 독립적 • 목욕 : 상·하체 모두 독립적(bench, chair, 보조도구 등의 사용) • 휠체어 : 수동 휠체어 사용에 있어 실내외 모두 독립적 • 서기 및 걷기 – 서기 : 독립적 – 걷기 : 기능 없음 • 의사소통 : 독립적 • 운전이 독립적(보조장치 필요함) • 가사일 : 단순하지 않은 식사 준비 및 가벼운 청소에 독립적 • 대·소변 관리하기(bladder and bowel) : 대·소변 모두 독립적(변형된 도구 사용)
$T_{10}\sim L_1$	• 이동(transfer) : 독립적 • 옷 입기 : 상·하체 모두 독립적 • 목욕 : 독립적(bench, hand held shower) • 휠체어 : 수동 휠체어 사용이 실내외 모두 독립적 • 서기 및 걷기 – 서기 : 독립적 – 걷기 : 기능적, 약간의 도움 또는 독립적 • 운전 : 독립적(휠체어 올리기 내리기를 포함) • 가사일 : 단순하지 않은 식사 준비 및 가벼운 청소에 있어 독립적 • 대·소변 관리하기(bladder and bowel) : 대·소변 모두 독립적(변형된 도구 사용)

레벨(level)	기능적 결과
L_2~S_5	• 목욕 : 독립적 'bench', 'hand held shower'가 필요함 • 휠체어 : 수동 휠체어의 사용이 실내외 모두 독립적임 • 서기 및 걷기 - 서기 : 독립적 - 걷기 : 기능적, 약간의 도움 또는 독립적 • 운전 : 독립적(휠체어 올리기 내리기 포함) • 가사일 : 단순하지 않은 식사준비 및 가벼운 청소에 있어 독립적임 • 대·소변 관리하기(bladder and bowel) : 대·소변 모두 독립적(변형된 도구 사용)

S.U.M.M.A.R.Y

1. 정의

1) 척수의 압박, 탈골에 의해 손상
2) 손상된 레벨(level) 이하의 상·하지의 부분적 또는 완전 마비가 발생

2. 분류

1) 완전(complete) : 오름 신경 및 내림 신경의 트랙이 완전히 끊어져 완전 마비와 감각의 완전 손실이 발생
2) 불완전(incomplete) : 운동 및 감각 신경의 일부가 남아있는 경우

3. ASIA 스케일(American Spinal Injury Association Impaired Scale)

ASIA impairment scale	내용
A	• 완전 손상을 의미 • 운동과 감각 기능이 전혀 없음($S_{4\sim5}$는 잔존)
B	• 불완전 손상을 의미 • 손상된 신경학적 수준(level) 이하의 감각(sensation) 기능이 존재($S_{4\sim5}$ 포함)
C	• 불완전 손상을 의미 • 손상된 신경학적 수준(level) 이하의 운동(motor) 기능이 존재 • 손상된 신경학적 수준(level) 이하의 대부분의 주요(key) 근육들의 근력 등급이 '3' 미만
D	• 불완전 손상을 의미 • 손상된 신경학적 수준(level) 이하의 운동(motor) 기능이 존재 • 손상된 신경학적 수준(level) 이하의 대부분의 주요(key) 근육들의 근력 등급이 '3' 또는 '3' 이상
E	• 운동과 감각 기능이 정상임을 의미

4. 불완전 손상의 분류

1) 중심성 척수 증후군(central cord syndrome, schneider syndrome)
2) 브라운 세카르 증후군(brown-sequard syndrome)
3) 전 척수 증후군(anterior cord syndrome, ventral horn syndrome)
4) 말총 증후군(cauda equina syndrome)
5) 후 척수 증후군(posterior cord syndrome)
6) 기타

5. Spinal Shock

• 기간 : 24시간~6주 정도의 기간 내 발생

6. 척수 손상의 합병증

1) 피부 탈락(skin breakdown), 욕창(pressure sore or decubitus ulcer)
2) 무용성 골다공증(osteoporosis of disuse)
3) 기립성 저혈압(orthostatic hypotension)
4) 자율신경 반사 부전(autonomic dysreflexia)
5) 경직(spasticity)
6) 이소성 골화증(HO : heterotopic ossification, ectopic bone)
7) 감소된 폐활량(vital capacity)

7. 작업치료

1) 치료의 목표

(1) ROM의 유지 및 증가, 변형 방지
- AROM, PROM, splint, positioning

(2) 사용 가능한 근육의 지속적 사용 및 목적 있는 활동을 통한 근력증진
(3) 기능적 활동들을 통한 신체 지구력(physical endurance) 증진
(4) 모든 영역에의 독립성 최대 확보(self-care, mobility, home making 등)
(5) 레저 및 직업탐색
(6) 장애에 대한 정신 사회적 적응 돕기
(7) 필요한 도구(보조도구, 의학적 도구 등)에 대한 평가, 추천, 사용법 교육 및 훈련
(8) 집 구조의 개선(home modification)
(9) 환자 교육 및 보호자 훈련
- 의사소통 기술 증진, 안전한 보조

2) 단계

(1) 급성기(acute phase)

① 부동 시기(immobilization phase)
② 자세유지(positioning)
③ 스플린트(splinting) 적용
④ ROM 운동

(2) 능동기(active phage)

① 유동(mobilization) 시기, 재활(rehabilitation) 프로그램 시기
② 환자는 휠체어에 앉아있을 수 있음
③ 직립 자세유지를 위한 지구력을 키우는 시기
④ 욕창(decubitus ulcer) 방지를 위해 압력감소 방법을 결정하는 시기
⑤ 테노데시스(tenodesis) 잡기
⑥ AROM 운동과 PROM 운동
⑦ 점진적인 저항운동(progressive resistive exercise) 및 저항활동(resistive activities)

⑧ 치료 프로그램의 등급화

⑨ 다양한 보조도구 및 보조장비가 SCI 환자들에게 유용하게 사용됨

(3) 퇴원

① 가옥평가(home evaluation)가 수행되어야 함

② 다양한 환경에 대한 안전과 접근성에 대한 교육

③ 보호자 교육

④ 운전 재활, 가사 돌보기, 여가활동 탐구, 직업능력 평가 등

8. 기대되는 기능적 결과(Functional Outcomes)

레벨(level)	기능적 결과
C_5	• 보조도구를 이용한 독립적 식사(utensil feeding) • 독립적 글씨쓰기(handwriting) 및 타이핑(typing) • 고도의 기술을 지닌 장비를 통해 독립적 이동 • 독립적 전동 휠체어 사용 및 약간의 수동 휠체어 사용
C_6	• 식사 : 자르기(cutting)를 제외한 모든 면에서 독립적 • 이동 : 평평한 곳을 약간의 도움으로 또는 독립적 이동 • 옷입기 : 상지는 독립적, 하지는 의존적 • 휠체어 : 수동(실내에서 독립적, 실외에서는 의존적) • 테노데시스(tenodesis) 잡기 가능 • 운전이 독립적(리프트 달린 밴 등의 보조 장치 필요)
$C_{7\sim8}$	• 식사 : 독립적(보조도구의 사용) • 이동(transfer) : 평평한 곳 독립적 이동(트랜스퍼 보드의 사용 또는 비사용) • 옷 입기 : 상지는 독립적, 하지는 독립적 또는 약간의 도움 • 수동 휠체어 : 실내에서 독립적, 실외의 평지에서 독립적 • 운전이 독립적(보조장치 필요)

OCCUPATIONAL THERAPY

5

C·H·A·P·T·E·R

외상성 뇌 손상
(TBI : traumatic brain injury)

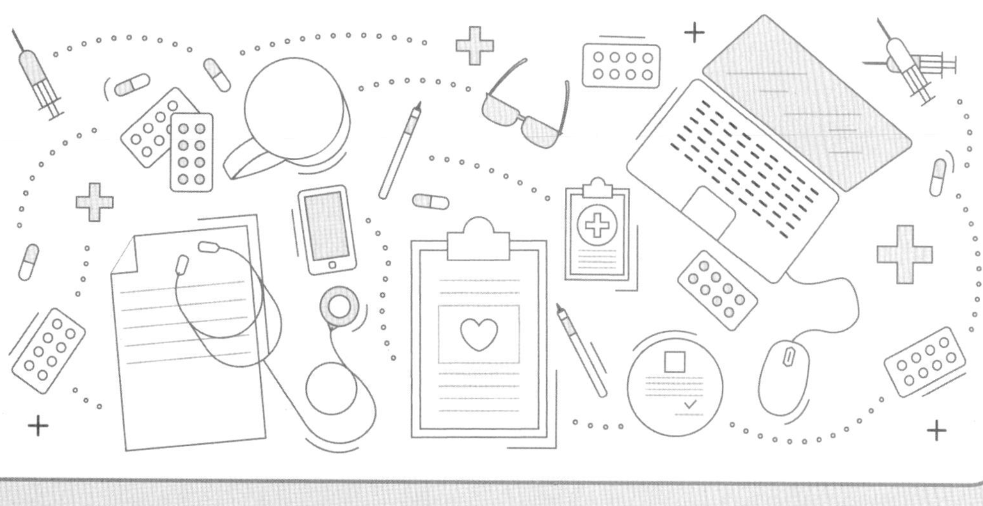

2024 OCCUPATIONAL THERAPY

꼭! 알고 넘어가기!!

- TBI 환자의 인지손상 요소들에 대한 정의를 숙지해야 한다.
- 인지 수준의 단계별 특징을 묻는 국가고시 문제가 빈번히 출제되고 있다.
- TBI 환자의 평가에 대한 내용을 잘 이해해야 한다.

5.1 개요

1. 정의 및 분류

<table>
<tr><th>정의</th><td colspan="2">• 외부로부터의 발생된 물리적 힘에 의한 뇌 손상(뇌의 일부분이 손상됨)
• 퇴행성(또는 선천적) 손상과는 다른 양상을 보임
• 대뇌 손상으로 인해 인지/지각/운동의 장애가 발생됨</td></tr>
<tr><th rowspan="2">분류</th><td>CHI
(closed head injury)</td><td>• 두개골(skull)이 손상되지 않은(intact) 타입
• 주로 교통사고(MVA : motor vehicle accidents), 낙상(fall)으로 인해 발생
• 뇌에 가속충격(acceleration)과 감속충격(deceleration)이 가해져 발생됨
– 뇌가 앞뒤로 흔들림(jolted)
– 두개골의 뼈 돌출부에 부딪히게(bounce off) 됨</td></tr>
<tr><td>OHI
(open head injury)</td><td>• 두개골 손상이 있음
– 골절(fracture) 또는 관통(penetrated)으로 인한 손상
• 눈에 보이는 손상
– 총기 사고(gunshot), 칼에 의한 사고(knife wounds) 등
• 뇌의 내용물이 노출되거나 두개골이 관통됨</td></tr>
</table>

<table>
<tr><td>분류</td><td>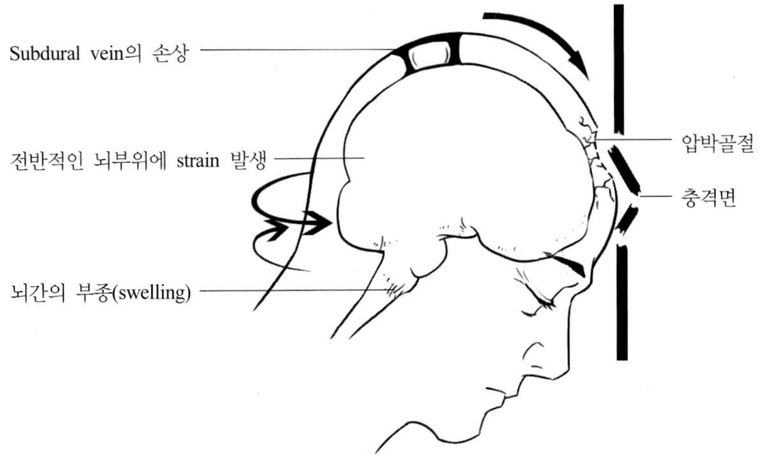

그림 5-1 가속충격(acceleration)과 감속충격(deceleration)</td></tr>
<tr><td>발병</td><td>• 약 80%가 18～30세
• 남녀 비율은 4(남) : 1(여)
– 생활양식과 위험에 노출된 활동이 남자에게 더 많기 때문임
• 스포츠, 폭력, 알코올, 약물남용 등이 원인이 됨
– 약물남용이 원인이었던 경우 퇴원 후 1/3이 약물남용으로 다시 입원하게 됨
• 영아, 유아, 노인에서도 발생됨
– 사망률은 아동보다 성인이 더 높음 : 아동의 신경 가소성이 더 크기 때문임</td></tr>
</table>

2. 병리학(Pathophysiology)

1) 1차 손상(primary damage)

국부 손상 (focal brain damage)	• 손상 부위의 위치가 국부적임 • 손상은 충격 받은 부위에 직접 발생하거나 반대 부위에 발생됨 • 관통상이 주요 원인이 됨(총과 칼 등에 의한 상해)
확산 손상 (diffuse brain damage)	• 손상 부위의 위치가 정해지지 않음 • 넓은 부위의 축삭 손상 : 널리 퍼진 손상이 특징임 • DAI(Diffuse Axonal Injury) – 고속으로 주행 시 발생한 자동차 사고에 의해 종종 발생됨 – 축삭(axon)에 심각한 손상이 발생됨 → 백질의 축삭, 소혈관, 모세혈관 등이 손상됨 – 뇌에 가속충격(acceleration)과 감속충격(deceleration)이 발생함 → 뇌가 앞뒤로 흔들리면서 두개골 내의 뼈 돌출부에 부딪힘(shearing)으로 발생됨

2) 두개골 골절(skull fracture)의 종류

직선골절 (linear skull fracture)	• 가장 흔함, 심각성이 가장 작음 • 충격 부위에서 직선(linear)으로 골절이 발생
압박골절 (depressed skull fracture)	• 작은 물체가 큰 힘으로 두개골과 부딪힐 때 발생 • 충격 지점의 뼈가 침하하거나 뚫어짐 • 감염 위험이 높음
하부골절 (basilar skull fracture)	• 두개골 하부에서부터 시작된 골절 – 비정상적인 공(sinus)의 흐름(pathway)을 만들어 뇌척수액(CSF)의 누출이 발생될 수 있음 – 감염 위험이 높음 – 뇌신경(Ⅰ, Ⅱ, Ⅲ, Ⅵ, Ⅶ, Ⅷ)에 손상을 미칠 수 있음

3) 2차 손상(secondary damage)

두 개내 압력 (ICP : intercranial pressure)의 증가	• 가장 흔한 반응 • 뇌부종(cerebral edama), 혈종, 뇌척수액(CSF)의 차단 등이 원인이 됨
뇌부종 (cerebral edema)	• 저산소증(hypoxia) 후 자연스러운 신체의 반응임 • ICP를 증가시키는 주요 원인이 됨
손상 후 뇌수종 (posttraumatic hydrocephalus)	• 비정상적인 뇌척수액(CSF)의 축적 • ICP를 증가시킴
혈종(hematoma) 발생	• 혈액이 특정 장소에 모이는 것 • 뇌 조직의 변형, CSF의 차단, 뇌혈류 감소로 인해 발생
기타	• 지주막하 출혈(subarachnoid hemorrhage) • 외상 후 간질(posttraumatic epilepsy) • 뇌의 변형, 이동(shift), 이탈(herniation)

3. 급성기 TBI 환자의 의학적 관리(Medical management of acute TBI)

응급실	• ABC가 첫 관심이 됨 – 기도(airway), 호흡(breathing), 혈액 순환(blood circulation) • 기도 폐쇄(obstructed airway) 시 : 절개(sectioning), 삽관(intubation), 기관절개술(tracheostomy) 등을 시행함 • 환자가 쇼크(shock) 상태일 경우 – 수액(intravenous fluids), 혈장(plasma), 수혈(blood transfusion), 혈관약물(vasopressor agents) 등을 처방함 • MRI 또는 CT를 통한 검사가 필수적임

치료법	• 전통적인 TBI 치료는 부종 예방을 위해 수액(fluid)을 제한시킴 • 최근 치료의 개념 – 수액이 중요한 역할을 함 • 최근 TBI 이후 이차적 손상에 대한 치료에 대한 관심이 높아짐 – 입원 후 첫 주는 이차적 손상을 다루기 위해 공격적 치료가 시행됨
뇌실창냄 (ventriculostomy)	• CSF 생산이 이루어지는 뇌 부위로 튜브를 삽입하는 수술 • 증가된 CSF를 배출(drain)하고 부종을 감소시킴
냉각 저온(cooling hypothermia)치료법	• 얼음물을 이용하여 추가의 뇌손상 기전을 줄여주므로 더 이상의 손상을 예방함 • 'glutamate(신경 전달 물질)'가 평소보다 1,000배 증가되어 뇌세포를 손상시킴
기타	• 약물, 영양 공급 등이 있음

5.2 코마(Coma) 및 의식 수준(Level of consciousness)

1. 개요

의식단계	• 전형적으로 TBI는 의식 수준의 변화가 발생됨 • 의식의 단계 – 혼수(coma) → 혼미(stuporous) → 의식(consciousness)
코마	• 잠자는 것과 같은 상태(state of sleeplike)를 말함 • 뇌줄기(brainstem)의 심각한 손상을 의미함 – 나쁜 예후를 가짐 • 뇌줄기의 기능 – 각성 시스템이 있음(reticular activation system) – 각성 시스템의 손상으로 대뇌와 몸 사이의 의사소통이 단절됨 – 생존 기능(vegetative functions)을 조절함 ◦ 호흡, 원시반사(gag reflex, cough reflex, swallowing reflex) 등을 조절함
지속적 식물인간 상태	• 주로 저산소증(hypoxia)에 의해 발생됨 • 남아있는 뇌간의 기능은 호흡, 구토, 삼킴반사 등임 – 장기간의 식물인간 상태가 됨

2. 평가

1) GCS(Glasgow Coma Scale)

(1) 개요

- TBI 환자의 의식수준을 평가하는 전통적인 방법임
  - TBI 관련 의료 전문가들이 평가함
- 사용 목적
  - 뇌손상 정도를 측정하기 위해
  - TBI의 결과를 예측하기 위해
- 세 영역을 평가함
  - 운동반응, 언어반응, 눈 뜨기(eye opening)

(2) 내용

평가자의 테스트(examiner's test)		환자의 반응(patient's response)	점수
눈 뜨기 (eye opening)	자발력(spontaneous)	스스로 눈 뜨기	4
	말하기(speech)	큰소리로 질문하면 눈 뜨기	3
	통증(pain)	꼬집을 때 눈 뜨기	2
		눈을 뜨지 못함(무반응)	1
운동 반응 (best motor response)	명령(commands)	단순 명령에 따르기	6
	통증(pain)	꼬집을 때 평가자의 손에서 벗어나기(away) 위해 당김	5
		꼬집을 때 벗어나기(away) 위해 특정 신체 부위를 당김	4
		통증에 대해 부적절하게 신체를 굽힘시킴(decerebrate posturing) – 굽힘반응	3
		꼬집을 때 신체는 폄된 자세로 강직(rigid)됨 – 폄반응	2
		꼬집을 때 운동 반응이 없음	1
언어 반응 (verbal response : talking)	말하기(speech)	적절한 대화를 수행하며 자신이 누구인지, 어디에 있는지, 그리고 연도와 달을 정확히 말함	5
		혼동과 지남력 장애는(confused & disoriented) 없는 듯 보임	4
		검사자가 말을 이해할 수는 있지만 그 내용이 상식에서 벗어남	3
		검사자가 이해할 수 없는 소리를 냄	2
		소리를 내지 못함	1

(3) 결과

심각도	3~8	심각함
	9~12	중등도
	13~15	중미함

2) PTA(Posttraumatic Amnesia)

- 결과 예측을 위한 또 하나의 평가 방법임
- 일상에서 지속되는 기억회복이 나타날 때까지의 기간을 나타냄
  - 사고로부터 기억회복의 시점까지의 기간

손상 후 기억 상실(PTA)	기간 정도(severity)
5분 이하	매우 경함(very mild)
5~60분	경함(mild)
1~24시간	보통(moderate)
1~7일	심함(severe)
1~4주	매우 심함(very severe)
4주 이상	극도로 심함(extremely severe)

3) Ranchos los amigos scale

- 인지 및 자각(awareness) 수준을 평가함 : 초기 8단계의 레벨이 10단계로 확장됨

Ⅰ	• 무반응 : 자극에 대해 무반응
Ⅱ	• 일반화된 반응 : 자극에 대해 반응의 일관성이 없으며, 불특정적 반응을 보이며, 목적적 반응은 없음, 통증성 자극에 반사적 반응함
Ⅲ	• 국부적 반응 : 자극의 종류와 직접 관련된 반응을 보이지만, 일관성이 없으면 지체를 보임(예, 강한 빛에 눈 깜박거림)
Ⅳ	• 혼동 및 동요 : 의식은 명료함, 과장된(heightened) 반응, 심한 혼동, 공격적 반응이 나타남
Ⅴ	• 혼동－부적절 : 단순명령에는 약간 반응하지만 복합명령에는 혼동을 보임 – 심한 주의산만을 보임, 지남력은 없음
Ⅵ	• 혼동－적절 : 간단한 지시는 수행함, 보다 목적 있는 반응을 보이지만, '큐(cue)'가 필요함, 지남력 혼동이 있음
Ⅶ	• 자동－적절 : 로봇과 같은 반응을 보임, 판단 및 문제해결 능력이 결핍됨, 일상생활에 최소 도움이 필요함, 익숙한 장소와 사람을 인지함
Ⅷ	• 목적적－적절(보조자의 대기가 필요) – 익숙한 업무에 대한 반응이 적절함 → 약 1시간 정도 독립적으로 업무를 수행함 – 약간의 인지손상으로 인해 타인의 요구, 타인의 시각, 계획변경 등을 인식하기에 보조자의 도움이 필요함 – 지남력이 정상임

Ⅸ	• 목적적 – 적절(요구 시 보조자의 대기가 필요) – 익숙한 상황에서 효율적인 반응을 보이지만 문제를 예측하거나 수행을 수정하는데 단서(cue)가 필요함 – 낮은 '위기극복 내성'을 보일 수 있음 – 최소 2시간을 지속적으로 정확히 업무를 수행함
Ⅹ	• 목적적 및 적절(변형된 독립) – 다양한 업무에 적절한 반응을 보이지만 좀 더 시간이 걸리며, 휴식이 필요할 수도 있음 – 인지적 보상전략의 사용에 있어 독립적이며, 요구에 따라 업무를 수정할 수 있음

5.3 임상적 양상(Clinical picture)

1. 신체 상태(Physical status)

1) 무의식 상태의 강직

겉질제거 경직 (decorticate rigidity)	• 상지(U/E) : 굽힘 + 안쪽돌림(IR) + 모음(AD) • 하지(L/E) : 경직된(spastic) 폄 • 원인 : 대뇌 반구(cerebral hemispheres)의 손상 – 특히 속섬유막(internal capsule) 손상 시
대뇌제거 경직 (decerebrate rigidity)	• 상하지 모두 : 경직된(spastic) 폄 + 안쪽돌림(IR) + 모음(AD) • 손가락(finger) 및 손목은 굽힘, 발은 저굴(PF), 몸통은 폄, 머리는 퇴거(retract) • 원인 : 뇌줄기(brainstem) 및 추체외로(extrapyramidal tracts)의 손상

2) 비정상적 근 긴장 및 경직(abnormal muscle tone and spasticity)

• 코마(coma) 상태가 아닌 각성이 있는 환자에게 나타나는 근 긴장

근육긴장저하 (hypotonicity)	• 감소된 근 긴장, 이완(flaccidity)이 나타남
근육긴장항진 (hypertonicity)	• 증가된 근 긴장, 경직(spasticity)이 나타남

3) 원시반사(primitive reflex)

척수수준의 반사 (spinal cord level reflex)	• flexor withdrawal • extensor thrust • crossed extension
뇌줄기수준의 반사 (brainstem level reflex)	• asymmetrical tonic neck reflex(ATNR) • symmetrical tonic neck reflex(STNR) • tonic labyrinthine reflex(TLR) • positive supporting reaction • associated reaction
중뇌(midbrain)	• righting reaction
바닥핵 (basal ganglia)	• protective extension • equilibrium reaction

4) 근력 및 지구력 감소

근력약화 (muscle weakness)	• 오랜 침상생활, 육체적 활동의 결핍 등으로 인해 발생됨
지구력 감소 (decreased endurance)	• 지구력, 폐활량(vital capacity), 근력(muscular strength)의 감소가 동반됨 • 근력 및 지구력 향상은 초기단계 재활의 주요 목표가 됨

5) 운동 실조증(ataxia)

정의	• 비 협응적 움직임(incoordinated movement)과 감소된 근긴장이 특징임
원인	• 소뇌 및 대뇌로 오가는 감각 신경로(sensory pathway)가 손상됨
발생 부위	• 몸 전체, 몸통, 상/하지
증상	• 몸통의 운동실조증(truncal ataxia) – 서기 및 앉기 시 자세의 안정성(postural stability)이 부족함 • 상지의 운동실조증(U/E ataxia) – 대운동 및 소운동 움직임의 수행이 어려움 예) 컵을 입으로 가져오기 • 하지의 운동실조증(L/E ataxia) – 보행능력의 손상으로 쉽게 넘어짐

6) 자세 문제(postural deficit)

- 근 긴장의 불균형(imbalance)으로 인해 발생됨
- 특정 문제들을 보상하기 위해 비효율적 전략을 사용하므로 더욱 악화됨
  - 손상된 운동조절(motor control), 정위반응(right reaction)의 지연(delay) 및 부재(absent), 시각/인지/지각(vision, cognition, and perception)의 손상 등의 문제를 보상함

※ TBI 환자에게 나타나는 비정상적인 자세들

머리와 목 (head & neck)	• 손상된 쪽으로 머리의 측면 굽힘(laterally flexed) – 몸통(trunk)의 측면 굽힘과 같이 동반되기도 함 – 손상된 측의 근육군에 일반적으로 경직(spastic)이 있으며, 그것은 머리, 목, 몸통을 잡아당김 • ATNR과 같은 원시반사가 나타날 수 있음
어깨뼈 (scapula)	• 내림(depressed), 돌출(protracted) 또는 후퇴(retracted), 하방 돌림(downward rotation) – 모두 동시에 나타날 수도 있음 – 어깨뼈 근육들의 긴장 불균형(imbalance)으로 인해 발생됨
상지 (upper extremities)	• 뇌의 손상 정도에 따라 편측(unilateral) 또는 양측(bilateral)에 손상이 발생됨 • 양측(bilateral) 손상 : 서로 비대칭적 예 한 쪽은 긴장이 높고 반대쪽은 낮음 • 편측(unilateral) 손상 : 다양한 증상들이 나타남 • ROM, 근 긴장, 근력의 문제 • 각 관절의 문제 : 위팔, 아래팔, 손목, 손
하지 (lower extremities)	• 혼수상태인 경우 : 양측에 심각한 폄 패턴이 나타남 • 양측(bilateral) 손상 – 한 쪽에는 근력약화(muscle weakness)가 나타남 – 다른 쪽에서는 '중간(moderate)~심한(severe)' 경직성 폄이 나타남 • 편측(unilateral) 손상 – 약간의 경직성 폄(spastic extension) – 원시반사(예, positive supporting reaction)가 자세를 악화시킴
몸통 (trunk)	• 척추뒤굽음증(kyphosis), 척추옆굽음증(scoliosis), 척추앞굽음증(lordoisis)이 모두 나타날 수 있음 • 경직성 근육(spastic muscle) : 복부, 척추 및 척추 주변의 근육들(abdominal, spinal, paraspinal muscle) • 고긴장(hypertonicity)으로 인한 결과 : 측면 굽힘(lateral flexion), 손상된 쪽으로의 돌림(rotation)이 나타남
골반 (pelvis)	• 골반의 후방 기울기(posterior pelvic tilt) – 내재성 등 근육(intrinsic back muscle)의 고긴장으로 인해 ◦ 엉덩갈비근(iliocostalis), 가장긴근(longissimus) • 편측으로의 골반 후퇴(retraction) – 손상된 쪽의 'quadratus lumborum'의 고긴장이 원인 – 한 쪽이 다른 쪽보다 더 낮아짐

7) 감각의 상실(loss of sensation)

등쪽 기둥 (dorsal columns) 트랙의 손상	• 가벼운 접촉(light touch), SD(sharp-dull) 분별, 고유수용성 감각(proprioception), 운동 감각(kinesthesia), 진동 감각의 손상이 나타남
가측 척수시상 (lateral spinothalamic) 트랙의 손상	• 온도(temperature), 통증(pain) 감각의 손상이 나타남
마루엽(parietal lobe) 손상	• 입체 지각(sterognosis), 2점구별(two-point discrimination), 'graphesthesia' 손상
뇌신경(cranial nerve) 손상	• 맛, 냄새, 얼굴의 감각의 손상이 나타남

8) 기타

전신의 움직임 통합의 상실 (loss of the integration of total body movement)	• 전신의 움직임(total body movement) – 머리, 목, 몸통의 통합된 조절을 말함 • ADL 수행에 필요한 요소 – 머리, 목, 몸통, 사지 등의 대운동/소운동(gross/fine motor)이 조절되며 서로 협응되어야 함
LOM (limitation of motion)	• TBI 환자에게 자주 발생하며 원인을 찾기가 어려움 • 근 긴장의 증가, 경직성 구축(spastic contracture), 이소성 골화증(HO : Heterotopic Ossification), 골절, 탈골(dislocation), 통증 등이 원인이 될 수 있음

2. 연하곤란과 스스로 먹기(Dysphagia and self-feeding)

뇌신경 (cranial nerve) 손상	• 씹기(chewing), 삼키기(swallowing) 단계에서 어려움이 나타남 • 구강 근육들이 저 긴장(hypotonicity)이거나 고긴장(hypertonicity)이 됨
턱의 안정성 (stability)	• 뼈의 골절 및 뇌신경 손상으로 인해 안정성의 문제가 발생함
비정상적인 구강의 반사들 (abnormal oral reflexes)	• 찾기(rooting), 물기(biting), 빨기(sucking), 구토(gagging) 등의 반사들이 나타남
인지의 문제	• 씹기, 삼키기, 호흡의 순서 만드는데 어려움을 만들 수 있음 • 지속적 집중(sustain attention)에 어려움이 발생됨 • 충동적일 경우, 음식의 비율이나 양 조절에 있어 어려움이 발생할 수 있음

기타	• 흡인(aspiration)이 발생될 수 있음 • 'oral apraxia', 'hemianopsia'로 인한 식사의 장애가 발생할 수 있음 • 식도 단계(esophageal stage) 이전의 문제가 더 많이 발생됨 – 구강~인두 단계

3. 인지 상태(Cognitive status)

감소된 주의력 및 집중력(attention & concentration)	• 주의집중 시간에 문제가 발생되며 및 쉽게 주의를 빼앗기게 됨 • 활동을 유지하거나 지속하는데 있어 어려움이 발생됨
기억력(memory) 손상	• 신경학적 회복에도 불구하고 단기기억의 장애가 잔존할 수 있음
활동의 시작과 종료(initiation/termination of activities)의 손상	• 보속증(perseveration)이 나타나기도 함 • 행동 및 사고과정(thought process)에 나타남
감소된 안전의식 및 흐린 판단력(decreased safety awareness and poor judgement)	• 이마엽(frontal lobe) 손상 – 통찰력(insight)에 문제가 발생됨 – 충동적이며 행동 전(before) 과정에 대한 고려가 부족함 • 안전의식 및 판단의 흐림에 대한 사례 – 휠체어 사용 시 브레이크를 잠그지 않거나 발판의 제거 없이 일어나기 – 교통신호를 확인하지 않고 길을 건너기 – 장갑 없이 오븐이나 가스레인지 위의 냄비 옮기기
느려진 정보처리(delayed processing of information)	• 대부분의 TBI 환자는 외부로부터 들어오는 정보처리에 어려움이 발생됨 • 외부 지극에 대한 반응시간의 지체가 나타남 – 감각처리 과정이 느린 것을 감각지각의 결핍으로 오판할 수도 있음
손상된 실행기능(executive function)과 추상적 사고(abstract thinking)	• 실행기능(executive function) – 목표설정, 결과에 대한 이해, 행동의 수정 등을 말함 • 추상적 사고(abstract thinking) – 중요한 추론(critical reasoning), 분석기술(analytical skill)을 사용해 자신의 내적 개념을 유지하고 조작하는 것을 말함 • 기타 – 많은 TBI 환자들이 구체적 사고(concrete thinking)를 보임 → 정보에 대해 문자적 수준으로 해석하는 문제가 나타남
손상된 일반화(generalization)	• 한 가지 기술이 학습되면 다른 환경에서도 그 기술을 사용할 수 있는 능력을 말함 • 새로운 것을 학습함에 있어 문제가 발생됨 – 실행기능, 추상적 사고, 단기기억의 손상 등이 원인이 됨

4. 시각적 상태(Visual status)

나타나는 문제들	• 안구진탕(nystagmus) • 반맹증(hemianopsia) • 스캐닝과 안구추적(scanning and pursuit)의 손상 • 빠른 순간적 움직임(saccades)의 손상 • 눈 깜박임의 감소(reduced blink rate) • 안검하수(ptosis) • lagophthalmo : 불완전한 눈 감김 • accommodative dysfunction : 눈 조절의 장애 • convergence insufficiency : 눈 모음의 어려움 • strabismus : 사시의 발생

5. 지각 기술(Perceptual skills)

시 지각 (visual perception)	• 좌우구별(right-left discrimination) • 전경배경 구분(figure-ground discrimination) • 형태 항상성(form constancy) • 공간 내 위치(position in space) • 지리적 지남력(topographical orientation) • 시각 실인증(visual agnosia) • 얼굴인식불능증(prosopagnosia)
신체 도식 (body schema)	• 신체의 특정 부분을 인식하는 능력 – 촉각, 고유수용성 감각, 압박감(pressure sensory)이 조합되어 나타나는 결과 • 질병실인증(anosognosia) • 편측무시증후군(unilateral neglect syndrome) – 한 쪽으로부터 들어오는 지각의 통합이 실패함 – 우측 마루엽(right parietal lobe)의 손상 시 나타남 예 환자는 오른쪽 얼굴만을 면도함
지각성 언어장애 (perceptual speech and language dysfunction)	• 수용성 실어증(receptive aphasia) – Wernicke's aphasia • 표현성 실어증(expressive aphasia) – Broca's aphasia • 기타 – 명칭실어증(anomia), agrommation 등도 나타날 수 있음

지각-운동의 장애 (perceptual-motor dysfunction)	• 이마엽(frontal lobe)의 전운동피질(premotor cortex)과 주운동영역(primary motor area)의 손상으로 나타남 • 운동계획(motor planning)의 손상, 실행증(apraxia) 등이 나타남 – ideational/ideomotor/constructional apraxia

6. 사회심리적 요소(Psychosocial Factors)

TBI 이후의 사회심리적 문제	• 자아개념(self concept)의 손상 • 사회적 역할(social role)의 손상 • 의존적 삶 • 심리적 경험 – 좌절, 부정, 타협, 우울, 적응 등을 경험하게 됨 – 감정의 변화 : 손상된 부위에 따라 다양한 양상이 나타남 예 좌반구(left hemisphere) 손상은 우울(depression), 정서불안 등을 보임

5.4 초기 수준의 환자 평가(Evaluation of the beginning level patient)

초기 평가	• 초기 수준의 환자는 'Ranchos los amigos scale'의 1~3단계의 상태가 됨 – 혼수상태, 최소의 각성, 심한 혼란, 집중의 장애 등이 있음 • 평가 시 조용한 환경에서 짧은 단계로 평가 진행되어야 함
인지(cognition)	• 지남력이 있는지, 명료한지(oriented and alert)를 위한 질문 – 이름, 장소, 시간에 대해 지남력이 있는지? 명료한지? • 간단한 언어적 요구에 반응하는지? – "이 손가락을 잡아보세요" • 환자가 언어 또는 눈의 움직임을 통해 의사소통을 할 수 있는지?
시각(vision)	• 환자가 물체를 스캔할 수 있는지? • 치료사와 눈 마주침을 유지할 수 있는지? • 사람의 목소리에 반응해 환자가 눈을 뜨는지?
감각(sensation)	• 통증이나 차가운 것과 같은 외부 자극에 반응하는지?

관절 ROM	• 특정 관절에 경직, 근 긴장 증가, 강직(rigidity), 구축, HO(heterotopic ossification)와 같은 증상으로 인해 ROM의 제한이 있는지?
근력	• 근 긴장의 변화 없이 근육(muscle group)에 약화(weakness)가 있는지?
운동조절 (motor control)	• 'decorticate' 또는 'decerebrate' 강직(rigidity)이 있는지? • 증가된 긴장과 경직(spasticity)이 있는지? • 감소된 긴장과 저긴장(hypotonicity)이 있는지? • 심부건반사(deep tendon responses)는 있는지? 또는 감소했는지? • 원시반사(primitive reflexes)가 있는지?
연하곤란 (dysphagia)	• 흡인(aspiration)없이 먹을 수 있는지? • 침 흘림이나 음식물의 구강 내 남김(pocketing) 없이 구강운동 조절(oral motorcontrol)을 보이는지?
사회 심리적 및 행동 요소	• 환자의 감정이 일정한지? 흥분되었는지? 또는 감정적으로 불안정한지?

5.5 초기 수준의 환자 치료(Treatment of the beginning level patient)

목표 및 환경	• 일반적 목표 – 환경 및 자신에 대한 자각(awareness) 및 환자의 반응 수준을 증가시키기 • 모든 자극들은 구조화되어야 함 • 단순한 단계와 명령이 필요함 • 인지처리 과정(cognitive processing)에 있어 지연을 보이므로 반응을 위해 충분한 시간을 제공해야 함

1. 감각자극(Sensory stimulation)

개요	• 환자가 의학적으로 안정되면 곧바로 시작할 수 있음 • 일반적으로 ICU에서부터 시작함
치료 목표	• 조절된 감각자극(controlled sensory stimulation)을 제공하므로 환자의 자각(awareness)을 향상시킴

감각자극	• 망상체활동 시스템(reticular activating system)에 신경학적 신호를 증가시키는 것 • 전통적인 방법 – 단독 자극을 제공함 : 시각, 청각, 촉각, 후각, 미각 등
치료사례	• 손전등(flashlight) 이용하기 – 눈 뜨기(eye opening) 및 시각 트래킹(visual tracking)을 유도함 – 시각을 자극함 • 종 울리기 또는 음악 제공하기 – 청각을 자극함 • 다양한 향(바닐라, 바나나 등)을 코 아래에 위치시키기 – 각성을 자극하기 위해 – 후각을 자극함 • 면봉을 이용해 환자의 입술 및 혀에 맛 제공하기 – 짠맛, 쓴맛, 단맛, 새콤한 맛 등을 적용함 – 미각을 자극함
자극에 대한 환자의 반응 (change)	• 소리 나는 쪽으로 머리를 돌림 • 활동에 사용되는 물건에 대한 시각적 집중(attention) 또는 트래킹(tracking)이 나타남 • 신체적 반응 : 호흡, 근 긴장, 자세, 사지의 변화 등이 나타남 • 음성 : 신음, 한숨, 단어 말하기 등이 나타남 • 언어적 지시를 따름
효과적인 감각자극	• 그 개인에게 의미 있는 물건이어야 함 • 병전 환자의 흥미가 중요함 예 좋아하는 음악, 좋아하는 음식, 여자 친구 또는 어머니의 향수 등

2. 휠체어 자세(Wheelchair positioning)

올바른 앉기	• 근접한 환경과의 상호작용을 촉진하는 기회를 제공함 • 피부탈락(skin breakdown), 관절구축(joint contracture) 등을 예방함 • 정상 근 긴장은 촉진되고 원시적 반사는 억제함 • 안전이 강화되며 인지기술(cognitive skills)이 향상됨
골반(pelvis)	• 자세잡기의 시작은 골반에서부터 실시됨 – 몸통, 머리, 사지에 영향을 미치기 때문 • 견고한 시트(seat)가 필요함 – 중립(neutral)~약간의 전방 경사(anterior pelvic tilting)를 유도함

<table>
<tr><td colspan="2">골반(pelvis)</td><td colspan="2">• 허리부를 지지함(lumbar support)
– 허리부(lumbar spine)의 자연스런 커브(natural curve)를 유지함
• 쐐기 시트(wedged seat)를 사용함
– 엉덩관절(hip) 굽힘을 촉진할 수 있음
– 엉덩관절(hip)과 하지(L/E)의 폄근 긴장(extensor tone)을 억제함</td></tr>
<tr><td colspan="2">몸통(trunk)</td><td colspan="2">• 골반의 자세를 만든 후 몸통의 자세가 이루어져야 함
• 단단한 등받이(solid back) 또는 단단한 콘투어(contoured) 등받이가 필요함
– 척추를 세우기(erect) 위해
• 측면지지(lateral trunk support)가 필요함
– 척주옆굽음증(scoliosis), 측방 굽힘(lateral trunk flexion)을 예방해야 함
• 흉부 스트랩(chest strap)의 사용
– 척주뒤굽음증(kyphosis)을 감소시킴
– 어깨의 후퇴 및 벌림을 촉진할 수 있음
→ 호흡(diaphragmatic breathing) 시 뒤쪽흉부(upper chest)를 확장(expand) 시킴</td></tr>
<tr><td colspan="2">하지(L/E)</td><td colspan="2">• 벌림 쐐기(abductor wedge)의 사용
– 엉덩관절(hip)의 모음(hip adduction) 및 안쪽돌림(IR)을 감소시킴
• 허벅지(thigh) 측면에 폼 패드(foam pad)를 적용함
– 하지의 벌림(abduction)을 감소시킴
• 무릎관절의 자세
– 90° 굽힘을 유지함
• 발뒤꿈치(heel)의 체중지지
– 정상적인 근 긴장을 위해 양쪽에 같은 체중지지가 이루어져야 함</td></tr>
<tr><td rowspan="4">상지(U/E) 올바른 자세</td><td>어깨뼈</td><td>• 중립 자세(neutral position)</td><td rowspan="4">• 스플린트 또는 캐스트(splint or cast)의 적용
– 경직(spasticity)을 감소시키며, 기능적 자세를 촉진시킴
• 휠체어 판(lap tray)의 사용
– 상지에 지지(support)를 제공하며 상지의 양쪽 사용을 촉진시킴</td></tr>
<tr><td>어깨관절</td><td>• 약간 바깥돌림(ER) 및 벌림(AB)</td></tr>
<tr><td>팔꿉관절</td><td>• 약간 굽힘 된 중립 자세(neutral position)
• 아래팔은 엎침(pronation)</td></tr>
<tr><td>손목 및 손가락</td><td>• 기능적인 자세(functional position)</td></tr>
<tr><td colspan="2">머리</td><td colspan="2">• 초기 환자는 머리 조절이 어려움
– 정중선 중립을 유지하기가 어려움
– 머리의 정중선 위치는 환경과의 시각접촉(visual contact)을 만들어 줌</td></tr>
</table>

머리	• U자 모양의 도구(U shaped device)의 사용 – 머리를 정중선에 유지시킴 • 이마 스트랩(forehead strap)의 사용 – 머리가 앞으로 떨어지는 것을 방지함

3. 침상자세(Bed positioning)

개요	• 침상자세 유지의 어려움 – 경직(spasticity), 원시 반사, 비정상적 자세로 인해 발생됨 • 오랜 시간 한 자세를 유지하는 것은 욕창을 초래함
자세	• 측면 눕기(side-lying), 반 엎드려 눕기(semi-prone) 자세가 추천됨 • 바로 누운(supine) 자세는 TLR(Tonic Labyrinthine Reflex)을 유발함 • 바로 누운 자세에서 머리의 측면 돌리기(lateral position)는 ATNR을 유발함
측면으로 누운 (side-lying) 자세	• 머리 – 작은 베개를 이용해 중립자세를 유지함(small pillow in a neutral) • 몸쪽 상지(bottom U/E) – 어깨뼈 돌출(scapular protraction), 어깨관절 바깥돌림(shoulder external rotation) – 약간의 어깨관절 굽힘 – 수평모음(horizontal adduction)을 피하기 위해 베개로 지지해 줌 • 아래쪽 팔꿈치(bottom elbow) : 굽힘 • 위쪽 팔꿈치(top elbow) : 폄 • 양쪽 손목과 손가락(both wrist & all digits) : 폄 • 몸쪽 하지(L/E) – 약간 굽힘(엉덩관절과 무릎관절) : 베개를 이용하여 지지함 – 무릎 사이에 폼 웨지(foam wedge)를 넣을 수 있음 • 먼쪽 하지(L/E) – 엉덩관절과 무릎관절의 약간 굽힘 • 측면으로 누운(side-lying) 자세 – 등, 골반, 어깨의 뒤쪽에 지지물을 제공함 – 볼스터(bolster) 또는 베개를 이용할 수 있음 • 발(feet) – 폄을 피함 : '폄 반사(extensor trust)'를 초래함

4. 스플린트와 캐스트(Splinting and casting)

스플린트와 캐스트	• 관절 ROM의 제한이 있는 경우 적용됨 • 연부조직(soft-tissue)의 구축이 있는 경우 적용됨 • 경직(spasticity)이 있는 경우 적용됨
손과 손목의 스플린트	• 휴식 시 기능적 자세를 유지할 목적으로 적용함 • 근 긴장을 감소시킬 목적으로 적용함
시리얼 캐스팅 (serial casting)	• 보다 공격적인 방법이 됨 • 관절의 ROM 증가 및 근 긴장 감소를 목적으로 함
스플린트 스케줄	• 2시간 착용 후 2시간 동안 제거 – 중간에 피부관찰이 필요함 – 주기적으로 반복함 • 기타 – resting splint → 휴식을 위한 스플린트 – wrist cock-up splint → 집기(prehension) 동안 손목을 안정화시킴 – thumb opposition splint → 손바닥을 이용한 집기(palmar pinch), 3점 집기(three-point pinch)가 촉진됨

5. 기타

연하곤란 (dysphagia) 치료	• 신경계작업치료 I 연하곤란 참조
행동 및 감정 관리 (behavioral and emotional management)	• 환자가 '왜 병원에 있는지'를 설명해 주어야 함 • 환자에게 '장소, 날짜, 시간, 계절'에 대해 설명해 주어야 함
가족 및 보호자 교육 (family and caregiver education)	• 정보제공 및 정신적 지지의 제공 • 가족의 역할 – 환자의 반응을 촉진시킴, 감각 자극 프로그램을 도움, 적절한 침상 자세를 유지함, ROM 프로그램에 참여함, 휠체어 자세를 만들어 줌, 식사를 제공함, ADL을 훈련시킴 등

5.6 중기 및 중기 이상의 환자(Intermediate-to advanced level patient)

- 'Rancholos amigos scale'이 4단계 이상의 환자를 말함
  - 각성은 있으나 혼란, 흥분, 적절하지 못한 반응 등을 보임

1. 평가(측정 및 평가 참조)

신체적 상태 (physical status)	• 내용 – ROM, 근력, 운동, 전신 조절(total body control), 지각(perception), 운동감각(kinesthesia) 등을 평가함 • 도구 – 측각계(goniometers), 악력계(dynamometers), MMT, 관찰 등을 이용함 • 표준화된 평가 도구들(손의 기능 평가) – Jebsen hand function test – Minnesota rate manipulation test – Minnesota Manual Dexterity Test – Purdue Pegboard Test – 기타
연하곤란 (dysphagia) 평가	• 구강운동 조절, 인지, 지각, 언어 등을 평가해야 함 • 평가도구 – videofluroscopy 등을 사용함 • 부적절한 자세, 행동장애, 지각 및 인지 손상 등이 삼킴에 영향을 미칠 수 있음 • 기타 : 앞 장의 연하곤란 참조
인지(cognition) 평가	• Allen cognitive level test • LOTCA(loewenstein occupational therapy cognitive assessment) • 기타
시각(vision) 평가	• 시각적 스크리닝(vision screening), 시각집중(visual attention), 눈동자 움직임(ocular movement), 깊이 지각(depth perception) 등을 평가함
지각 기능(perceptual function) 평가	• 시지각(visual perception), 지각 운동(perceptual-motor) 등을 평가함
ADL 평가	• ADL 및 IADL을 평가 • 평가 도구 – AMPS, FIM, MBI, Klein-bell activities of daily living scale 등을 사용할 수 있음
기타 평가	• 운전, 직업, 사회심리적 요소 등을 평가함

2. 치료(Treatment)

<table>
<tr>
<td>신경 근육 손상
(neuromuscular impairments)</td>
<td>• 치료 내용
– 근육조절, 대칭적 자세, 활동 시 신체의 양측통합, 양측 체중지지, 감각경험 등을 적용함
• 효과적인 테크닉
– NDT, PNF, MFR(myofascial release), Rood 테크닉, 다양한 물리요법 등을 적용함</td>
</tr>
<tr>
<td>운동실조증(ataxia)</td>
<td>• 소뇌 또는 신경전도로의 손상
• 영구적인 장애로 남을 수 있음
• 보상전략의 사용
– 저항이 있는 활동을 수행함
– 특정 신체 부위에 무게(weight)를 제공함
– 사용하는 도구들(수저, 컵 등)을 무겁게 함(weighted eating utensils and cups)
– 8자형(figure-eight pattern) 테라밴드(theraband)를 사용함</td>
</tr>
<tr>
<td>인지(cognition)</td>
<td>• 다양한 인지 문제
– 구체적 사고, 계획 등이 어려움
– 특정 기술을 일반화시키기 어려움
• 보상전략의 사용
– 스케줄 노트, 메모리 노트 등을 사용함
– 월 예산 차트를 사용함
– 지도를 사용함
• 컴퓨터 프로그램
– 인지 훈련을 위해 사용될 수 있음</td>
</tr>
<tr>
<td>시각(vision)</td>
<td>• 시각손상(vision dysfunction)을 중재하는 방법들
– 시각차단(occlusion), 교정렌즈(corrective lense), 프리즘 렌즈(prism lenses), 눈운동(vision exercise), 환경적 적응(adaptation), 교정수술(corrective op) 등
<table>
<tr><td>시각 차단</td><td>• 복시(double vision)가 있는 경우 사용
• 단기간의 보상 전략</td></tr>
<tr><td>프리즘 렌즈</td><td>• 흐려진 형상에 도움
• 영구적 복시가 있을 경우 처방됨</td></tr>
<tr><td>시 운동
(vision exercise)의
순차적 구성</td><td>• 시운동의 효능
– 잔존한 시력을 극대화 함
– 손상된 시각기술을 증진시킴
– 시각손상에 대한 환자의 자각(awareness)을 향상시킴
– 환자의 보상전략 학습을 도움
• 기초 기술부터 시작함
– 시각집중(visual attention), 추적(pursuit), saccade eye movement 등
– 점차 보다 어려운 기술로 진보해 나감(fusion, stereopsis 등)</td></tr>
</table>
</td>
</tr>
</table>

<table>
<tr><td>시각(vision)</td><td><table><tr><td>환경적 적응</td><td>• 보상적 접근이 필요함
• 색을 이용한 보상방법
– 독서 : 페이지 한 쪽에 색 경계(colored border)를 만들어줌
– 색의 대조 : 밝은 색과 어두운 색의 버튼을 이용한 TV 리모콘
• 크기를 이용한 보상방법
– 시계의 큰 글자, 큰 전화 버튼 등
• 동공(pupil) 수축에 어려움이 있는 환자
– 선글라스의 착용을 추천함</td></tr></table></td></tr>
<tr><td>지각(perception)</td><td>
• 전경배경(figure-ground)
<table><tr><td>재활
(rehabilitation)</td><td>• 비슷한 물건들을 놓고 반복적으로 연습함
• 예
– 침대위에 흰 커버위를 씌우고 흰 셔츠를 놓아 찾게 함
– 스테인레스 수저통에서 스푼을 넣고 찾게 함</td></tr>
<tr><td>보상
(compensatory)</td><td>• 주방 서랍에 식기들을 분류하여 정돈함
• 색상별로 특성별로 찾기 쉽게 분류하게 함</td></tr></table>
• 표현성(expressive) 실어증
<table><tr><td>재활
(rehabilitation)</td><td>• 반복된 대화 훈련
• 피드백 제공, 올바른 언어 사용을 촉진함</td></tr>
<tr><td>보상
(compensatory)</td><td>• 글자, 단어, 그림 등이 있는 차트(chart)를 이용하여 원하는 것을 표현하게 함
• 식사, 용변, 약물 등의 요구를 표현함</td></tr></table>
• 실행증(apraxia)
<table><tr><td>재활
(rehabilitation)</td><td>• 특정 과제를 치료사의 도움을 받아(hand-over-hand) 반복적으로 수행함
예 옷 입기 기술의 반복적 수행</td></tr>
<tr><td>보상
(compensatory)</td><td>• 그림 또는 단어를 통해 순서에 따라 옷 입기를 수행함(시각적 도움)</td></tr></table>
• 무시 증후군(neglect syndrome)
– 신체구조 인식의 장애
<table><tr><td>재활
(rehabilitation)</td><td>• ADL 수행 시 무시되는 사지의 사용을 촉진함
• 방의 재배치를 통해 무시되는 부위를 자극
예 TV를 손상된 쪽으로 놓음</td></tr>
<tr><td>보상
(compensatory)</td><td>• 무시되는 쪽에 색(color)을 제공함
예 식판의 한 쪽에 색 테이프를 부쳐주므로 손상된 쪽을 인식시킴
예 책의 왼쪽에 색 테두리(border)를 제공하므로 책읽기를 촉진함
• 안전을 보상하기 위한 가구 재배치
– 부딪칠 수 있는 사물들을 정상 쪽(non neglect side)으로 재배치함</td></tr></table>
</td></tr>
</table>

구분	전략	내용
행동관리 (behavioral management)	환경적 (environmental) 전략	• 물건 또는 환경의 외형을 변화시킴 – 적절한 행동은 촉진시키고, 원하지 않는 행동은 억제시키기 위해 – 안전을 도모하기 위해 • 흥분된(agitated) 환자 – 룸메이트 없는 조용한 독방에 둠 – 치료는 외부적 자극이 없는, 그리고 다른 환자들로부터 떨어진 조용한 방이 좋음 – 매우 심한 행동의 문제가 있는 환자 ◦ 1 : 1 간호(care)가 필요함
	상호적 (interactive) 전략	• 의료진 및 보호자가 환자와의 상호작용을 목적으로 사용함 – 방법 ◦ 흥분된 환자에게 조용하고, 부드럽고, 간결하게 이야기하기 ◦ 세밀한 설명은 환자를 혼란스럽게 만듦 ◦ 치료 시 안전을 위해 문을 열어두어야 함
	기타	• 행동 치료 – 행동의 문제가 있는 경우에 사용함 • 약물 치료 – 행동의 문제가 좋아지지 않을 경우에 사용함 – 자신 또는 타인에게 안전상의 문제가 발생될 경우에 사용함
연하곤란 및 식사 (dysphagia and self-feeding)		• 치료 전략은 다른 신경계 손상 환자들과 같음 • 스스로 먹기(self feeding) 프로그램의 진행 – 고립된 공간에서 시작함 → 환자의 방 – 보다 사회적 상황으로 등급화시켜 나아감 • 충동성을 보이는 환자의 식사 – 충분히 씹고 완전히 삼킨 후 수저를 내려놓는 전략을 사용함
기능적 움직임 (functional mobility)		• 침상 이동(bed mobility) – 침대에 오르기 및 내리기, 구르기, 교각 자세(bridging), 앉아서 일어나기 등 • 휠체어 관리(W/C management) – 실내외 휠체어 사용 유무, 휠체어 차량 적재, 부품관리 등 • 기능적 보행(functional ambulation) – 보행훈련, 일상생활로의 보행기술 전이, 이동 보조도구 등
이동 (transfers)		• 입원기간 중 지속적인 연습이 이루어져야 함 – 오른쪽과 왼쪽을 모두 연습함 • 가족 및 보호자의 교육이 필요함

퇴원 계획	• 가정 안전(home safety) – 퇴원 후 가정방문을 통해 안전을 위한 가옥수정을 실시해야 함 – 화장실, 복도, 조명, 위험한 물건, 전자제품, 뜨거운 물, 미끄러운 바닥 등을 수정해야 함 – 가족 및 보호자의 교육이 중요함 • 필요한 장비의 평가 및 주문(ordering) – 퇴원을 앞둔 환자에게 필요한 도구의 평가가 필요함 – 목욕 벤치, 손잡이 등 • 가족 및 보호자 교육 – 이동, 식사, 휠체어, ADL, 스플린트, ROM 운동 등에 대한 교육 • 기타 – 운전훈련에 대한 조언, 직업기술 및 직업훈련에 대한 조언이 필요함
기타	① 가사관리(home management) • 식사준비, 세탁, 청소, 돈 관리, 쇼핑, 예산 세우기 등 ② 지역사회로의 재통합(community reintegration) • 은행 입금 및 출금, 교통수단 이용, 쇼핑 목록 계획, 물건구입 등 ③ 사회심리적 기술(psychosocial skills) • 사회적 역할의 상실은 존재감 상실이 유발될 수 있음 • 환자의 작업과 역할을 찾아주는 것이 작업치료사의 역할이 됨 → 환자가 원하는 역할과 활동을 확인해야 함 • 그룹 치료를 활용함 • 같은 상황에 있는 사람들과의 만남을 허용함 • 유익한 정보를 얻을 수 있음 • 문제를 나눌 수 있음 ④ 약물 남용(substance use) • 재발의 가능성이 매우 높음 • 과거전력이 있는 환자에게 약물 관련 재활 프로그램은 매우 중요한 일면이 됨

S.U.M.M.A.R.Y

1. 정의

1) 외부로부터의 발생된 물리적 힘에 의한 뇌 손상
2) 퇴행성 또는 선천적 손상과는 다름
3) 대뇌 손상으로 인하여 인지/지각/신체의 장애 발생

2. 주요 손상(Primary Damage)

1) 국부 손상(focal brain damage)
2) 확산 손상(diffuse brain damage)
3) 두개골 골절(skull fracture)
4) 2차적 손상(secondary damage)

3. 의식 수준(level of consciousness)

1) 혼수(coma) · 혼미(stuporous) · 의식(consciousness)
2) Glasgow coma scale(GCS)
3) Ranchos los amigos scale

4. 임상적 양상(Clinical Picture)

1) 신체적 상태(physical status)

- 강직(rigidity), 비정상적 근 긴장 및 경직, 원시반사, 근력약화, 지구력 감소 운동실조증, 자세의 문제, LOM, 감각의 상실 등

2) 인지손상

3) 지각 기술(perceptual skills)

(1) 시지각(visual perception) 장애
(2) 신체도식(body schema)
(3) 지각성 언어 장애(perceptual speech and language dysfunction)
(4) 지각 운동 장애(perceptual-motor dysfunction)

5. 작업치료

1) 초기 수준의 환자

(1) 감각자극(sensory stimulation)

- 치료 목표 : 조절된 감각 자극을 제공하므로 환자의 자각(awareness)을 향상

(2) 휠체어 자세(wheelchair positioning)

① 골반(pelvis)

- 골반을 시작으로 자세 잡기가 이루어져야 함

- 견고한 시트(seat)가 필요
- 요추부 지지(lumbar support)

② 몸통(trunk)

- 단단한 등받이(solid back) 또는 단단한 콘투어(contoured) 등받이가 필요함
- 측면지지(lateral trunk support)가 필요
- 흉부 스트랩(chest strap)

③ 하지(L/E)

- 벌림 쐐기(abductor wedge)
- 허벅지(thigh) 측면의 폼 패드(foam pad) 적용
- 무릎관절(knee) 90° 굽힘
- 발뒤꿈치(heel)는 정상적인 근 긴장을 위해 양쪽에 같은 체중지지

④ 상지(U/E)

- 어깨뼈(scapular)의 중립자세(neutral position)
- 어깨관절(shoulder)의 약간 바깥돌림(ER) 및 벌림(AB)
- 팔꿉관절(elbow)의 약간 굽힘 된 중립 자세(neutral position), 전완은 엎침(pronation)
- 손목(wrist)과 손가락(finger)의 기능적인 자세(functional position)
- 머리(head)
  - 초기의 환자는 머리의 조절이 거의 없음
    → 정중선 중립을 유지하기 어려움
  - U자 모양의 도구(U shaped device)를 사용
  - 이마 스트랩(forehead strap)을 사용

(3) 침상 자세(bed positioning)

- 오랜 시간 한 자세의 유지는 욕창을 초래함

(4) 스플린트와 캐스트(splinting and casting)

① 관절 ROM의 제한이 있을 경우

② 연부 조직(soft-tissue)의 구축(contracture)이 있을 경우

③ 경직(spasticity)이 있을 경우

2) 중기 및 중기 이상

(1) 신경 근육 손상(neuromuscular impairments)

(2) 운동실조증(ataxia)

(3) 인지(cognition) 손상

(4) 시각(vision) 손상

(5) 지각(perception) 손상

(6) 행동관리(behavioral management)

(7) 연하곤란 및 식사(dysphagia and self-feeding) 프로그램

(8) 기능적 움직임(functional mobility)

(9) 이동(transfers)

OCCUPATIONAL THERAPY

6

C·H·A·P·T·E·R

신경원성 및 근육성 질환 (Neurogenic & muscular disease)

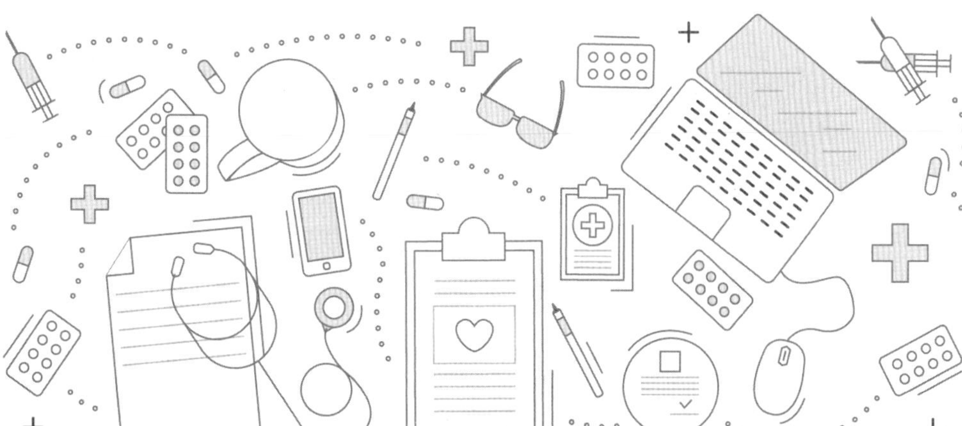

꼭! 알고 넘어가기!!

- 질환별 진행과정과 대표적인 증상들을 이해한다.
- 질환의 진행 단계를 이해하고 단계별 치료방법을 암기한다.
- 말초신경 관련 문제들이 자주 출제되고 있으며, 말초신경별 임상적 증상을 반드시 숙지해야 한다.

6.1 개요

정의	• 운동단위(motor unit)란? – 운동 시스템의 기초 기능 단위(elementary functional unit)를 의미함 **구성**: • 척수의 앞뿔(anterior horn) 내 운동 신경세포(motor neuron cell body) • 운동신경(motor neuron)의 축삭(axon) • 신경근육 연접부(neuromuscular junction) • 근섬유(muscle fiber)
일반적인 증상	• 근 약화(muscle weakness) • 골격근(skeletal muscle)의 위축(atrophy)

6.2 신경성 질환(Neurogenic disorders)

1. 앞뿔세포(Anterior horn cell)의 운동신경(Motor neuron)

역할	• 모든 수의적 움직임과 반사를 중재함 • ROM, 근력, 움직임의 특성을 결정함 – 특정 운동단위(motor unit)에 의해 결정됨

2. 하위 운동신경 시스템(Lower motor neuron system)

구성	• 앞뿔(anterior horn)의 세포(cell bodies) • 뇌신경(cranial nerves) Ⅲ ~ Ⅹ의 핵 • 축삭(axons)
분류	• 체성감각(somatic) • 자율신경계(autonomic) 요소
병변	• 신경성 운동 단위질환(neurogenic motor unit disease) • 하위 운동 신경질환(lower motor neuron dysfunction)

3. 손상의 원인

외상(trauma)	• 골절(bone fracture) • 탈골(dislocations) • 찰과상(lacerations) • 견인(traction) • 관통상(penentrating wounds) • 마찰(friction)
독소(toxins)	• 납(lead) • 인(phosphorus) • 알코올(alcohol) • 벤젠(benzene) • sulfonamides
감염(infections)	• 급성회백수염(poliomyelitis) • GBS(Guillain-barre syndrome)
신생물(neoplasms)	• 신경종(neuromas) • 다발성 신경섬유종(multiple neurofibromatosis)
혈관계 질환 (vascular disorders)	• 동맥경화증(arteriosclerosis) • DM(diabetes mellitus : 당뇨병) • 말초혈관 기형(peripheral vascular anomalies) • 결절성 다발성 관절염(polyarteritis nodosa)
퇴행성 질환	• 근위축성 측색경화증(ALS : amyotrophic lateral sclerosis)
선천성 기형	• 약물 등에 의해 발생

6.3 급성회백수염(Poliomyelitis)

정의	• 척수의 앞뿔(anterior horn) 세포와 뇌줄기(brainstem)의 운동신경 세포에 손상을 일으키는 바이러스성 질환
증상	• 국소부위나 신체 전체에 이완성 마비가 나타남 • 상·하지의 근육, 호흡 부속(accessory) 근육들, 삼킴(swallowing)을 촉진하는 근육 등이 손상됨 • 사지에 뚜렷한 위축(atrophy)이 나타남 • 심부 건반사(deep tendon reflex)의 손실이 나타남 • 감각 루트(sensory root)는 손상되지 않아 감각은 정상임 • 초기에 구축(contracture)이 발생됨 • 근육의 비대칭 마비 시 변형이 나타남 – 아탈골(subluxation) – 척주옆굽음증(scoliosis) – 구축(contracture) • 골다공증(osteoporosis : bone atrophy)의 발생 – 체중을 지지하는 뼈가 약화되며, 병리학적 골절이 일어날 수 있음

1. 의학적 치료

급성기 치료	• 침상휴식(bed rest) • 자세유지(positioning) • 통증 감소를 위한 따뜻한 팩(pack)의 사용 등
회복 정도	• 손상된 신경세포(nerve cell)의 숫자에 의해 결정됨
외과적 처치	• 건이식술(tendon transfer) • 관절고정술(arthrodesis) • 근막, 근육, 건의 이완을 위한 수술
기타	• 치료적 스트레칭(therapeutic stretching) • 캐스트(casts) • 근 재교육(muscle reeducation) • 보장구(orthoses) • 서기(standing) 또는 안정성(stability)을 위한 보조기(bracing)

2. 급성기 치료

<table>
<tr><td>개요</td><td>• 침상에서 실시함
• 치료 과정 동안 근 피로(muscle fatigue)를 피해야 함
• 심리적 지지(support)가 치료 프로그램의 한 부분이 됨</td></tr>
<tr><td>핫백(hot pack)과 자세유지(positioning)</td><td>• 근 연축(muscle spasm)을 경감시킴
• 구축과 변형을 예방함</td></tr>
<tr><td>치료사의 역할</td><td>• 좋은 침상자세(bed positioning)를 제공해야 함
• 구축을 예방해야 함
• 약화된 근육을 보호해야 함
• ROM 유지
  – 부드러운 PROM을 제공함
  – 민감하고 통증이 있기 때문에 ‘muscle belly’를 잡는 것은 피함</td></tr>
<tr><td>호흡문제 (bulbar poliomyeltits)를 지닌 환자</td><td>• 호흡근 손상 시 호흡기를 사용해야 함
• 삼킴(swallowing) 근육 손상 시
  – 튜브 식사(tub feeding)가 이루어짐</td></tr>
<tr><td>평가 및 운동</td><td>• MMT(manual muscle test) 평가
  – 처음 4개월은 매달 실시함
  – 이후 4개월은 두 달에 한번 정도로 실시함
• ROM(range of motion) 운동
  – 회복된 환자는 회복 수준에 따라 실시하는 것이 바람직함
    → PROM에서 AROM으로 나아감
  – AROM
    → 치료사의 감독 하에 실시함
  – 보상적 움직임을 피해야 함
    → 거울 앞에서 실시하는 것이 유익함
      ◦ 환자 자신이 모니터 할 수 있음
      ◦ 정확한 동작이 가능함
• 근 재교육(muscle reeducation)
  – 등급화 된 방식으로 실시해야 함
<table>
<tr><td>초기 단계</td><td>• 근육의 조합(muscle setting) 운동을 학습해야 함
• 관절의 움직임 없이 수축과 이완을 번갈아 가며 실시함
• 등척성(isometric) 운동과 'EMG(electromyographic) 바이오피드백(biofeedback)'의 사용이 도움이 됨</td></tr>
<tr><td>회복이 나타날 때</td><td>• 저항이 있는 도구의 적용이 필요함
• 치료사에 의한 저항의 제공이 필요함</td></tr>
</table>
</td></tr>
</table>

평가 및 운동	• 약화된 근육에 대한 관리
	  – 항상 보호 받아야 함
	  – 저항운동은 피해야 함
	    → 중력을 이기고 ROM을 수행할 수 있기 전까지는 피해야 함
	    → 야간에는 스플린트를 착용하는 것이 바람직 함
	      ◦ 중력에 저항하기 위해 착용함
	      ◦ 강한 길항근(antagonist)의 당김에 저항하기 위해 착용
	• 저항운동
	  – 근육이 중력에 저항하여 완전한 ROM을 수행하기 전까지 실행되어서는 안 됨
	  – 저항운동의 목적
	    → 손상당하지 않은 근육의 근력운동을 위해
	    → 최소의 근 수축이 제공되므로 전체 활동에 기여함
	• 치료사의 역할
	  – 올바른 신체자세(body positioning)를 강조해야 함
	    → 관절의 정렬(joint alignment)
	    → 에너지 보존(energy conservation)
	  – 적절한 휴식 시간을 제공해야 함

ADL	• 보조도구(assistive devices)의 사용 • 환자의 요구에 맞는 보조도구의 적용 • 스플린트의 적용 • MAS(mobile arm supports)의 사용

3. 회복기 치료

회복기간	• 앞뿔(anterior horn) 세포의 손상은 영구적임 – 급성기 이후 약 2년 정도의 회복기간을 가짐
치료사의 역할	• 남아 있는 근육의 기능을 최대화 하도록 유도함
근력 회복	• 8개월이 지난 후에도 중력에 저항해 수축할 수 없다면 근력회복을 의심하게 됨 • 남겨진 근육의 유지 및 ADL이 강조되어야 함

6.4 소아마비 후 증후군(Postpolio syndrome)

1. 정의

정의	• 과거 소아마비(polio)를 앓았던 환자들에게 나타나는 질환임 • 초기 질환 후 수십 년이 지나서 추가적인 증상이 나타남
원인	• 아직 밝혀지지는 않음 • 아래 세 요소들 중 하나 또는 복합적인 이유로 인해 발생하는 것으로 추정함 – 운동단위(motor unit)의 기능장애(dysfunction) – 과도한 근육의 사용(overuse) – 근 골격계의 비사용(disuse)

2. 증상

전형적 증상	• 점진적인 근 약화 • 전례 없는 허약감 • 근육피로 • 통증 • 추위에 대한 내성 저하 • 호흡곤란 • 연하곤란 • 수면장애 • 근육경련(spasm) • 소화기 장애
점진적인 근 약화 및 피로	• 근 약화 – 가장 대표적인 증상 – 통증, 피로, 추위에 대한 약한 내성, 호흡의 문제 등이 동반됨 – 근력약화로 인한 변형은 통증의 원인이 됨 – 지구력 감소, 불안전한 보행, 낙상, 신경손상(entrapment) 등의 원인이 됨 • 피로 – 상태를 가장 악화시키는 증상이 됨 – ADL을 어렵게 만듦 → 보행(ambulation), 이동(transfers), 계단 이용, 가사관리(home management), 운전, 식사 등이 어려움 → 삼키기, 대·소변 조절이 어려움

관절, 몸통, 사지의 변형	• 근 골격계로 인한 문제들이 발생됨
	• 발생되는 문제들
	  – 통증
	  – 신경압박
	  – 퇴행성 관절염
	  – 넘어짐(fall)
	  – 비정상적인 걷기

증상의 완화	• 증상의 완화 및 기능의 안정화를 위해 삶의 방식(lifestyles)을 바꿔 주어야 함
	• 삶의 방식을 바꾸는 방법
	  – 근 피로(muscle fatigue)의 예방
	  – 신체 메커니즘(body mechanics)의 향상
	  – 에너지 보존(energy conservation) 테크닉의 사용

3. 작업치료의 평가

인터뷰	• 통증과 피로를 일으키는 활동에 대해 질문
	  – 증상으로 인해 생략하거나 축소한 활동이 있는가?
	  – 어떤 시간과 어떤 상황에서 증상이 나타나는가?
	  – 현재 사용하고 있는 보조도구의 종류는 무엇인가?
	  – 보조자가 필요한가?

MMT와 ROM	• MMT
	  – 측정된 점수 보다 기능적으로 낮은 수준을 보임
	  – 상지(U/E)의 근력은 ROM 전체 구간에서 다양하게 나타날 수 있음
	• ROM
	  – 환자가 구축과 근육 불균형(imbalance)을 가지고 있을 때 매우 중요한 평가가 됨

심리사회	• 치료사의 치료적 접근법을 선택하는 데 있어 도움이 됨
	• 신체적 문제로 인해 심리적 문제와 직면하게 됨
	  – 극복, 조정, 적응의 과정을 보임
	  – 중재 프로그램은 부정, 분노, 좌절, 절망 등의 감정들을 다루는 것이 됨

4. 작업치료사의 역할

생활방식 교육	• 근육의 과도한 사용을 방지함 • 피로를 감소시킴 • 변형을 예방함 • 스트레스를 감소시킴
기능적 활동 교육	• ADL, 일상의 과제, 일, 집안관리, 보행, 이동 등을 교육함 • 올바른 자세 메커니즘을 교육함
보조도구 추천	• 약화된 근육을 지지함 • 자조(self-care) 활동을 증진시킴
기타	• 에너지 보존(energy conservation) 교육 • 업무의 단순화(work simplication) 교육

6.5 길랭 바레 증후군(Guillain-barre syndrome)

1. 개요

정의	• 척수신경(spinal nerve)의 루트(root), 말초신경(peripheral nerve), 뇌신경(cranial nerve)에 급성 감염성 신경염이 발생한 상태
원인 및 병리	• 하위운동 신경로(lower motor neuron pathway)의 탈수초화(demyelination)가 진행됨 • 축삭(axon)은 일반적으로 보존되는 것이 특징임 • 종종 바이러스성 질환, 수술, 예방주사, 호흡기 감염 이후에 나타남 • 원인은 정확히 알 수 없음 • 성별, 나이에 관계없이 발병함 • 급성 염증성 질환으로 4주 이상 진행하지 않음 　– 대개 몇 시간 혹은 10일 이내로 진행됨 　– 4주 이상 경과하여 진행성을 나타낼 경우 만성으로 봄

2. 증상

초기 증상	• 열은 없지만 근육이 민감해지며, 통증이 발생함 • 일반적으로 힘이 없음(weak) • 심부건반사(deep tendon reflex)가 감소됨 • 이상감각(paresthesias)이 동반되기도 함
병의 진행에 따른 증상	• 진행 될수록 나타나는 문제들 – 운동의 약화(motor weakness) – 마비(paralysis) – 감각상실(sensory loss) – 근 위축(muscle atrophy) – 보행의 장애 또는 낙상(fall) – 상지, 몸통, 경부의 근육 약화 – 안면마비 – 안구허약(bulbar weakness) – 연하곤란 및 실어증 – 호흡근과 뇌신경은 가장 나중에 침범됨 • 뇌신경(cranial nerve) 손상 – 심한 경우 뇌신경의 손상을 초래하기도 함 – '뇌신경 Ⅴ, Ⅶ, Ⅹ'의 손상 – 말하기, 삼키기, 호흡의 어려움이 발생됨 • 연수(medulla)의 손상 – 연수는 생명의 중추임 – 호흡문제가 발생됨 – 기관절개술(tracheostomy)이 필요함 – 호흡기(ventilation) 보조가 필요함

3. 치료 및 예후

치료	• 혈장교환(plasmapheresis) – 자가 면역성 질환이라는 측면에서 치료를 시행 – 발병 초기 효과를 나타냄 • 정맥내 면역글로부린(IgE)의 투여 • 기관절개술(tracheostomy) – 장기간의 인공호흡기 사용이 필요할 경우 시행함

치료	• 기타 – 심한 빈맥 시 'tropine' 또는 심박동기가 필요함 – 혈압의 변화에 따른 약물의 사용이 필요함
예후	• 전체적으로 사망률은 10% 정도 • 축삭(axon)의 상태에 따라 다양한 예후를 지님 • 대부분 몇 주 또는 몇 달 안에 회복됨 • 호흡부전(respiratory failure)이 발생될 정도의 환자 – 20% 정도에서 심한 장애가 남게 됨 – 10% 정도에서 중등도의 장애가 남게 됨 • 경미한 경우는 결과가 좋음 – 정상 또는 정상에 가까운 회복

4. 작업 치료

초기 단계	• 환자가 의학적으로 안정되었을 때 시작함 • 초기 작업치료의 내용 – 텔레비전 보기와 같은 수동적 활동 – 친구의 방문과 같은 가벼운 사회활동 – PROM 운동 – 자세유지(positioning) – 구축 예방 – 변형 예방 – 약화된 근육에 스플린트(splint) 적용
증상이 호전되었을 경우	• 좀 더 능동적인 동작(active motion)이 가능함 • 부드러우며 저항이 없는 가벼운 활동이 가능함 • 관절 경직(joint stiffness), 근 위축(muscle atrophy), 구축(contracture) 등의 예방을 위한 가벼운 ADL을 소개함 • 환자의 지구력(physical tolerance) 수준에 따라 활동 프로그램을 조절함 • 피로는 피해야 함 • 심리적인 지지(support)를 제공함
평가	• 피로의 영향 – 여러 날로 나누어 평가하는 것이 바람직한 방법이 됨

<table>
<tr><td>평가</td><td>- MMT(manual muscle test) 또는 기능 검사(functional motion test)
→ 한 번에 모두 수행할 필요가 없음
→ 각 회(session)마다 특정 근육 또는 동작을 평가하는 것이 바람직함
→ 환자에게 적절한 휴식시간을 제공함
• 손의 내재근(intrinsic muscles) 평가
- 잔존한 근육들에 대한 특별한 관심(attention)이 필요 함
• 삼킴(swallowing) 또는 말하기(speech) 손상이 있는 경우
- 뇌신경(cranial nerve)의 평가가 필요함
• 감각평가(sensory test)
- 촉각(light touch)
- 압박감(pressure)
- 이점분별(two-point discrimination)
- 통증과 온도감각(pain & temperature)
- 고유수용성감각(proprioception)
- 입체지각(stereognosis)</td></tr>
<tr><td>PROM 및 근력 운동</td><td>• 초기 PROM 운동
- 몸쪽 관절(proximal joint)에서 시작함
- 부드러운(gentle) 움직임을 제공해야 함
• 지구력의 향상이 나타날 때의 ROM 운동
- AROM을 시작함
- 가벼운 저항운동을 시작함
→ 운동 시 관절보호원칙(joint protection)을 포함해야 함
→ 근육의 불균형과 보상패턴을 관찰해야 함
• 근력 및 지구력의 향상
- 점진적으로 저항을 늘려나감</td></tr>
<tr><td>치료사의 역할</td><td>• 초기
- 테이블(table top) 활동 또는 움직임이 적은(sedentary) 활동을 제공함
• 근력의 증가가 나타날 때
- 좀 더 저항이 있는 활동을 소개
• ADL
- 환자가 최대의 독립성을 유지할 수 있도록 유도함
• 슬링(sling)과 MAS(mobile arm support)의 사용
- 근 피로(muscle fatigue)를 경감시킴
- 독립성을 향상시킴</td></tr>
</table>

심리적지지	• 치료과정 동안 심리적 지지를 제공함 – 자신에 대한 긍정적 느낌을 촉진시킴 – 긍정적인 자세를 촉진시킴 – 용기(encourage)를 제공함

6.6 말초 신경 손상(Peripheral nerve injuries)

1. 일반적인 특성

1) 개요

종류	① 신경무동작(neurapraxia) • 압박, 충격, 견인(traction) 사고가 원인이 됨 • 신경에 좌상(contusion)이 발생함 • 기능회복은 치료 없이 며칠 또는 몇 주 내에 이루어짐 ② 축삭절단(axonotmesis) • 신경섬유의 외부 조직에 퇴행적 손상이 있으나 내부 조직은 잔존함(intact) • 수술이 필요하지 않음 • 보통 6개월 내에 회복이 나타남 • 회복은 개인마다 다양함 – 손상의 정도에 따라 회복기간이 결정됨 ③ 신경절단(neurotmesis) • 신경 및 섬유성 조직(fibrous tissue)의 완전한 분리(laceration)가 있음 • 수술을 필요로 함 • 미세수술(microsurgery)이 일반적임
증상	• 근 약화(muscle weakness) • 이완성 마비(flaccid paralysis) • 위축(atrophy) • 심부건반사(deep tendon reflexes)의 감소 또는 소실 • 감각 손상 • 자율신경계의 문제 • 발한 능력의 상실

증상	• 이상감각 – 특히 밤에 저림(tingling), 무딤(numbness), 후끈거림(burning) 등의 통증이 나타남 • 구축(contracture), 관절강직(joint stiffness) 등
회복	• 손상 후 한 달 정도후가 되면 회복이 시작됨 • 재생 속도 – 한 달에 약 1.3~2.5cm씩 회복됨 – 어린이는 어른보다 빠름 • 과거와 현재 비교 – 과거에는 완전한 회복이 불가능했음 – 최근 'microsurgery'로 치료에 상당한 진보가 이루어짐
초기 치료	• 신경 접합(nerve suturing) • 손상 된 사지의 부동(immobilizing)

2) 신경 재생의 임상적 증세(sign)

피부 변화	• 부종이 가라앉고 혈관이 발달함 • 피부색과 질감이 좋아짐
감각 회복의 순서	① 통증(crude pain) ② 온도감각(temperature) ③ 압박감(pressure) ④ 촉각(touch)
자율신경계	• 땀 분비(scattered point of sweating) 기능이 회복됨
감각 분별 (discriminative sensation)	• 감각을 보다 잘 구분할 수 있음 – 특정위치의 촉각(localizing touch) – 관절의 위치/고유수용성감각(joint position/proprioception) – 입체지각(stereogonosis) – 운동감각(kinesthesia) – 이점 분별(two-point discrimination)
근 긴장	• 이완(flaccidity)의 감소 • 근 긴장의 증가 – 수의근 기능(voluntary muscle function)의 향상

3) 평가

<table>
<tr>
<td>티넬 징후
(Tinel' sign)</td>
<td>• 신경(nerve course)을 따라 가볍게 두드리며 올라감
• 먼쪽(distal)에서 몸쪽(proximal)으로 이동하면서 찌릿한(tingling) 감각을 유도함
• 찌릿한(tingling) 감각이 시작되는 부위가 신경압박이 있는 부위가 됨
• 신경수술(nerve repair) 후에 사용되는 검사임
– 감각신경 수초(sensory axon)의 성장범위를 가늠하기 위해 사용됨</td>
</tr>
<tr>
<td>Moving touch</td>
<td>• 연필 지우개를 사용함
• 가볍게 눌러주면서 손가락 먼쪽(fingertip distal)으로 이동함
• 감각의 변화가 일어날 때 기록함
• 가벼운(light) 자극과 무거운(heavy) 자극이 적용됨</td>
</tr>
<tr>
<td>Semmes-weinstein monofilaments</td>
<td>• 피부압박의 역치(threshold)를 측정하는 가장 정확한 도구임
<table>
<tr><td>구성</td><td>• 플라스틱 손잡이 막대 20개(monofilament) – original version</td></tr>
<tr><td>범위</td><td>• 1.65에서 6.65(prob의 범위)
– 정상 범위(normal fingertip sensitivity) : 2.44에서 2.83(prob 또는 marking)</td></tr>
<tr><td>적용 방법</td><td>• 'monofilament'를 피부와 수직으로 적용하고 'monofilament'가 구부러질 때까지 적용함
• 피부가 창백해 질 때까지 적용해서는 안 됨</td></tr>
<tr><td>범위별 사용법
(prob 또는 marking)</td><td>• 1.65~2.83 : 세 번 통통 튀겨줌
• 3.22~4.08 : 구부러질 정도로 3번 적용
• 4.17~6.65 : 한 번 적용</td></tr>
<tr><td>굵은 'monofilament'의 적용</td><td>• 'monofilament'가 구부러지지 않음
• 누르는 정도를 결정하기 위해 피부색을 잘 관찰해야 함</td></tr>
</table>
</td>
</tr>
<tr>
<td>2점 구별
(two-point discrimination)</td>
<td>• 두 점의 자극을 인식하는 능력임
• 동적(moving)방법과 정적(static)방법이 있음
<table>
<tr><td>정적 방법</td><td>• 환자의 시야를 가림
• 무딘 캘리퍼(blunt calipers), 구부린 종이 클립(bent paper clip), disk discriminator, Boley gauge 등을 사용함
– 도구는 가볍고 무딘 것이어야 함
• 5mm 간격으로 시작함
– 엄지 및 손가락의 패드(pad)에만 적용함
– 가벼운 압박을 적용함
– 장축을 따라가며 적용함
• 두 점의 거리는 15mm까지만 늘림
• 정확한 반응의 기준
– 10번 중 7번을 정확히 답해야함</td></tr>
</table>
</td>
</tr>
</table>

<table>
<tr><td rowspan="2">2점 구별
(two-point discrimination)</td><td>정적 방법</td><td>결과</td><td>• 정상(normal) : <6mm
• Fair : 6~10mm
• Poor : 11~15mm
• Protective : 한 점으로 인식함
• Anesthetic : 점을 인식하지 못함</td></tr>
<tr><td>동적 방법</td><td colspan="2">• 환자의 시야를 가림
• 무딘 캘리퍼(blunt calipers), 구부린 종이 클립(bent paper clip) 등을 사용
• 8mm 간격으로 시작함
– 몸쪽(proximal)에서 먼쪽(distal)로 이동함
– 장축을 따라 두 점을 평행하게 적용함
– 정상 간격(normal 2 point discrimination) : 2mm
• 두 점과 한 점을 번갈아가면서 적용함(randomly)</td></tr>
<tr><td rowspan="2">modified Moberg pick up test</td><td colspan="3">• 사물의 재인식은 감각기능(sensory function)의 마지막 단계임
• 정중(median)신경 손상 또는 '정중 신경 및 자(ulnar) 신경'의 복합손상에 사용됨
• 첫 평가에서는 시각차단 없이 평가하며, 두 번째 평가에서는 시각차단 후 평가함</td></tr>
<tr><td>순서</td><td colspan="2">① 9~10개의 작은 물체를 책상 위에 둠
② 환자에게 그것을 보면서 작은 통에 넣을 것을 지시(시각 차단 없음)
③ 시간을 측정함
④ 반대 손으로 반복함
⑤ 시각 차단 후 이전 과정을 처음부터 반복함(시각 차단)
⑥ 시각 차단 후 환자는 그 물건이 무엇인지 질문을 받게 됨 : 한 번에 하나씩</td></tr>
</table>

4) 작업치료

<table>
<tr><td>목적</td><td colspan="2">• 환자의 운동기능을 최대 수준까지 회복시키기 위해
• 모든 작업영역에서의 독립성을 확보하기 위해</td></tr>
<tr><td rowspan="2">치료</td><td>개념</td><td>• 회복 단계를 따름
• 감각(sensory), 운동(motor), 수행(performance)의 문제들을 보상하고 개선함
• 병변의 심각성과 재활과정 동안의 치료에 따라 결정됨</td></tr>
<tr><td>수술 후 급성기
(acute postoperative phase) 치료</td><td>• 목적
– 변형(deformity)의 방지
• 치료
– 사지(limb)의 부동(immobilize)
– 손상 부위 보호를 위한 정적 스플린트(static splint)의 적용
– 부종(edema)의 감소
◦ 사지를 심장보다 높게 위치함
◦ 마사지(manual massage)
◦ 외부 탄성력 제공(external elastic support)
◦ PROM 운동</td></tr>
</table>

<table>
<tr><td rowspan="3">치료</td><td>운동
(exercise)</td><td>• 환자의 근 기능이 돌아올 때 적절한 프로그램을 계획함
• 저항이 포함된 기능적인 활동들의 수행
- 등척성(isometric) 운동과 등장성(iosotonic) 운동의 결합이 있는 활동들</td></tr>
<tr><td>치료사의 역할</td><td>• 회복된 근육의 과도한 사용을 피하게 함
• 약화된 근육을 보호해 줌
- 신장(stretch) 예방
- 근 피로(muscle fatigue) 예방
• 스플린트 및 슬링(sling)을 제공함
- 약해진 근육을 보호함
- 과도한 신장(stretch)을 예방함
- 기능적 자세를 유지함</td></tr>
<tr><td>기타</td><td>• 감각 재교육(sensory reeducation)
• ADL 교육 등</td></tr>
</table>

2. BPI(Brachial Plexus Injury)

<table>
<tr><td>팔신경얼기
(brachial plexus)</td><td>• 척수신경(spinal segments)의 C_5~T_1 : 상지의 신경지배가 이루어짐
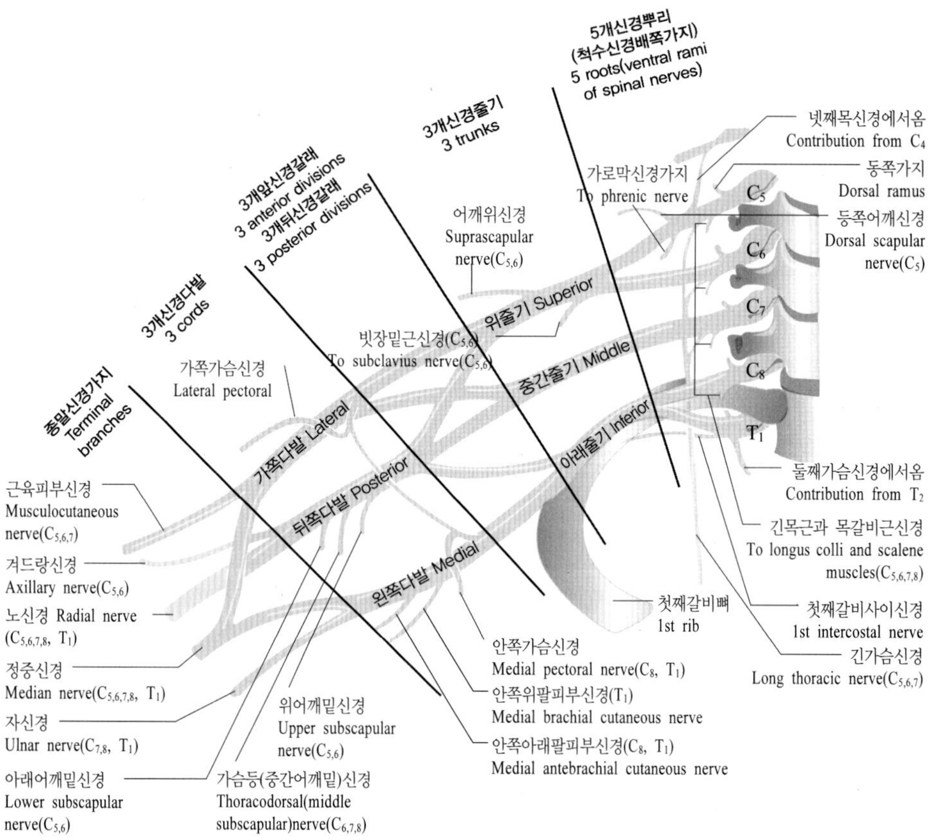
그림 6-1 brachial plexus</td></tr>
</table>

<table>
<tr><th>원인</th><td colspan="2">• 다양한 외상성 손상(traumatic injury)으로 인해 발생됨
• 아동의 경우 출생 시 외상(trauma)으로 인해 자주 발생됨</td></tr>
<tr><th rowspan="2">Erb's palsy와 Klumpke's palsy</th><td>Erb's palsy</td><td>• 정의
– 팔신경얼기뿌리(brachial plexus root)의 5~6번에 병변이 발생하는 것
• 증상
– 몸쪽 쪽의 근육 마비 및 위축(atrophy)이 특징
◦ 어깨세모근(deltoid), 위팔근(brachialis), 위팔두갈래근(biceps), 위팔노근(brachiordialis)
– 임상적으로 팔이 힘없이 흔들리며 달려 있는 양상이 나타남
– 손이 안쪽으로 돌림되어 있음(inward rotation)
– 기능적 움직임이 매우(extremely) 제한됨
◦ 어깨의 사용이 어려움, 손사용가능(손가락 굽힘 가능)</td></tr>
<tr><td>Klumpke's palsy</td><td>• 정의
– 상지의 먼 쪽이 더 큰 영향을 받음
– C_8~T_1 팔신경얼기뿌리(brachial plexus root)가 손상됨
• 증상
– 손목의 굽힘근(flexors)의 먼쪽(distal) 마비
– 손의 내재근(intrinsc muscles) 마비</td></tr>
</table>

3. 긴 가슴신경 손상(Long thoracic nerve injury)

원인	• 어깨 위에 무거운 물건을 들고 옮길 때 발생함 • 목에 강한 타격을 받았을 때 발생함 • 겨드랑이에 상해를 입었을 때 발생함
증상	• 어깨뼈의 '날개 현상(winged scapular)'이 나타남 • 어깨의 돌출(protraction) 동작이 어려움 • 어깨뼈의 벌림과 모음을 수행하기 어려움
치료	• 어깨의 움직임이 일어나는 활동을 피함 • ADL의 독립성을 확보함

4. 겨드랑신경 손상(Axillary nerve injury)

원인	• 팔신경얼기(brachial plexus)의 외상성 손상에 의해 발생됨
증상	• 어깨세모근(deltoid muscle)의 약화가 나타남 – 약화(weakness) 또는 마비(paralysis)가 발생함 – 위축이 나타남 • 수평벌림(horizontal abduction)에 제한이 있음 • 어깨의 옆면(lateral)에 과감각(hyperesthesia)이 나타날 수 있음 • 어깨의 비대칭(asymmetry)이 특징임

치료	• ROM을 유지함 • 변형(deformity)을 방지함 • 혈액순환을 증진시킴 • PROM 운동 시 관련 근육을 보호함 　– 작은원형근(teres minor), 어깨세모근(deltoid) • 벌림 손상(abduction deficit)을 보상함 　– 긴 손잡이(long-handled)의 보조도구(assistive device)의 사용을 교육함 • 신경이식(surgical transplant)이 이루어질 경우 근 재교육을 실시함 　– 이식 후 근 재교육(muscle reeducation)을 도움 • 외관을 위한 삽입물을 제공함 　– 셔츠나 재킷을 입을 때 외관상 좋지 않은 쪽에 삽입물(thermoplastic, form rubber)을 넣어 패드(pad)를 만들어 줌

5. Volkman's contracture

원인	• 위팔뼈(humerus)의 하부(lower end)에 골절이 발생되어 치료과정 중 혈액공급의 감소로 인해 발생됨 • 아래팔(forearm)의 근육들에 공급되는 혈액이 감소되어 발생됨 　– 골절 부위에 꼭 맞는(또는 꽉 조이는) 캐스트(cast) 또는 붕대로 인해 허혈(ischemia)이 발생됨
증상	• 허혈로 인한 문제 　– 산소와 영양공급의 박탈로 인해 발생됨 　– 근육의 괴사(necrotic)가 초래됨 　　→ 손목, 손가락, 아래팔의 구축(contracture)과 위축(atrophy)이 발생됨 　– 6시간 동안의 허혈로 인한 결과 　　→ 약간의 구축을 발생시킴 　– 48시간 이상의 허혈로 인한 결과 　　→ 아래팔의 영구적 변형(deformity)을 초래함 • 심각한 손상이 예상되는 근육 　– 깊은 손가락 굽힘근(flexor digitorum profundus), 긴엄지 손가락 굽힘근(flexor policis longus) • 신경 손상 　– 정중 신경(median nerve)이 자신경(ulnar nerve)보다 더 많이 손상됨

증상	• 피부의 변화 – 차갑게 온도가 변함 – 먼 쪽에서 매끄럽고 윤이 남(또는 울긋불긋해 짐) • 캐스트 후 피부 변화를 확인하거나 손목 맥박(radial pulse)이 느껴지지 않을 때 – 즉시 의사에게 알려 캐스트(cast)를 제거함 – 초기의 늦은 대처가 심각한 변형(deformity)을 초래할 수 있음

※ BPI의 임상적 증상(clinical manifestations)

척추신경	신경 루트(root)	운동 지배	임상적 증상
$C_{5\sim7}$	긴가슴신경 (Long thoracic)	Shoulder girdle Serratus anterior	어깨뼈의 날개현상 (winged scapular)
$C_{5\sim6}$	등쪽어깨신경 (Dosal scapular)	Rhomboid major and minor Levator scapular	어깨뼈 모음 및 올림의 상실 (loss of scapular adduction and elevation)
$C_{7\sim8}$	가슴등신경 (Thoracodorsal)	Latissimus dorosi	팔의 폄 및 모음의 상실 (loss of arm adduction and extension)
$C_{5\sim6}$	어깨위신경 (Suprascapular)	Supraspinatus Infraspinatus	위팔의 바깥돌림 약화 (weakened lateral rotation of humerus)
$C_{5\sim6}$	어깨밑신경 (Subscapular)	Subscapularis Teres major	위팔의 안쪽돌림 약화 (weakened lateral rotation of humerus)
$C_{6\sim8}$, T_1	노신경 (Radial)	All extensors of forearm Triceps	손목 하수, 손목 폄근의 마비 (wrist drop, extensor paralysis)
$C_{5\sim6}$	겨드랑신경 (Axillary)	Deltoid, Teres minor	팔의 벌림 상실, 위팔의 바깥돌림 약화 (loss of arm abduction, weakened lateral rotation of humerus)
$C_{5\sim6}$	근육피부신경 (Musculocutaneo)	Biceps brachii, Brachialis Coracobrachialis	아래팔의 굽힘 및 뒤침의 상실 (loss of forearm flexion and supination)
$C_{6\sim8}$, T_1	정중신경 (Median)	Flexors of hand and digits Oponens pollicis	유인원 손, 쥐기약화, 엄지 둔덕의 감소, 대립 부재 (ape hand deformity, weakened grip, thenar atrophy, unopposed thumb)
C_8, T_1	자신경 (Ulnar)	Flexors of hand and digits Opponens pollicis	까마귀손, 내재근 위축, 엄지의 모음 상실 (claw hand deformity, interosseus atrophy, loss of thumb adduction)

6. 말초신경 통증 증후군(Peripheral nerve pain syndromes)

1) 작열통(causalgia)

정의	• 자율신경계 섬유에 영향을 미치는 말초신경으로부터 시작된 강한 통증
원인	• 교감신경 및 부교감신경의 섬유(fibers)가 혈관벽을 따라 가기 때문에 각 사지로 방사성 통증이 퍼짐(radiate)
대표 사례	• brachial plexus, sciatic nerve, tibial nerve, median nerve, ulnar nerve 손상 시
증상	• 사지로 통증이 방사됨 • 상지에서 타는 듯한 아주 극심한 통증이 일어남 – 환자는 통증으로 손상된 손을 잡고 있는 것이 특징임 • 손상된 사지는 온도변화, 바람, 소음에 극도로 민감함 • 자율신경계 통증의 특징 – 정서적 스트레스에 의해서 더욱 악화됨

2) CRPS(Complex Regional Pain Syndrome)

타입 Ⅰ	• RSD(reflex sympathetic dystrophy) • 손상 후 혈관수축(vasospasm)과 혈관확장(vasodilatation)의 반복 순환(cycle)에 의해 발생됨 – 혈관수축은 부종과 무산소증(anoxia)의 원인이 되고 통증은 더욱 증가됨 – 계속적인 악순환의 반복이 지속됨 • 혈액순환의 감소 – 사지(extremity)가 창백해지고 차갑게 되는 원인이 됨
타입 Ⅱ	• 작열통(causalgia) • 강하고 후끈거리는(burning) 통증

3) CRPS의 단계

1단계	• 3개월까지 : 외상 단계(traumatic stage) • 통증, 요흔성 부종(pitting edema), 피부색 변화
2단계	• 추가적인 6~9개월 : 이영양성 단계(dystrophic stage) • 통증, 단단한 부종(brawny edema), 경직(stiffness), 발적(redness), 열(heat), 골격의 탈무기질화(bony demineralization)

3단계	• 수년 또는 무기한 : 위축 단계(atrophic stage) • 통증은 2단계에 절정을 이루며 그 보다는 줄어들게 됨 • 관절 주변이 커짐(thickening), 구축의 고착(fix)이 발생됨 • 부종이 있을 경우 단단하고, 치료에 반응하지 않음 • 손이 차고, 건조하며, 창백함

4) 신경종(neuroma)

원인	• 말초신경 손상부위 종말에 불완전한 재생으로 인해 발생됨 • 신경봉합(suture) 후 또는 절단(amputation) 후 대표적인 합병증(complication)임
특성	• 신경섬유의 불규칙한 덩어리(unorganized mass)임 • 임상적으로 특별하며(specific), 날카로운(sharp) 통증임 • 일반적인 탈감각화(Desensitization)만으로는 비효과적임 – 코티손(cortisone acetate) 주입(injection)이 통증에 효과적이며, 탈감각화 테크닉 적용 시 더 효과적임 – 필요할 경우 수술적 제거(surgical resection)를 시행하기도 함

7. 작업치료

치료사의 역할	• 통증관리 전략수립 – 통증은 치료순응에 방해가 될 수 있음 • 통증 평가 – 통증의 강도/질/위치에 대해 평가함 • 인터뷰 – 환자의 통증에 대한 지각을 알아봄 – 예리함, 둔함, 아픔, 떨림, 쓰림, 후끈거림 등이 있는지를 질문함 → 통증의 개인적인 지각을 설명하게 됨 • 중재 – 마사지 → 신경종(neuroma) : 단계별로 ‘light touch → local percussion → therapeutic vibration’을 적용함 – TENS(transcutaneous electrical nerve stimulation) → 전기적 자극을 통해 통증을 경감시킴

<table>
<tr><td>중재</td><td>• 통증 부위를 보호해줌
• 물에 적신 천을 이용해 사지를 감싸줌
– 성취 가능한 활동 및 목적적인 활동
→ 기분과 정서에 긍정적인 영향을 미침
→ 통증 정도에 대한 지각수준을 변화시켜 줌
◦ 통증의 역치를 높여줌
• 음악의 사용
– 배경 음악을 사용함
– 헤드폰으로 음악듣기를 함
– 음악은 통증자극을 조절할 수 있음
– 통증의 정도에 따라 소리의 크기가 증가(또는 감소)될 수 있음
• 이완(relaxation) 기법의 사용
– 작열통(causalgia)은 긴장과 스트레스와 밀접히 관련되어 있음
– 환자에게 이완기법을 교육시킬 수 있음
<table><tr><td>사례</td><td>• 심호흡(deep breathing)
• 점진적 이완(progressive relaxation)
• 시각화(visualization)</td></tr></table></td></tr>
</table>

6.7 신경근육 연접 질환(Disease of the neuromuscular junction)

1. 중증 근무력증(Myasthenia gravis)

<table>
<tr><td>정의</td><td>• 신경과 근육의 시냅스(nerve muscle synapse) 또는 연결부(neuromuscular junction)에서 화학적 전달과정에 문제가 발생하는 질환
– 자가면역계 질환
– 항체가 전달물질인 아세티콜린(Ach) 수용체를 공격하는 질환
• 발병
– 모든 나이에 발병함
– 주로 젊은 여성과 나이든 남성에게 호발함</td></tr>
<tr><td>증상</td><td>• 골격근의 약화(weakness)
• 흉선의 비대(large thymus gland)
– 흉선에 종양이 발생하기도 함</td></tr>
</table>

증상	• 수의근(voluntary muscle)의 피로로 인해 발생되는 증상 – 복시(double vision) – 눈꺼풀의 처짐(drooping) – 언어장애 – 연하곤란 – 호흡장애
치료	• 흉선의 제거(thymectomy) – 증상의 감소 또는 약 50%의 환자에서 회복(remission)이 나타남 • 약물 치료 – anticholinesterase – glucocorticoids – 기타 다른 면역 약물들이 사용될 수 있음 • 기타 – plasmapheresis – 호흡기 적용
회복	• 자발적인 회복이 있으나 다시 재발되는 특징을 지님 • 증상의 감소와 완화가 반복되는 것이 특징임 – 근력과 기능의 향상이 수년간 지속될 수 있음 – 힘든 일, 감염, 출산 등은 심각한 악화를 초래할 수 있음 • 경과 – 사람마다 다양함 – 대부분의 경우는 점진적으로 악화됨 → 영구적으로 심각한 마비증상을 가지게 됨 → 보통 사망 원인은 호흡 마비로 인해 발생됨
작업치료	• 근력(muscle power) 회복을 도움 • 지구력(endurance) 유지 프로그램을 제공함 – 치료 프로그램시 피로(fatigue)가 발생되는 것을 피해야 함 • 치료 시 고려사항 – 환자의 약물요법을 고려해야 함 – 지구력(activity tolerate)을 고려해야 함 → 하루 중 가장 많은 에너지를 발휘하는 시간에 실시해야 함 • 근력 평가 – 환자의 근력을 규칙적으로 체크해야 함

작업치료	– 평가로 인한 피로에 주의해야 함 → 한 번에 모든 근육을 다 평가할 필요는 없음 → 여러 번 나눠 하며 특정 변화를 기록함 • 활동의 제공 – 부드러우며, 저항이 없는 활동을 제공해야 함 – 과도한 활동을 피함 – 호흡 문제를 고려해야 함 • 기타 – 에너지 보존(energy conservation), 작업 단순화(work simplication) – MAS(Mobile Arm Support) 또는 스플린트를 사용함 – 과도한 스트레칭은 피함 – 기능적 자세(functional positioning)를 유지해야 함

6.8 근육퇴행위축(Muscular Dystrophy, MD)

1. Duchenne's MD(DMD)

발병	• 진행 속도가 느림 • X linked 열성 유전질환 • 주로 남아에게 발생됨 • 출생 시부터 질환이 시작됨 – 일반적으로 18~36개월 사이에 진단을 받게 됨
특징	• 근력약화(weakness)는 골반대(pelvic girdle)와 다리의 근육부터 시작됨 – 어깨(shoulder girdle)까지 지속적으로 올라감 • 근 섬유(muscle fiber)의 퇴행 – 종아리 근육(calf muscle)에 비대(hypertrophy)가 나타남 • 걷기의 어려움 – 'waddling gait'가 나타남 – 트렌델렌버그 보행이 나타남 – 일반적으로 12살 정도에 휠체어를 타게 됨 • 말기 – 최후에는 침상생활만 하게 됨 – 보통 30세 이전에 사망하는 것이 일반적임

2. Becker's MD

발병	• 디스트로핀(dystrophin)을 만드는 유전자의 변이로 인해 발생됨 – X연관 열성 유전질환 • 발병시기가 듀센형보다 늦은 5~20세 임
특징	• 듀센형에 비해 진행속도가 느림 • 25~40세까지 보행이 가능할 수도 있음 • 심장에 질환이 생길 가능성이 높음 • 듀센형과 비슷한 근육 약화가 나타남 • 종아리의 가성비대도 나타남

3. Facioscapulohumeral MD

발병	• 소아기 또는 사춘기에 발병함 • 남녀 비율은 비슷함

특징	• 진행 속도가 느림
	  – 때때로 갑자기 악화되기도 함
	• 정상적 생활이 가능함
	• 근력의 약화가 나타나는 근육들
	  – 안면의 근육들(facial muscles)
	  – 상지의 근육들(upper extremity muscles)
	• 시간이 지남에 따라 보행 및 하지(lower extremity) 손상이 나타나게 됨

4. Myotonic MD

발병	• 발병 연령은 매우 다양함 • 남녀비율은 비슷함
특징	• 근육의 긴장성 연축(toinc spasm)이 동반된 약화(weakness)가 나타남 • 근 수축(muscle contraction) 후 이완(relaxation)이 어려운 것이 특징임 • 뇌신경(cranial nerve)의 손상이 있음 • 사지에 근력약화가 나타남 – 먼쪽(distal)보다는 몸쪽(proximal)이 더 심함 • 심장, 눈, 내분비선(endocrine gland)이 손상되기도 함

특징	• 백내장의 발생 – 거의 모든 환자들에게 나타남 • 고환의 위축과 대머리가 나타남 – 남자의 경우에 해당됨

5. Limb-girdle MD

정의 및 특징	• 어떤 유형에도 속하지 못하는 그룹이 해당됨 • 유전적 원인이 있음 • 전반적인 약화(weakness)가 나타남

6. 작업치료

목표	• 가능한 빠른 시일 내에 ADL에 있어 최대 독립성 확보하기
휠체어의 사용	• 특별한 시트(special seat)의 선택이 필요함 • 변형(deformity)을 최소화해야 함 – 측만증(scoliosis) 방지해야 함 – 엉덩관절(hip) 및 무릎관절의 굽힘 구축(flexion contracture)을 예방해야 함 • 발목의 발바닥쪽굽힘(plantar flexion)을 예방해야 함
보조도구의 사용	• 식사하기, 글쓰기, 읽기, 컴퓨터 사용 등의 활동 시 상지대(shoulder girdle)를 보조해줌 – 상지 약화를 보조함 – 'lap board'를 이용할 수 있음 – 'suspension sling'를 적용할 수 있음 – 'MAS(Mobile Arm Support)'를 적용할 수 있음 • 악력(grip strength)이 부족할 경우 – 'built-up handle'을 이용해 보조함

1. 급성회백수염(Poliomyelitis)

1) 정의

• 척수의 전각(anterior horn) 세포와 뇌간(brainstem)의 운동신경에 손상을 일으키는 바이러스성 질환

2) 증상

(1) 국소부위나 전체에 미완성 마비가 나타남
(2) 상·하지 근육, 호흡의 부속(accessory) 근육, 삼킴을 촉진하는 근육 등의 손상
(3) 사지에 뚜렷한 위축(atrophy)이 보임
(4) 심부 건 반사(deep tendon reflex)의 손실
(5) 감각 루트(sensory root)는 손상되지 않아 감각은 정상
(6) 근육의 비대칭 마비 시 변형이 나타남
(7) 골다공증(osteoporosis : bone atrophy)의 발생

3) 의학적 치료

(1) 침상휴식(bed rest)
(2) 자세유지(positioning)
(3) 치료적 스트레칭(therapeutic stretching)
(4) 캐스트(casts)
(5) 근 재교육(muscle reeducation)
(6) 보장구(orthoses)

4) 작업 치료

(1) 급성기 치료

① 치료 과정 동안 근 피로(muscle fatigue)를 피해야 함
② 환자와 가족을 위한 심리적인 지지(support)가 치료 프로그램의 한 부분이 됨
③ 핫백(hot pack)과 자세유지(positioning)
④ 좋은 침상 자세(bed positioning) 제공
⑤ 구축 예방
⑥ ROM 유지
⑦ 호흡근 손상 시 호흡기를 사용
⑧ 올바른 신체 자세(body positioning) 교육
⑨ 보조도구(assistive devices)의 사용

(2) 회복기

① 환자의 남아 있는 근육의 기능을 최대화
② 근력의 회복
• 8개월이 지난 후에도 중력에 저항해 수축할 수 없다면 근력 회복을 의심함

2. 폴리오 후 증후군(Postpolio Syndrome)

1) 정의

- 과거 폴리오(polio)를 앓았던 환자들에게 나타나는 질환

2) 전형적 양상

(1) 점진적인 근 약화
(2) 전례 없는 허약감
(3) 근육피로(fatigue)
(4) 통증(pain)
(5) 추위에 대한 내성 저하
(6) 호흡곤란
(7) 연하곤란
(8) 수면장애
(9) 근육경련(연축)
(10) 소화기 장애 등

3) 작업치료

(1) 생활방식(lifestyle)을 바꾸는 방법을 교육
(2) 기능적 활동 교육
(3) 보조도구 추천
(4) 에너지 보존(energy conservation) 교육
(5) 업무의 단순화(work simplication) 교육

3. 길랭 바레 증후군(Guillain-Barre Syndrome)

1) 정의

- 척수(spinal nerve)의 루트(root), 말초신경(peripheral nerve), 뇌신경(cranial nerve)에 감염성 급성 신경염이 발생한 상태

2) 원인 및 병리

(1) 하위 운동신경(lower motor neuron) pathway의 탈수초화(demyelination) 축삭(axon)은 일반적으로 보존됨
(2) 원인은 정확히 모름
(3) 성별, 나이에 상관없이 영향을 받음
(4) 급성 염증성 질환으로 4주 이상 진행하지 않음
- 대개 몇 시간 혹은 10일 이내로 진행

3) 증상

(1) 초기

① 열은 없지만 근육이 민감해지며 통증이 발생
② 일반적으로 힘이 없음(weak)
③ 심부건반사(deep tendon reflex)가 감소됨

(2) 병의 진행

① 운동의 약화(motor weakness)
② 마비(paralysis)
③ 감각상실(sensory loss)
④ 근 위축(muscle atrophy)
⑤ 보행의 장애 또는 낙상(fall)이 일어남
⑥ 상지, 몸통 및 경부의 근육 침범
⑦ 안면의 마비
⑧ 안구허약(bulbar weakness)
⑨ 연하곤란 및 실어증
⑩ 호흡근과 뇌신경은 가장 나중에 침범됨

4) 작업 치료

(1) 초기 단계

① 환자가 의학적으로 안정적인 상태가 되었을 때 시작
② 텔레비전 보기와 같은 수동적 활동
③ 친구의 방문과 같은 가벼운 사회활동
④ PROM 운동, 자세유지(positioning), 구축(contracture) 예방
⑤ 변형(deformity) 예방
⑥ 약화된 근육에 스플린트(splint) 적용

(2) 증상이 호전되었을 경우

① 좀 더 능동적인 동작(active motion)이 가능함
② 부드러우며 저항이 없는 가벼운 활동이 가능함
③ 관절 경직(joint stiffness), 근 위축(muscle atrophy), 구축(contracture) 등의 예방을 위한 가벼운 ADL 소개함
④ 환자의 지구력(physical tolerance) 수준에 따라 활동 프로그램(activity program)을 조절함

4. 말초신경손상(Peripheral Nerve Injuries)

1) 종류

(1) 신경무동작(Neurapraxia)
(2) 축삭절단(Axonotmesis)
(3) 신경절단(Neurotmesis)

2) 증상

(1) 근 약화(muscle weakness)
(2) 이완성 마비(flaccid paralysis)
(3) 위축(atrophy)
(4) 심부건반사(deep tendon reflexes) 감소 또는 소실
(5) 감각(sensation) 손상
(6) 자율신경계 문제
(7) 이상감각
(8) 구축(contracture), 관절강직(joint stiffness) 등

3) 회복

(1) 손상 후 한 달 정도가 되면 회복이 시작됨
(2) 재생 속도 : 한 달에 약 1.3~2.5cm씩 회복

4) 평가

(1) Tinel' sign
(2) moving touch
(3) semmes-weinstein monofilaments
(4) Two-point discrimination
(5) Moving two-point discrimination
(6) Modfied moberg pick up test

5) 작업치료

- 환자의 운동 기능을 최대 수준으로 회복시키기
- 모든 작업 영역에서의 독립성

(1) 수술 후 급성기(acute postoperative phase)

① 목적 : 변형(deformity)의 방지
② 사지(limb)의 부동(immobilize)
③ 손상 부위 보호를 위한 정적 스플린트(static splint)의 적용
④ 부종(edema) 감소

(2) 운동(exercise)

① 환자의 근 기능이 돌아올 때 적절한 프로그램 계획
② 저항이 포함된 기능적인 활동

(3) 치료사의 역할

① 회복된 근육의 과도한 사용을 피하게 함
② 약해진 근육 보호
③ 스플린트 및 슬링(sling) 제공

5. BPI(Brachial Plexus Injury)

1) Erb's palsy

(1) 'brachial plexus root'의 5～6번에 병변이 발생하는 것

(2) 몸쪽의 근육 마비 및 위축(atrophy)

- deltoid, brachialis, biceps, brachiordialis

(3) 임상적으로 팔이 힘없이 흔들리며 달려 있는 양상이 나타남

2) Klumpke's palsy

(1) 상지의 먼쪽 쪽의 영향이 더 큼

- C_8～T_1 brachial plexus root가 손상됨

(2) 손목의 굽힘근(flexors)의 먼쪽(distal) 마비

(3) 손의 내재근(intrinsc muscles) 마비

3) 기타

(1) long thoracic nerve injury

(2) axillary nerve injury

6. Volkman's Contracture

1) 원인

- 위팔뼈(humerus)의 하부(lower end)에 골절 발생으로 인한 혈액공급의 감소

2) 증상

(1) 허혈(ischemia) 발생

① 손목, 손가락, 전완의 구축(contracture) 및 위축(atrophy) 발생

② 6시간 동안의 허혈은 약간의 구축을 발생시킴

③ 48시간 이상의 허혈은 전완의 영구적인 변형(deformity)을 초래함

(2) 심각한 손상을 입는 근육

- flexor digitorum profundus, flexor policis longus

(3) 신경 손상

- 정중 신경(median nerve)이 자뼈신경(ulnar nerve)보다 더 많은 손상을 입게 됨

7. 말초신경 통증 증후군(Peripheral Nerve Pain Syndromes)

1) 작열통(causalgia)

- 자율신경계의 섬유에 영향을 미치는 말초신경에서 시작된 강한 통증

2) 신경종(Neuroma)

(1) 말초신경 손상 부위 종말의 불완전한 재생
(2) 신경 봉합(suture) 후 합병증(complication) 또는 절단(amputation) 후 합병증
(3) 신경 섬유의 불규칙한 덩어리(unorganized mass)

8. 중증 근무력증(Myasthenia Gravis)

1) 정의

- 신경과 근육의 시냅스(nerve muscle synapse) 또는 연결부(neuromuscular junction)에 화학적 전달의 문제가 발생한 질환

2) 증상

(1) 골격근의 약화(weakness)
(2) 흉선의 비대(large thymus gland)
(3) 수의근(voluntary muscle)의 피로
(4) 호흡장애

3) 작업치료

(1) 근력(muscle power) 회복을 도움
(2) 지구력(endurance) 유지 프로그램 제공
(3) 치료 시 고려해야할 것
① 환자의 약물 요법
② 지구력(activity tolerate)
③ 하루 중 가장 많은 에너지를 발휘하는 시간
(4) 근력 평가
① 평가로 인한 피로
② 한 번에 모든 근육을 평가할 필요는 없음
(5) 활동의 제공

9. MD(Muscular Dystrophy)

1) Duchenne's MD(DMD)

(1) 발병

① 진행 속도가 느림
② 주로 남아에게 발생함
③ 출생 시 질환이 시작됨 : 일반적으로 18~36개월 사이에 진단됨

(2) 특징

① 약화(weakness)는 pelvic girdle과 다리 근육에서 시작

② 근섬유(muscle fiber)의 퇴행

- 종아리 근육(calf muscle)에 비대(hypertrophy)가 나타남

③ 걷기가 어려움

- 'waddling gait'가 나타남

④ 사망

- 보통 30세 전에 사망함

2) facioscapulohumeral MD

(1) 발병

- 소아기 또는 사춘기에 발병

(2) 특징

① 진행 속도가 느림

② 정상적 생활이 가능

③ 근력의 약화

3) myotonic MD

(1) 발병

- 발병 연령이 매우 다양함

(2) 특징

① 근육의 긴장성 연축(toinc spasm)이 동반된 약화(weakness)가 나타남

② 근 수축(muscle contraction) 후 이완(relaxation)이 어려움

③ 뇌신경(cranial nerve)의 손상이 있음

④ 사지의 근력 약화

⑤ 심장, 눈, endocrine gland가 손상되기도 함

4) limb-girdle MD

- 어떤 유형에도 속하지 못하는 그룹

OCCUPATIONAL THERAPY

7

C·H·A·P·T·E·R

중추 신경계의 퇴행성 질환

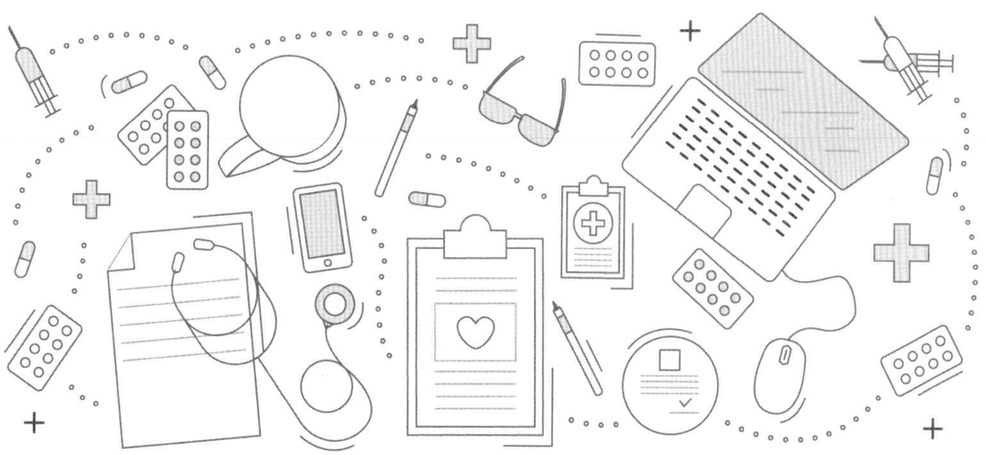

2024 OCCUPATIONAL THERAPY

꼭! 알고 넘어가기!!

- 질환별 임상적 특징과 단계별 치료방법들을 숙지한다.
- 최근 파킨슨병이 국가고시에 자주 출제되는 경향이 있다.
- 질환의 진행에 따른 ADL의 변화가 국가고시에 빈번히 출제되고 있다.
- 각 질환의 예후 및 증상을 잘 이해해야 한다.

7.1 ALS(Amyotrophic Lateral Sclerosis)

구분		내용
정의 및 병리		• '루게릭(Lou Gehrig)병'으로도 불려짐(프랑스에서는 Charcot's disease) – 1930년대 이 질병을 앓았던 야구선수의 이름에서 기원함 • 임상적으로 근위축, 근력약화, 섬유속성 연축(spasm) 등이 나타나는 퇴행성 질환 • 대뇌 및 척수의 운동 신경원이 선택적으로 파괴됨 – '운동 신경원 질환'으로도 불림 • 중추신경계의 운동신경 세포(motor neuron)의 파괴 – 근육들이 운동신경의 자극에 대해 적절한 운동기능을 보이지 못함 • 신체에 분포된 감각신경, 자율신경 등은 거의 손상되지 않는 것이 특징 – 감각이상 또는 자율신경계 장애는 거의 나타나지 않음 • 주로 성인에게 발병됨
원인		• 현재까지 정확한 원인은 밝혀지지 않음
증상	초기 증상	• 손, 손가락, 다리 등의 근육들이 약화되고 위축(atrophy)이 발생됨 – 손과 발의 운동장애 – 손발의 부종과 근육통증이 발생됨 • 언어장애 – 말하기와 음식물 삼키기가 어려워짐 – 혀와 목의 근육들이 약화됨 – 의사소통의 장애가 발생됨 ◦ 혀의 움직임이 손상됨 ◦ 발음이 불명확함 • 연하장애(dysphagia) – 혀와 목의 근육들이 약화되므로 음식물 및 침의 삼키기가 어려워짐 – 흡인(aspiration)이 발생됨

<table>
<tr><td rowspan="2">증상</td><td>병의 진행에 따른 증상</td><td>• 전신의 근력약화
– 손발에는 위축이 발생되며 걷기와 이동의 어려움이 발생됨
– 전신 근력이 약화되어 자신의 힘으로 일어날 수 없게 됨
• 음식물을 삼키거나 말하기가 어려워짐
– 얼굴 근육이 약화되면서 침을 흘리기도 함
– 튜브를 통해 영양공급을 하기도 함
• 호흡의 장애 발생
– 호흡근이 약해져 호흡곤란을 일으킴
– 호흡기의 도움을 받아 호흡이 가능해짐</td></tr>
<tr><td>잘 나타나지 않는 증상</td><td>• 안구운동 장애
– 안구운동에 필요한 근육들이 파괴되지 않기 때문임
– 눈꺼풀과 안구의 움직임으로 의사 표현을 할 수 있음
• 방광 및 직장의 장애
– 장애가 거의 일어나지 않음
– 배설에 필요한 방광 및 직장의 근육들이 파괴되지 않음
– 소·대변을 원할 때 도움을 받아 해결할 수 있음
• 감각의 장애
– 장애가 거의 일어나지 않음
– 시각, 청각, 후각, 미각, 촉각 등의 기능이 유지됨
• 욕창
– 욕창은 잘 발생하지 않음
• 인지장애
– 의식과 오감은 마지막 순간까지 정상이며, 지능에도 문제가 없음</td></tr>
<tr><td>의학적 중재</td><td colspan="2">• 효과적인 약물이 현재까지는 없음
• 환자 및 가족을 위한 중재
– 병의 진행에 따라 보호할 방법을 결정해야 함
– 가족에게 질환과 관련된 의학적 정보를 제공해야 함
– 심리적 지지를 제공해줌
• 보조도구(assistive device)의 제공
– 휠체어
– 식사 보조도구(adaptive eating device)
– 튜브 식사
– 호흡기 등</td></tr>
<tr><td rowspan="3">치료사의 역할</td><td>평가</td><td>• ALS functional rating scale, purdue pegboard, ROM 등</td></tr>
<tr><td>운동</td><td>• AROM 운동, PROM 운동, 근력운동, 지구력 운동 등
• 질환 상태에 따라 적절한 운동 프로그램을 제공해줌
• 환자의 단계 변화에 따라 운동을 변형시킴</td></tr>
<tr><td>치료 계획</td><td>• 환자의 작업수행에 포커스를 둠
• 기능의 변화 때문</td></tr>
</table>

치료사의 역할	환경적 변화에 대한 도움 제공	• 의학적 장비(medical equipment)를 제공함 • 집안 구조변경을 제안함 • 보조도구(adaptive equipment)를 제공함
	보조도구	• 다양한 보조도구 및 적응도구(assistive device & adaptive equipment) 등을 제공함 예 neck collar, universal cuff 등
	비대칭적 신체에 대한 관리	• 변형을 예방함

7.2 알츠하이머병(Alzheimer's disease)

1. 발병 및 병리

발병	• 전체 치매의(dementia)의 약 2/3 정도를 차지함 • 연령이 높을수록 발병률도 높아짐 – 65세 이상 성인의 6~8% 정도가 알츠하이머 질환(AD)을 앓고 있음 – 85세 이상 성인인구의 20~40%가 알츠하이머를 앓고 있음 • 가족력(family history) – 유전 인자와 관련이 있음 • 기타 원인 – 과거의 뇌 손상(head trauma) – 낮은 교육수준(lower educational level) – 다운증후군(Down syndrome) – 여성 등
병리(Pathology)	• 중추 신경계(CNS)의 퇴행적 변화 – 대뇌 피질(cerebral cortex)과 히포캄프스(hippocampus)에 발생함 – 폭넓게 퍼지는(diffuse) 손상이 특징임 • 염증 반응(inflammatory process) – 피질과 림빅(cortical and limbic) 신경의 단백질이 원인이 됨 – 단백질이 비정상적인 과정(abnormal metabolic process)을 통해 교차 결합됨 • 신경원성 질환(neurogenerative process) – 세포벽(cell membrane), 효소, DNA, 단백질 등이 손상됨 – 산소에 의한(oxygen-based) 산소 독(free radical)의 과도한 제공으로 인해 발생됨

2. 단계별 증상

※ 알츠하이머병의 단계별 증상

1단계(1~3년)	• 기억 : 새로운 학습의 장애, 장기회상에 있어서의 경도장애 • 시공간기술 : 지리적 지남력 손상(Topographic disorientation), 복잡한 구성 능력의 저하(poor complex constructions) • 언어 : 빈약한 단어 생산(Poor word list generation), 명칭실어증(anomia) • 인격 : 무관심, 간간이 과민성 • 정신과적 증상 : 슬픔, 때때로 망상 • 운동기능 : 정상 • 뇌파 : 정상 • CT/MRI : 정상 • PET/SPECT : Bilateral posterior parietal hypometabolism/hypoperfusion
2단계(2~10년)	• 기억 : 단기, 장기 기억 모두 심하게 장애 • 시공간기술 : 저하된 구성 능력(poor constructions), 공간 지남력 손상(spatial disorientation) • 언어 : 언어빈약(Fluent aphasia) • 계산능력 : 계산장애(Acalculia) • Praxis : 관념운동(Ideomotor apraxia) • 인격 : 무관심 또는 과민성 • 정신과적 장애 : 간혹 망상 • 운동기능 : 무휴식(Restlessness), 보행(pacing) • EEG : Slowing of background rhythm • CT/MRI : 정상 또는 뇌실확장, sulcus 확장 • PET/SPECT : Bilateral parietal and frontal hypometabolism/hypoperfusion
3단계(8~12년)	• 지적기능 : 심한 장애 • 운동기능 : 사지의 강직(Limb rigidity) 및 구부정한 자세(flexion posture) • Sphincter control : 요실금, 변실금 • PET/SPECT : Bilateral parietal and frontal hypometabolism/hypoperfusion

EEG : electroencephalogram; CT : computerized tomography; MRI : magnetic resonance imaging; PET : positron-emission tomography; SPECT : single-photon emission computed tomography.

3. 임상적 특징(Clinical picture)

주요 증상	• 실행증(apraxia) • 실어증(aphagia) • 실인증(agnosia) • 기억력 손상	
인지 기능의 장애	기억력 손상	• 초기에는 기억장애로부터 증상이 시작되는 경우가 많음 • 새로운 정보의 수용 및 단기 회상능력의 장애가 발생됨 • 시간이 지나면서 학습능력이 더욱 악화되며, 과거회상(recall) 능력이 줄어듦
	지남력의 장애	• 시간, 사람, 장소 등을 인식하기 어려움

<table>
<tr><td rowspan="5">인지 기능의 장애</td><td>언어 장애</td><td>• 초기에는 정확한 단어를 찾지 못함
• 악화되면서 정확한 단어의 구사가 어려워 짐
• 질문에 엉뚱한 대답을 하게 됨
• 반복해서 이야기하기 또는 구음장애가 발생됨</td></tr>
<tr><td>실행증</td><td>• ideational apraxia, ideomotor apraxia 등이 나타남</td></tr>
<tr><td>실인증</td><td>• 감각기능의 장애가 없음에도 사물을 인식하지 못함
• 제시한 물건의 모양이나 색은 파악하나 용도와 의미를 파악하지 못함
• 청각 실인증, 색상 실인증 등이 나타남</td></tr>
<tr><td>시공간 지각능력의 장애</td><td>• 길을 자주 잃어버리게 됨
• 심한 경우, 집안에서 화장실을 찾지 못함
• 시계 그리기가 어려워짐</td></tr>
<tr><td>수행능력(executive function)의 장애</td><td>• 일을 계획하고 사고하는 능력이 손상됨</td></tr>
<tr><td>정신과적 증상</td><td colspan="2">• 정동 장애
– 불안, 조증, 우울증 등 심한 감정 변화 또는 감정 실조가 동반됨
• 행동 및 인격의 변화가 발생됨
• 망상이나 환각이 나타날 수 있음</td></tr>
</table>

4. 진단

1) 치매의 다양한 원인들을 감별하기 위한 의학적 검사

• 심전도, 흉부 X-ray, 소변검사, 뇌파검사 등

<table>
<tr><td>DSM-5</td><td>〈알츠하이머병에 의한 신경인지 장애(Neurocognitive Disorder Due to Alzheimer's Disease)〉
A. 주요 또는 경도 신경인지장애의 진단기준에 맞음
B. 1개나 그 이상의 인지영역에서 손상이 서서히 시작하며 서서히 진행함(주요 신경인지장애는 최소 2개 이상의 영역에서 손상이 있을 때 진단됨)
C. 다음과 같이 probable 또는 possible 알츠하이머병의 기준에 맞아야 한다.
〈주요 신경인지장애〉
Probable Alzheimer병 아래 두 가지 충족 시. 그 이외는 Probable Alzheimer병
1. 가족력이나 유전자검사에서 원인적인 알츠하이머 유전자 변이의 증거 있음
2. 아래의 세 가지가 나타남
a. 기억과 학습, 그리고 그 외의 1개 이상의 다른 인지영역에서 뚜렷한 감퇴가 있음(자세한 병력 또는 연속적인 신경심리검사에 근거함)
b. 인지기능의 감퇴가 오랜 기간 정체됨 없이 지속적이고 서서히 진행됨
c. 다른 원인이 없음(예 다른 신경퇴행성 또는 뇌혈관 질환이 없거나, 다른 신경학적·정신과적·전신적 질환이 없거나 인지저하될 만한 요인이 없음)</td></tr>
</table>

DSM-5	〈경도 신경인지장애〉 Probable Alzheimer병은 유전자 검사나 가족력상 원인이 되는 알츠하이머병 유전자 변이의 증거가 있음 Probable Alzheimer병은 유전자 검사나 가족력상 원인이 되는 알츠하이머병 유전자 변이의 증거가 없으며, 아래의 3항목 모두를 충족시킴 1. 기억과 학습 감퇴의 명백한 증거 2. 인지기능이 오랜기간 정체됨 없이 지속적이고 서서히 감퇴됨 3. 다른 원인이 없음(예 다른 신경퇴행성 또는 뇌혈관 질환이 없거나, 다른 신경학적·정신과적·전신적 질환이 없거나 인지 저하될 만한 요인이 없음) D. 장애가 뇌혈관장애, 다른 신경퇴행성 질병, 물질의 영향, 또는 다른 정신과적·신경학적 또는 전신적 장애로 더 잘 설명되지 않음

5. 의학적 관리(Medical management)

개요	• 정확한 원인이 밝혀지지 않아 근본적 치료는 없음 – 예방과 진행의 방지도 불가능함
약물의 사용	• 증상의 개선을 목적으로 함 • 인지기능 증강제의 사용 • 이상행동 치료제의 사용

6. 작업치료적 중재

단계	초기: • 대부분 가족, 친구들과 같이 생활할 수 있음 병의 진행: • 시간이 지날수록 보다 구조화된 환경이 필요해짐 • 시간이 지날수록 보다 많은 감독을 요구하게 됨
효과적인 작업치료	• 개인의 작업 변화에 관심을 가짐 치료 시 우선사항: • 잔존한 능력의 유지 • 환경 적응(adaptation) • 줄어드는 기능에 대한 보상(compensation) • 가능한 최소의 제한적 환경을 제공함
보호자의 지지(support)	• 보호자와의 협력이 기본이 됨 • 안전, 독립성 등에 대한 토의가 필요함
마지막 단계	• 행동의 문제 발생됨 • 가족과 보호자와의 협력이 중요함

구분	세부	내용
마지막 단계		• 문제에 대처하기 위한 효과적 전략이 필요함 • 전문가들과의 상담, 교육, 지지 등이 필요함
평가(evaluation)	스크리닝(screening)	• 평가 전에 먼저 수행하게 됨
	사정(assessment)과 평가(evaluation)	• 질환의 단계, 시설의 종류, 의학적 및 심리적 문제, 보호자의 협조 등에 따라 다르게 구성됨 • 보호자, 가족, 의료진에 의한 정보들이 수집되어야 함 • 작업수행, 기능적 수준 등에 대한 평가가 필요함 – functional behavior profile – activity Profile – caregiver's strain questionary – Kats activities of daily living scale – IADL Scale 등
	미국 작업치료협회의 제안	• 초기 : 일(work), 가사관리(home management), 운전(driving skill), 안전에 초점 • 후기 : 자조활동(self-care), 이동(mobility), 지역사회, 레저에 초점
	기타 평가들	• kitchen task assessment(KTA) – 요리의 성공적 완성을 위해 인지수준(cognitive support level)을 결정함 • Allen cognitive level test • cognitive performance test(CPT) • assessment of motor and process skill(AMPS) • IADL 평가 • disability assessment for dementia(DAD)
치료 방법 (treatment method)	작업치료의 목표	• 남겨진 능력을 강조함 • 가능한 오랫동안 신체적/정신적 활동을 유지시킴 • 보호자의 스트레스를 최소화함 • 최소의 제한적 환경으로 환자를 관리함
	치료 계획 시 고려해야 할 점	• 장애의 진행정도 • 예측되는 기능 • 치료 환경
	치료의 방향	• 기능의 유지/회복/향상 • 작업참여의 촉진 – 건강, 웰빙, 만족감을 성취할 수 있는 작업에 참여함 • 환자 보호에 대한 용이성 확보
	작업 치료의 내용	• 작업분석(activity analysis) • 보호자 훈련(caregiver training) • 행동관리 테크닉(behavior management technique) • 환경수정 • 목적이 있는 활동(purposeful activity) • 자원 공급 및 타분야로의 의뢰(referral)

7.3 헌팅턴 병(Huntington's Disease, HD)

1. 개요

발병	• 발병률 – 100,000명당 5~10명 • 신경계에 영향을 미치는 유전성 뇌질환 • 보통 발병 후 15~25년 이내 신체적, 정신적으로 무능력 상태에 이르는 퇴행성 질환 – 결과적으로 사망에 이름 • 대부분 성인기에 발병함 – 보통 30~40세 사이에 발병됨 – 20세 이전 또는 50세 이후에도 발병됨 • 부모가 보균자일 경우 – 유전될 확률은 50%로 우성유전의 형태를 지님 – 4번 염색체의 돌연변이로 인해 발병
증상	• 불수의적 움직임 • 비정상적인 걸음 • 어눌한 말투 • 연하곤란 • 인지장애 및 성격장애 등
병리	• 1872년 George Huntington이라는 학자의 이름에서 유래한 병명임 • HD를 유발하는 유전자는 4번 염색체 상에 존재함 • 줄무늬체(Corpus striatum)의 손상 – HD와 밀접한 연관이 있음 – 운동 조절(motor control)에 중요한 역할을 함 – 퇴행(degeneration)은 신경전달물질인인 GABA의 감소에 의해 발생됨 • 꼬리핵(Caudate nucleus)의 손상 – 조가비핵(putamen)의 위축(atrophy)보다 먼저 일어나며 보다 심각한 퇴행이 일어남 – 대뇌 피질과 연결됨 – 인지와 감정 기능에 관여함

2. 임상적 증상(Clinical picture)

개요	• 증상은 보통 30세에서 45세 사이에 나타남 • 연령이 70세 이상인 사람에게는 거의 찾아볼 수 없음 • 다양한 증상이 나타남 • 수의적 및 불수의적 운동의 점진적 장애(progressive disorder)가 특징임 • 인지 및 행동의 장애가 나타남 • 증상은 15~20년 동안 지속됨 – 결국 폐렴과 같은 이차적 질환으로 사망하게 됨

초기	① 행동, 인지, 감정의 변화
	  • 'caudate nucleus'의 퇴행(degeneration)과 밀접한 관련이 있음
	② 사지 경련
	③ 일상의 일들의 둔감
	  • 글씨체의 변화 발생 등
	④ 운동 장애
	  • 서서히 나타남
	  • 머리, 목, 팔다리 등의 신체에 경련이 나타남
	  • 불수의적 움직임이 나타남
	  • 손에 무도증 형태(choleiform)의 움직임이 나타남
	⑤ 인지 변화
	  • 집중력 저하
	  • 기억력 저하
	  • 계산능력(calculation) 손상
	  • 수행순서 능력(sequential task performance) 손상
	  • 모든 단계에 걸쳐 나타남
	  • 의사소통 능력(communication)은 주로 말기에 구음장애(dysarthria)로 나타남
	⑥ 감정 변화
	  • 우울증(depression)이 나타남
	    – 10% 정도는 조증(manic)을 경험함
	  • 과민성(irritability)을 보임
	  • 심리적 불안정(emotional lability)이 있음
	  • 행동의 문제(behavior disorder)가 나타남
	  • 전 단계에 모두 나타남
	⑦ 무도증(chorea)
	  • 빠르며, 불수의적(involuntary)이며, 불규칙적(irregular)인 움직임

초기	• 초기에는 손에만 제한되어 나타남 – HD의 진행에 따라 점점 온몸으로 진행됨 • 불규칙한 움직임 – 스트레스 상황에서 더욱 증가됨 – 수의적(voluntary motor) 활동 시에는 감소됨 • 10대(teenager)에 발병할 경우 – 무도증(chorea)보다는 강직(rigidity)이 더 우세함
중기	① 직장생활 또는 일상생활의 수행곤란 • 사람들의 도움과 보조 기구의 사용이 필요함 ② 보행 및 균형의 손상 • 비틀거리는 보행으로 알코올 중독(alcoholism)으로 오해 받기도 함 ③ 운동의 장애 • 느려진 운동(bradykinesia) • 무운동(akinesia) • 글씨쓰기의 어려움 • 눈동자 움직임의 장애 – saccadic eye movement 손상 – ocular pursuit 손상 • 연하곤란
말기	• 무도증 타입의 움직임이 감소됨 – 무도증 대신 고 긴장(hypertonicity)이 종종 나타남 • 수의적 움직임이 감소됨 • 눈동자 움직임의 장애가 점점 악화됨 • ADL에 많은 도움을 필요로 하게 됨 – 도움 없이 말하기, 걷기, BADL(basic ADL)의 수행이 어려워짐 • 장기간 보호시설에 지내게 됨

3. 의학적 관리

개요	• 효과적인 치료방법은 없음 • 우울증(depression) : 항우울제의 사용이 필요함

4. 작업치료

<table>
<tr><td>초기</td><td>① 직업
• 직장에 고용되어 있음
• 기능적 활동의 유지에 중점을 둠
• 작업 환경의 평가가 필요함
– 일의 지속 여부를 결정하기 위해
• '암시물(reminder)'의 사용이 필요함
– 초시계, 알람 등을 이용하여 특정 업무를 수행하게 됨
• 환경수정(environmental modification)이 필요함
– 조용하며 외부 자극이 감소된 환경이 바람직함
→ 직업 수행 시 집중력과 기억력을 도움
② 심리적 요소
• 근심(anxiety), 우울(depression), 민감함(irritability) 등이 나타남
• 자신이 보균자인 것에 대한 죄책감이 있음
– 자녀들이 병에 걸릴 확률이 높다는 것에 대한 죄책감이 발생됨
• 30~40대 발병
– 결혼 생활, 양육 등에 대한 책임감으로 괴로워함
• 자녀들에 대한 유전검사
– 매우 큰 스트레스가 됨
③ 사회적 관계(social contact)의 유지 및 목적 있는 활동(purposeful activity)의 수행
• 중요한 치료의 일면이 됨
• 인지능력 및 행동의 변화로 인한 영향
– 직업상실의 원인이 될 수 있음
– 수입감소의 원인이 될 수 있음
– 가족 내 문제점을 야기할 수 있음
• 치료계획(intervention plan) 시 고려사항
– 지역사회의 지지(community support)에 대한 부분을 반드시 고려해야함
④ 운동의 장애(motor disturbance)
• 주로 소운동 협응(fine motor coordination)에만 제한이 옴
• 무도증의 특징(characteristic)
– 불안 시 손의 경련(twitching)이 나타남
• 가옥 수정(modification)
– 가옥 수정(home modification)을 초기에 실시하는 것이 바람직함
→ 변화에 익숙해지기 위해
→ 양탄자나 작은 깔개 등은 제거함</td></tr>
</table>

초기	– 식사방법과 식사도구(eating utensil) → 'built-up handle'를 사용함 → 깨지지 않은 그릇(unbreakable dishes)을 사용함 → 'shower bench'를 이용한 목욕 → 안전 손잡이(safety bar)의 설치 → 높은 등받이와 팔걸이(arm rest)가 있는 의자 사용 • 운동 프로그램 – 가정 운동 프로그램을 제공해줌 – 전체적인 신체의 유연성(flexibility)과 지구력(endurance)을 위한 프로그램 – 운동 프로그램은 환자의 일상생활과 부합해야 함
중기	① 인지(cognitive ability) • 더 손상된 인지상태를 보임 • 직장의 포기가 요구됨 • 의사결정(decision-making)과 샘(arithmetic skill) 능력의 손상이 발생됨 • 언어적 정보에 대한 이해능력이 부족함 – 일의 수행능력보다는 적게 손상됨 – 보호자에게 '단순 큐(simple cue)'와 '단순 언어'의 사용에 대한 교육이 필요함 → 자조활동, 집안일 등의 수행을 위해 ② 목적이 있는 활동(purposeful activity)의 수행 • 이 시기에 매우 중요한 중재방법이 됨 • 작업치료의 중요한 치료 포커스가 됨 ③ 심리적 요소 • 우울증(depression)과 민감성(irritability) 수준이 더욱 악화됨 • 자살(suicide) 시도의 가능성이 있음 • 작업치료는 의미 있는 활동(purposeful activity)의 참여에 초점을 둠 – 특히 레저 활동에 초점을 둠 – 수공예(craft)를 고려함 – 고려될 수 있으나 날카로운 도구의 사용은 피함 – 최소의 도움으로 완수할 수 있는 활동의 제공이 중요함 ④ 운동의 장애 • 더욱 많이 나타남 • 보다 많은 변화(modification)를 필요로 함 – 균형의 문제로 앉아서 수행함 → 옷 입기, 양치질, 면도, 머리 빗기 등 → 워커(walker) 또는 휠체어가 사용됨

중기	⑤ 피로(fatigue) • 낮 시간의 휴식 – 여러 차례의 휴식 시간을 가지는 것이 필요함 – 휴식 시간에 대한 계획이 반드시 필요함 • 보조도구 및 적응적 방법 – 잠그기(fastener)가 없거나 또는 최소인 옷을 사용함 – 신발은 낮고, 견고한 것을 착용함 – 샤워 장갑(shower mitt)을 사용함 – 미끄러지지 않는 표면을 제공함 – 침대 손잡이를 설치 함 등 ⑥ 기타 • 무도증(chorea) 때문에 많은 칼로리(calory)가 소모됨 – 적절한 영양섭취가 필요함 • 식사 문제 – 연하곤란(dysphasia) : 구강운동, 자세유지(positioning), 음식 형태의 변형 등이 필요함
말기	• 자조활동이 의존적(dependent)으로 변하게 됨 – 수의적 운동(voluntary motor control)의 장애로 인해 • 종종 무도증(chorea)이 감소되고 강직(rigidity)으로 대치되는 경우도 있음 • 자세유지(positioning)와 스플린트가 필요함 – 변형(deformity) 예방을 위해 • 환자에게 맞는 환경적 변화를 제공함

7.4 다발성 경화증(Multiple sclerosis, MS)

1. 발병 및 병리

발병	• 중추신경계의 마이엘린 수초(myelin sheath)가 손상되는 질환 – 진행성 신경학적 손상이 발생됨 – 국소적 중추신경계 손상이 다발적으로 나타남

발병	• 20~40세 사이에 주로 발병됨
	  – 100,000명 중 60~100명 정도에서 발생됨
	• 주로 여성에게 발병됨
	• 마이엘린 수초(myelin sheath)의 손상
	  – 축삭(axon)의 전도 속도에 영향을 미침
	  – 보통 축삭은 손상 받지 않음
	  – 손상 시 축삭의 전도속도를 저하시킴

병리	• 환경적 요소와 유전적 요소가 결합되어 발병함 • 면역 시스템과 관련이 있음 – 30~60%는 감기 또는 바이러스성 질환 후 발병함 • 마이엘린 수초의 단백질 일부를 바이러스로 잘못 인식해 항체가 공격을 하는 면역 시스템의 문제임 • 가족력과 관련이 있음

2. 임상적 양상

초기	• 감각이상 • 복시 • 한쪽 눈의 시각결손 • 피로	• 정서불안 • 사지의 감각손실 • 삼차신경통(trigeminal neuralgia)
진행기 (advanced stage)	• 하지 및 상지의 마비 • 구음장애(dysarthria) • 심각한 시각장애 • 운동실조 • 강직	• 안구진탕 • 인지손상 : 30~70%에서 나타남 • 우울증 • 치매 : 5% 미만에서 나타남

3. 유형(Type)

relapsing & remitting	• 느리며 계단식의 진행을 보임 • 증상이 '악화와 회복'의 반복적 양상을 보이는 것이 특징임
secondary-progressive	• 악화 후 지속적으로 나빠지는 양상을 보임 • 회복은 거의 없음

primary-progressive	• 회복은 거의 없음
	• 결국 걸을 수 없게 됨
	• 요실금, 연하곤란, 구음장애(dysarthria), 사지의 기능 감소 등이 나타남
	  – 10~25년 정도의 기간을 두고 진행됨
	  – 어느 정도 정상적 생활은 가능함

비전형적 유형	• benign course
	  – 여성과 어린 나이(younger age)에 호발함
	  – 감각 관련 증상이 나타남
	  – 6주 이내 증상이 거의 회복됨
	• progressive-relapsing
	  – 지속적으로 악화됨
	  – 특정 악화(relapse)가 나타남

4. 의학적 관리

치료의 초점	• 염증의 악화 및 예방 : ADL 수행시 냉조끼(cooling jacket)의 착용이 필요함 • 면역 시스템 반응을 저하시킴
약물 치료	• 증상의 완화 및 관리를 위해 항염증 약물의 사용: Prednisone, Methylprednisolone 강직 치료약물의 사용: aclorfen, dantrolene, diazepam 등
건절개술(tenotomy)	• 심한 구축이 있을 경우에만 시행함
소·대변 관리	• 소변 : 흡수성 패드, 카테터, 약물 등을 이용 • 대변 관리 : 변비 방지를 위한 약물, 고섬유성 식품 섭취 등
피로 관리	• 충분한 영양제공 • 피로를 사전에 예방함
에너지 보존	• 규칙적인 운동을 실시함 • 스트레스 관리하기

5. 작업치료

<table>
<tr><td>평가</td><td>
① 모든 수행영역과 수행요소에 대한 정보 획득
• ADL, 직업, 레저
• 감각, 운동, 인지, 심리, 사회
② 가옥 평가(home evaluation)
• 평가하는 것이 이상적임
• 가정환경과 장애물들에 대해 가족과의 인터뷰가 필요함
– MS의 다양한 진행 때문에
③ 수행영역과 수행요소의 평가
• 표준화된 평가 도구 및 비표준화된 평가도구들을 복합적으로 사용함
• 환자 및 가족과의 인터뷰를 통해 평가함
• 관찰을 통해 평가함
④ BASSO
• MS 환자의 인지장애를 스크리닝(screening)하는 도구
⑤ ADL 평가
• 체크리스트(check off list)를 통해 평가할 수 있음
• 표준화된 평가도구를 이용함
예 assessment of motor process skill
• EDSS(expanded disability status scale)
– MS 환자들의 ADL 평가 시 가장 널리 쓰이는 도구임
– 임상적 장애측정 및 신경학적 검사를 내포하는 도구임
– 신경학적 기능의 평가와 기능적 이동성 상태를 평가함
– EDSS의 제한점
→ 모든 ADL항목에 대한 자세한 평가가 어려움
→ 인지손상에 대한 민감도가 낮음
⑥ 사회적 환경에 대한 평가
• 누가(가족 구성원 중) 환자를 지지(support)해 줄 수 있는지를 결정해야 함
⑦ 행동의 문제
• 여러 요소에 의해 다양하게 나타남
• 행동문제에 영향을 미치는 요소들
– 병전 성격
– 병의 진행과정
– 극복기술(copying skill)
– 사회적 환경
</td></tr>
</table>

목표 설정	① 진행 중인 질환을 가진 환자의 치료 목표 • 진행되는 장애에 적응하는 것 ② 가족 • MS 환자에 맞춰 역할의 변화가 요구됨 • 병 이전의 가족역할과 다른 역할을 지니게 됨 ③ 환자 • 초기에는 직업과 가사 일에 참여할 수 있음 • 병이 진행되면서 직업과 가사 일에 참여하기 어려움 • 마지막 단계에는 최소의 자조활동에만 참여하게 됨

7.5 파킨슨 병(Parkinson's Disease, PD)

1. 개요

원인	• 명확하지 않음 • 가족력과 연관이 있음 • 명확한 유전적 정의는 없음 • 환경적 요소가 영향을 미침 • 독성 물질이 영향을 미침 • 식습관이 잠재적 위험요소가 됨
발병	• 성인에게 발병하는 가장 일반적인 질환 중 하나가 됨 – 퇴행성 신경장애 • 10만 명당 10~400명에서 발생함 • 발병률은 연령에 따라 증가되는 경향을 지님 • 평균 55~74세 사이에 발병함 • 남성에게 호발함 • 흑색질(substantia nigra)의 신경세포 변성이 발생됨 – 흑색질에서 생성되는 도파민의 결핍이 나타남

2. 임상적 양상

병의 진행	• 느린 진행이 특징임
	• 퇴행적인 운동의 장애가 나타남
	• 55세 이후에 빈번히 발생함
	• 치명적이지는 않지만 기능적 작업수행에 영향을 미침
	  – 다양한 신경학적 구조의 퇴행이 발생함
	• 점진적인 운동기능의 상실이 나타남
	  – 발병 후 20~30년 정도 생명유지가 가능함
	  – 마지막 단계에는 특별한 관리가 필요하게 됨
	• 폐렴
	  – 발생 위험도가 높은 질환임
	  – 치명적인 결과를 초래할 수 있음

1) 수의적 및 불수의적(voluntary & involuntary) 움직임

전형적 증상	• 진전(tremor) • 강직(rigidity) • 수의적 움직임의 손상

수의적 움직임 (voluntary movement)의 손상	• PD 환자에서 가장 흔한 운동장애
	  – akinesia : 움직임의 시작이 어려움
	  – bradykinesia : 움직임이 느림
	• 강직(rigidity)의 발생
	  – 근육의 뻣뻣함(stiffness)
	• 휴식 시 진전(resting tremor)의 발생
	  – 진전(tremor)은 활동 수행 시 종종 감소됨

2) 보행 / 자세 / 표정 / 감정의 문제

보행의 손상 (deteriorate)	• PD가 진행되면서 손상이 나타남
	• 초기에는 정상에 가까운 보행이 가능함
	• 시간이 지나면서 보행의 속도가 느려지고, 보행 패턴에 문제가 생김
	• '가속 보행(festinating gait)'이 나타남
	  – PD의 전형적인 보행형태가 됨
	  – 보폭(stride)은 감소되고 속도는 증가되는 패턴이 나타남
	  – 'shuffling appearance'가 나타남

보행의 손상 (deteriorate)	• 보행 시 팔 흔들기(swing)가 감소됨 • 동결(freezing) 현상이 나타남 – 움직임의 시작, 유지, 패턴 변화 등을 시도할 때 나타남 – 방향전환 때, 좁은 복도 또는 계단을 지날 때 나타남 – 칫솔질, 글씨쓰기, 말하기 등의 시도에서도 나타남
비정상적 자세 (postural abnormalities)	• 목을 앞으로 굽히고 있으며 전반적으로 구부러진(scooped) 자세를 보임 • 서 있을 때(standing) 하지의 굽힘이 나타남 – 무릎관절(knee)과 엉덩관절(hip)의 굽힘 • 정위반응(righting reaction)과 평형반응(equilibrium reaction)이 현저히 감소됨 – PD 환자가 자주 넘어지게 됨
우울증	• 약 50%의 환자에게 나타남
표정	• 얼굴 표정의 감소가 나타남 • "무표정한 얼굴(masked face)"이 특징임 • 얼굴 표정의 감소 단계 – 초기 : 한쪽 측면에만 나타남 – 병의 진행 : 양쪽 모두에서 나타남 • 얼굴 표정의 감소와 움직임의 장애로 사회적 교류가 제한되기도 함

3) 인지, 자율신경계 기능, 구강 기능 등의 문제

정신적 상태 (mental status)	• 보통 초기에는 정상적임 – 종종 시공간지각(visual-spatial perception)이 손상됨 • 상위의 인지기능(higher order cognitive) 장애가 일반적으로 나타남 • '이동 집중력(shifting attention)'의 문제가 나타남 – 다양한 자극이 들어 올 때
자율신경계 이상 (autonomic dysfunction)	• 대소변의 문제를 지님 – 장운동의 감소로 변비가 발생됨 • 소변 횟수의 감소 – 기립성 저혈압(orthostatic hypotension)을 유발하기도 함 – 발한 및 추위에 견디는 능력이 비정상적임
음성의 크기 감소	• 속삭이는 것 같은 언어를 구사함
연하곤란(dysphasia) 구음장애(dysarthria)	• 목막힘(chocking), 흡인(aspiration), 폐렴(pneumonia) 등의 위험이 있음

3. 의학적 관리

약물 치료	• 증상의 감소를 위한 최소 용량만을 사용함 • 고려 사항 : 환자의 현재 상태, 직업, 연령 등을 고려함
약물 및 수술	• 대부분의 의학적 관리에서 'dopamine'을 제공함 – 'levodopa'가 가장 일반적 처방이 됨 → 초기 단계에서 진전과 강직을 감소시킴 → 5~10년의 장기적 사용으로 부작용이 나타날 수 있음 ◦ 운동장애의 부작용을 초래함 → 병이 진행됨에 따라 약효는 저하됨 • 수술적 방법 – 'stereotactic surgery' → 증상이 심할 때 특정 신경부위를 수술 → 운동관련 증상들을 완화시킴 → 대표적인 수술은 'pallidotomy' – 기타 : 신경 이식(neural transplantation)

※ PD의 단계별 증상(by Hoehn and Yahr)

단계	임상적 증상
1단계	• 편측(unilateral) 손의 휴식 시 진전(resting tremor)이 나타남 • 기능적 손상은 없음 • 글씨쓰기 시 글씨가 매우 작음 – 'micrographia'라고 함 • 빠른 손의 움직임(쥐기와 펴기) 시 약간의 강직(rigidity)이 나타남
2단계	• 증상의 진행이 나타남 • 양측의 운동장애가 나타남 • 보통 초기 진단 후 1~2년의 기간에 해당됨 • 양측으로 강직과 진전이 나타남 • ADL은 아직 독립적임 • 자세는 약간 굽어지기 시작함 – 엉덩관절(hip)과 무릎관절의 굽힘이 동반됨 • 보행은 아직 독립적임
3단계	• 정위반응(righting reactions)과 평형반응(equilibrium reactions)이 느려짐 • 균형감(balance)의 손상이 발생됨 – 서서하는 일을 수행하기 어려움
4단계	• 일상생활의 수행에 현저한 장애가 나타남 • 아직 보행은 가능함 – 운동조절은 매우 감소된 상태임
5단계	• 마지막 단계가 됨 • 휠체어(W/C) 사용 및 침상생활 • 대부분의 자조활동(self-care activity)을 타인에게 의존하게 됨

4. 작업치료

작업치료의 개념	• 작업치료는 질환의 진행과정에 따라 다양함 • PD 환자를 위한 전형적인 작업치료 – 보상 전략(compensatory strategies)의 사용 – 환자 및 가족 교육 – 환경 및 업무의 변형(modification) – 지역사회로의 통합
초기	① 매일의 운동 프로그램 • ROM 운동이 포함되어야 함 • 5~10분 정도의 짧은 운동 프로그램이 수행됨 – 장시간의 프로그램보다 선호됨 ② 자세변화를 위한 유연성 운동(flexibility exercise) • 굽힘 자세로의 변화가 나타남 • 이완(relaxation) 테크닉과 호흡조절을 교육함 ③ 가정 내 도구(household item)의 수정(modification) • 진전(tremor)을 감소시키기 위해 • 'built up handle'의 사용 • 식사, 글씨쓰기 등에 사용 • 옷 잠그기(fastener)의 변형 • 신기 쉬운 신발(slip on shoe) • 벨크로(velcro) 의복 • 바닥 깔개(rug)의 제거 및 가구 재배치 • 의자는 팔걸이가 있는 의자의 사용을 권함 • 화장실 손잡이, 높은 변기 등의 사용을 권장함 ④ 기타 • '시간 관리(time management)' 테크닉이 필요 • 피로 – 낮 동안 휴식 시간을 수시로 제공해야 함 • 지역사회 자원에 대한 정보 및 지지단체(support group)에 대한 정보제공이 필요함 – 환자 및 가족에게 정보제공 • 리듬이 있는 자극이 도움이 됨 – 청각적 자극은 보행에 도움이 될 수 있음

초기	– 댄스 → 보행 패턴을 향상시킴 – 흔들기(rocking motion) → 의자에 앉은 상태에서 앞뒤로 흔들기
중기	① 구강운동(oral motor) 기능의 감소 • 침 흘림(drooling)과 연하곤란(dysphasia)이 나타남 • 구강운동(oral motor)을 위한 운동(exercise)이 필요함 ② 음식 선택에 대한 교육 • 음식의 농도는 환자의 능력에 따라 변화시킴 ③ 지역사회 • 지역사회 이동에 따른 접근성 고려가 필요함 • 지역사회 지지(support) 프로그램에 대한 고려가 필요함
말기	① 자조활동의 수행 • 수행이 어려워짐 • 우울증의 발생, 삶의 질 저하 등의 문제가 발생함 ② 집안 환경의 수정(modification) • 다양한 스위치를 사용함 – TV, 라디오 시청에 이용함 – 실내등, 컴퓨터 등의 사용에 이용함

1. ALS(Amyotrophic Lateral Sclerosis)

1) 정의

(1) '루게릭(Lou Gehrig)병'으로도 불림
(2) 임상적으로 근위축, 근력약화, 섬유속성연축 등이 나타나는 퇴행성 질환
(3) 신체에 분포된 감각신경, 자율신경 등은 거의 손상되지 않음
(4) 주로 성인에게 발병

2) 증상

(1) 초기 증상
① 손, 손가락, 다리의 근육이 약화되고 위축(atrophy)이 발생
② 언어장애, 연하장애(dysphagia)

(2) 병의 진행에 따른 증상
① 전신의 근력 약화
② 음식물을 삼키거나 말하기가 어려움
③ 호흡의 장애가 발생함

(3) 잘 나타나지 않는 증상
① 안구운동 장애
② 방광 및 직장의 장애
③ 감각의 장애
④ 욕창
⑤ 인지 장애

3) 작업치료

(1) 운동
• AROM 운동, PROM 운동, 근력(strengthening) 운동, 지구력 운동 등
(2) 환경적 변화에 대한 도움 제공
(3) 다양한 보조도구 및 적응도구(assistive device & adaptive equipment) 제공
(4) 비대칭적 신체에 대한 관리

2. 알츠하이머병(Alzheimer's Disease)

1) 발병

(1) 전체 치매(dementia)의 약 2/3 정도를 차지함
(2) 연령이 높을수록 발병률도 높음

2) 임상적 특징(Clinical picture)

(1) 실행증(apraxia)
(2) 실어증(aphagia)

(3) 실인증(agnosia)
(4) 기억력 손상

3) 인지 및 지각 기능의 장애

(1) 기억력 손상
(2) 지남력(orientation)의 장애
(3) 언어장애
(4) 실행증(apraxia)
(5) 실인증(agonsia)
(6) 시공간 지각능력의 장애
(7) 수행능력(executive function)의 장애

4) 작업치료

(1) 작업치료의 목표
① 남겨진 능력을 강조(emphasize)
② 가능한 오랫동안 신체적·정신적 활동 유지
③ 보호자의 스트레스 감소
④ 최소의 제한적 환경으로 환자 관리
(2) 치료의 방향
① 기능적 능력의 유지, 회복, 향상
② 작업참여의 촉진
③ 환자 보호에 대한 용이성 확보
(3) 치료 방법
① 작업분석(activity analysis)
② 보호자 훈련(caregiver training)
(4) 행동관리 테크닉(behavior management technique)
(5) 환경의 수정
(6) 목적이 있는 활동(purposeful activity)의 사용
(7) 자원 공급 및 타 분야로의 의뢰(referral)

3. 헌팅턴 병(Huntington's Disease, HD)

1) 발병

(1) 신경계에 영향을 미치는 유전성 뇌질환
(2) 보통 발병 후 15~25년 내 신체적, 정신적 무능력 상태에 이르는 퇴행성 유전질환
(3) 대부분 성인기에 발병

2) 일반적인 증상

(1) 불수의적 움직임

(2) 비정상적인 걸음
(3) 어눌한 말투
(4) 연하곤란
(5) 인지장애 및 성격장애 등

3) 작업치료

(1) 초기
① 직장에 고용되어 있음
② 기능적 활동 유지에 중점을 둠
③ '암시물(reminder)'의 사용
④ 환경수정(environmental modification)
⑤ 근심(anxiety), 우울(depression), 민감함(irritability)
⑥ 사회적 관계(social contact)의 유지 및 목적 있는 활동(purposeful activity)의 수행
⑦ 주로 소운동 협응(fine motor coordination)에만 제한이 옴
⑧ 변화(modification)의 제공
⑨ 운동 프로그램

(2) 중기
① 보다 더 손상된 인지 기능을 보임
② 의사결정(decision-making)과 산수(arithmetic skill) 능력의 손상
③ 목적이 있는 활동(purposeful activity) 수행
④ 우울(depression)과 민감성(irritability) 수준의 악화
⑤ 운동의 장애가 더욱 많이 나타남
⑥ 보다 많은 'odification'이 필요
⑦ 워커(walker) 또는 휠체어가 사용됨
⑧ 피로(fatigue)를 위해 낮 시간 여러 차례의 휴식 시간을 가지는 것이 필요
⑨ 보조도구 및 보조방법

(3) 말기
① 종종 자조활동이 의존적(dependent)임
② 종종 무도증(chorea)이 감소되고 강직(rigidity)으로 대치되는 경우도 있음
③ 자세유지(positioning)와 스플린트
④ 환자에게 맞는 환경적 변화가 필요함

4. 다발성 경화증(Multiple Sclerosis, MS)

1) 발병

(1) 중추신경계의 'myelin sheath'를 손상시킴
① 진행성 신경학적 손상
② 중추 신경계에 다발적으로 출현됨

(2) 여성에게 호발

2) 임상적 양상

(1) 초기

- 감각이상, 복시, 한쪽 눈의 시각 결손, 피로, 정서불안, 사지의 감각손실, 삼차신경통 등

(2) 진행기(advanced stage)

① 하지 및 상지의 마비, 구음장애(dysarthria), 심각한 시각장애, 운동실조, 강직, 안구진탕, 인지 손상 등

② 우울증

3) 작업치료

(1) 진행 중인 질환의 지닌 환자의 치료 목표의 포커스

- 진행되는 장애에 적응하는 것

(2) 가족

- MS 환자에 맞춰 역할변화가 요구됨

(3) 환자

① 초기에는 직업과 가사 일에 참여

② 병이 진행되면서 직업과 가사 일에 참여하기 어려움

③ 마지막 단계에는 최소의 자조활동에 참여 또는 완전 의존 상태가 됨

5. 파킨슨 병(Parkinson's Disease, PD)

1) 발병

(1) 성인에게 발병하는 가장 일반적인 질병 중 하나

(2) 발병률은 연령에 따라 증가됨

(3) 남성에게 호발

(4) 흑색질(substantia nigra)의 신경세포 변성

- 여기서 생성되는 도파민의 결핍이 발생

2) 임상적 양상

(1) 느린 진행이 특징

(2) 퇴행적인 운동의 장애가 나타남

(3) 치명적이지는 않지만 기능적 작업수행에 영향을 미침

(4) 점진적인 운동기능의 상실

(5) 폐렴 발생

(6) 수의적 및 불수의적(voluntary & involuntary) 움직임의 장애 발생

(7) 보행, 자세, 표정, 감정의 문제 발생

(8) 인지, 자율신경계 기능, 구강 기능 등의 문제 발생

3) 작업치료

(1) 작업치료의 개념

① 작업치료는 환자의 진행과정에 따라 다양함

② PD 환자를 위한 전형적인 작업치료

- 보상전략(compensatory strategies)의 사용
- 환자 및 가족의 교육
- 환경 및 업무의 변형(modification)
- 지역사회

(2) 초기

① 매일의 운동 프로그램

② 자세 변화를 위한 유연성 운동(flexibility exercise)

③ 가정 내 도구(household item)의 수정(modification)

④ 기타

- 시간 관리(time management) 테크닉이 필요
- 피로 고려
- 지역사회 자원에 대한 정보 및 지지단체(support group)에 대한 정보
- 리듬이 있는 자극이 도움이 됨

(3) 중기

① 구강운동(oral motor) 기능의 감소

② 지역사회 이동에 대한 접근성에 대한 고려

③ 지역사회 지지(support) 프로그램에 대한 고려

(4) 말기

① 환자는 자조활동의 수행이 어려움

② 집안 환경수정(modification)

2024 OCCUPATIONAL THERAPY

1
V·O·L·U·M·E

2024

합격 선배들의 맥 one pick!

퍼시픽 작업치료사 국시대비 개념서

OCCUPATIONAL THERAPY

신경계작업치료

발 행 2024년 4월 30일

편저자 작업치료 국시연구회
발행인 이 웅 현
발행처 **퍼시픽북스**
서울시 중구 충무로 29 아시아미디어타워 501호
TEL. 02-2272-7766(代) / FAX. 02-2272-7166
E-mail : papu77@daum.net

ISBN 979-11-6375-449-7

정가 Volume 1 **17,000원**

2024 OCCUPATIONAL THERAPY